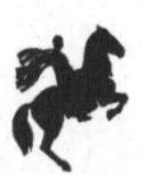

W0253435

Walter Pöldinger und
Hans Georg Zapotoczky (Hrsg.)

# Der Erstkontakt mit psychisch kranken Menschen

Springer-Verlag Wien GmbH

Univ.-Prof. Dr. med. Walter Pöldinger
Emerit. Vorstand der Univ.-Klinik für Psychiatrie, Basel, Schweiz

Univ.-Prof. Dr. med. Hans Georg Zapotoczky
Vorstand der Univ.-Klinik für Psychiatrie, Graz, Österreich



Graphisches Konzept: Ecke Bonk
Gedruckt auf säurefreiem, chlorfrei gebleichtem Papier – TCF

Mit 8 Abbildungen

Die Deutsche Bibliothek – CIP-Einheitsaufnahme
Der **Erstkontakt mit psychisch kranken Menschen** / Walter Pöldinger und Hans Georg Zapotoczky (Hrsg.). – Wien ; New York : Springer, 1997
ISBN 978-3-211-82942-4 ISBN 978-3-7091-6518-8 (eBook)
DOI 10.1007/978-3-7091-6518-8
NE: Pöldinger, Walter [Hrsg.]

ISBN 978-1-4613-4971-6

# Vorwort

„Liebe auf den ersten Blick“ – „Ablehnung auf den ersten Blick?“ Gibt es keinen anderen Zugang zum anderen Menschen, der sich in einer Schwäche, in einer Konfliktsituation, überhäuft von Problemen mit einem Leiden an uns wendet? An uns, die wir nicht als Fachleute, nicht als Professionisten, sondern als Mitmenschen neben ihm leben und im Grunde auch nichts anderes spüren, nichts anderes erleben als er, dem es einfach zuviel wurde?

Dieses Buch will einen Weg aufzeigen, wie wir andere Menschen und vielleicht auch uns selbst in psychischer Beeinträchtigung und Not, in der Konfrontation mit einem psychischen Leiden besser verstehen können. Und besser verstehen heißt akzeptieren, heißt annehmen und umgehen mit dem oft Rätselhaften. Psychisches Anders-Sein, wie es sich in veränderten Gedankengängen und Verhaltensweisen ausdrücken kann, löst in uns Unbeholfenheit und deshalb Angst aus, und manchmal haben wir auch Angst vor uns selbst, Angst, die in Fragen wie: „Wird mir das auch einmal passieren, kann mir das auch passieren?“ zum Vorschein kommt, spürbar wird.

Wie umgehen mit dem rätselhaft Bedrohlichen der psychischen Veränderung? Ist es überhaupt bedrohlich? Kann es nicht bewältigt werden, wie so vieles im Leben gemeistert werden kann?

Dieses Buch will einige Hinweise geben, wie wir psychisch beeinträchtigten Menschen begegnen können, ohne sie weiterhin zu verletzen und zu schädigen. Häufig werden Entscheidungen und Maßnahmen getroffen, die zwar den Anschein erwecken, es wäre damit etwas zum besseren gewendet, Hilfestellung gewährleistet, sogar Abhilfe geschaffen, doch dem tatsächlich leidenden Mitmenschen ist keine echte Hilfe zuteil geworden. Denn diese Hilfe kann zunächst nur und vor allem in einer gemeinsamen Vertrauensbasis bestehen, die nicht immer leicht hergestellt werden kann.

Vertrauen auf den ersten Blick – da muß vieles hineinfließen: emotionelle Offenheit, Wissen um die Gefährdung, Kenntnis der Störanfälligkeit von Menschen, Mut zur Begegnung und Verfügbarkeit über jene Mittel, die angewandt werden können – vieles, das man sich im Laufe des Lebens erwerben und für das man auch angeleitet werden kann.

Diesem Interesse will das vorliegende Buch nachkommen. Ein kleines Nachschlagewerk für kritische Begegnungen mit psychisch Beeinträchtigten, also für Ärzte, Psychologen, Sozialarbeiter, Schwestern und Pfleger, Polizisten, Schalterbeamte, Zugschaffner, Priester, Gendarmeriebeamte, für all jene, die einem Menschen in psychischer Not beistehen wollen, beistehen müssen und mit Hilfe von einigen gebotenen Anregungen und Hinweisen hoffentlich auch beistehen können.

Graz und Maria Enzersdorf,
im März 1997

Die Herausgeber

# Inhaltsverzeichnis

# Mitarbeiterverzeichnis

*Bertha Götz F., a.o. Univ.-Prof., Dr. med., Graz*
Nach Medizinstudium und Assistenz am Gerichtsmedizinischen Institut Ausbildung zum Arzt für Allgemeinmedizin und Assistent an der Universitätsnervenklinik in Graz; 1983 Gastarzt am Institute of Neurology/The National Hospital, London; 1986 Habilitation für Psychiatrie; seit 1991 1. Oberarzt an der Universitätsklinik für Psychiatrie der Karl-Franzens-Universität Graz; forensisch-psychiatrischer und neurologischer Sachverständiger. Forschungsschwerpunkte: Klinik der degenerativen Hirnerkrankungen, Hirndurchblutungsstörungen, Psychogeriatrie, organische Psychosen. Adresse: Universitätsklinik für Psychiatrie, Auenbruggerplatz 22, A-8036 Graz.

*Fabisch Hans, Dr. med. univ., Graz*
Ausbildung zum Arzt für Allgemeinmedizin (Promotion 1982) und anschließend zum Facharzt für Psychiatrie und Neurologie; Leiter einer stationären Funktionseinheit mit dem Schwerpunkt Psychosen. Adresse: Universitätsklinik für Psychiatrie, Auenbruggerplatz 22, A-8036 Graz.

*Fabisch Karin, Mag. phil., Mag. rer. nat., Graz*
Studium der Germanistik und Geschichte (Abschluß 1987) sowie Studium der Psychologie (Abschluß 1993) in Graz. Klinische Psychologin, Gesundheitspsychologin, Psychotherapeutin. Arbeitsschwerpunkte: Zwangsstörungen, Psychosen. Adresse: Universitätsklinik für Psychiatrie, Auenbruggerplatz 22, A-8036 Graz.

*Herzog Günter, Dr. phil., Graz*
Klinischer Psychologe und Gesundheitspsychologe; klinisch-psychologische Behandlung und Diagnostik im ambulanten Versorgungsbereich der Universitätsklinik für Psychiatrie (Schwerpunkt: Angst- und Eßstörungen), Lehrtätigkeit am Institut für Psychologie im Bereich Methodenlehre, Publikationen in den Bereichen Hysterie, Angststörungen, Psychoimmunologie. Adresse: Universitätsklinik für Psychiatrie, Auenbruggerplatz 22, A-8036 Graz.

*Hönigl Doris, Dr. med., Graz*
Praktische Ärztin, Assistentin an der Universitätsklinik für Psychiatrie in Graz, seit Juli 1995 Oberärztin und in Ausbildung zum Zusatzfach für Neuropsychia-

trie des Kindes- und Jugendalters, 1991 Eintragung in die Psychotherapeutenliste für Katathym Imaginative Psychotherapie, seit 1995 Biofeedback-Lehrtherapeutin. Forschungsschwerpunkte: Phänomenologie von Depressionen im Jugendalter und hormonelle Einflüsse auf Genese und Verlauf von Depressionen bei Frauen. Adresse: Universitätsklinik für Psychiatrie, Auenbruggerplatz 22, A-8036 Graz.

*Keilson Hans, Dr. med., Dr. h.c., Bussum (Niederlande)*
Nervenarzt, Schriftsteller, Psychoanalytiker (IPA), Ausbildungsanalytiker; während des II. Weltkriegs (unter dem Namen Dr. v. d. Linden) Arzt für die holländische Widerstandsbewegung; Mitarbeiter an der Child Guidance Clinic und an der kinderpsychiatrischen Universitätsklinik in Amsterdam (bis 1975), Gastprofessor an der GH Kassel (1996); zahlreiche Publikationen, vor allem auf kinderpsychiatrischem Gebiet. Adresse: Nwe. Hilversumseweg 29, NL-1406 TC Bussum.

*Krebs-Roubicek Eva Maria, Dr. med., Basel*
Ausbildung in Psychiatrie und Psychotherapie, insbesondere Gruppenanalyse, Familientherapie, Kunsttherapie und Elektroenzephalographie, Lehrtätigkeit an der Universität Basel und der Schule für Krankenpflege Basel. Leiterin des Bereichs Alterspsychiatrie mit stationären und ambulanten Aufgaben. Veröffentlichungen auf dem Gebiet der Depressionsforschung und -behandlung, der Demenz, Gruppentherapie, Alterspsychiatrie und Elektroenzephalographie. Adresse: Psychiatrische Universitätsklinik Basel, Alterspsychiatrischer Dienst, Wilhelm-Klein-Strasse 27, CH-4025 Basel.

*Kriechbaum Norbert, Dr. med., Graz*
Facharzt für Psychiatrie, Praktischer Arzt, Psychotherapeut, Assistenzarzt an der Gemeinsamen Einrichtung für Kinder- und Jugendneuropsychiatrie der Universität Graz. Forschungs- und Arbeitsschwerpunkte: Suizidalität und Krisen bei Kindern und Jugendlichen, sozialpsychiatrische und Versorgungsforschung, Systemische Therapieansätze bei Kindern und Jugendlichen. Adresse: Universitätsklinik für Psychiatrie, Auenbruggerplatz 22, A-8036 Graz.

*Langs Gernot, Dr. med. univ., Graz*
Oberarzt an der Universitätsklinik für Psychiatrie Graz. Forschungsschwerpunkte: Angststörungen und Biofeedbackmethoden. Adresse: Universitätsklinik für Psychiatrie, Auenbruggerplatz 22, A-8036 Graz.

*Lapornik Rainer, Univ.-Ass., Dr. med., Graz*
Mitarbeit in der Forensischen Arbeitsgruppe an der Universitätsklinik für Psychiatrie, Graz. Forschungsschwerpunkte: Psychische Auswirkungen auf Insassen bzw. Bewohner von „Totalen Institutionen" (Gefängnisse, Altersheime); Sucht und Strafvollzug. Adresse: Universitätsklinik für Psychiatrie, Auenbruggerplatz 22, A-8036 Graz.

*Merl Harry, Univ.-Doz. Dr. med., Linz*
Praktischer Arzt und Facharzt für Psychiatrie und Neurologie; Lehrbeauftragter an der Universität Salzburg, Univ.-Doz. für Psychotherapie der Universität Graz, Leiter des Instituts für Psychotherapie der Landesnervenklinik Wagner-Jauregg in Linz; Gruppentherapeut und Psychoanalytiker (Lehranalytiker), Familien- und Systemtherapeut, Supervisor. Forschungsschwerpunkte: Systemerkennung und -veränderung, Humanökologie, Erhaltung und Wiederherstellung von Gesundheit, Arbeit mit dem „Reflecting Team". Adresse: Oberösterreichische Landesnervenklinik Wagner-Jauregg, Wagner-Jauregg-Weg 15, A-4020 Linz.

*Millner Michael, Univ.-Doz., Dr., Graz*
Facharzt für Kinder- und Jugendheilkunde, Facharzt für Kinder- und Jugendneuropsychiatrie, Psychotherapeut (Systemische Familientherapie) an der Universitätskinderklinik Graz und in der Gemeinsamen Einrichtung Kinderneuropsychiatrie. Forschungsschwerpunkt und Publikationen: moderne Bildmedien und Entwicklung von Kindern und Jugendlichen aus neuropsychiatrischer Sicht. Adresse: Universitätsklinik für Psychiatrie, Auenbruggerplatz 22, A-8036 Graz.

*Pöldinger Walter, emerit. Univ.-Prof., Dr. med., Maria Enzersdorf*
Studium der Medizin und Psychologie, Ausbildung zum Praktischen Arzt am niederösterreichischen Landeskrankenhaus Mödling, Ausbildung zum Facharzt für Psychiatrie und Psychotherapie in Wien, Luzern und Basel, Habilitation in Basel und Wien. 1974–1985 Chefarzt der Kantonalen Psychiatrischen Klinik in Wil, St. Gallen, emerit. Vorstand der Psychiatrischen Universitätsklinik Basel (1985–1994), seit 1994 Privatpraxis in Maria Enzersdorf bei Wien. Mitglied des Psychotherapiebeirates der österreichischen Ärztekammer. Arbeitsschwerpunkte: Psychopharmakologie, Psychotherapie, Suizidologie, Psychosomatik und Sexualmedizin. Adresse: Josef-Leeb-Gasse 30, A-2344 Maria Enzersdorf.

*Purtscher Anna Katharina, Dr. med., Graz*
Ärztin und Psychotherapeutin an der Univ.-Klinik für Kinderchirurgie Graz (Betreuung von Kindern nach schweren Unfällen oder Mißhandlungen). Mitglied der Kinderschutzgruppe der Universitätskinderkliniken sowie des Österreichischen Komitees für Unfallverhütung im Kindesalter, Mitarbeiterin der Gemeinsamen Einrichtung Neuropsychiatrie des Kindes- und Jugendalters. Arbeits- und Forschungsschwerpunkte: Traumabewältigung im Kindes- und Jugendalter; Betreuung von Kindern und deren Familien nach Kindesmißhandlung und sexuellem Mißbrauch; psychosoziale Faktoren der Unfallentstehung im Kindesalter. Adresse: Universitätsklinik für Psychiatrie, Auenbruggerplatz 22, A-8036 Graz.

*Scholz Herwig, Univ.-Doz., Dr. med., Treffen*
Facharztausbildung an der Univ.-Nervenklinik Graz, Aufbau von Sonderkrankenanstalten zur Behandlung von Suchtkrankheiten in Frastanz, Feldkirch und Treffen (Kärnten). 1985 Bau und ärztliche Leitung einer Abteilung für Neurologie und Psychosomatik im Landeskrankenhaus Villach, 1985 Habilitation in den

Fachgebieten Psychiatrie (Habilitationsarbeit: Rückbildung des chronischen Alkoholismus). Forschungsschwerpunkte: Neurophysiologie, vaskuläre und entzündliche Erkrankungen des Nervensystems, depressive Störungen, Angst, Alkoholismus. Tätigkeit als Psychotherapeut im Sinne des Österr. Therapiegesetzes sowie für Psychotherapeutische Medizin und Lehrtherapeut der Österr. Ärztekammer. Adresse: Krankenhaus de la Tour, Winklern 40, A-9521 Treffen.

*Strobl Rainer, Ass.-Prof., Dr., Wien*
Facharzt für Psychiatrie und Neurologie, Psychotherapeut, Gründer und Leiter des ehemaligen Rehabilitationszentrums der Caritas „Braungasse", Präsident der Österreichischen Schizophrenie-Gesellschaft, Oberarzt der Universitätsklinik für Psychiatrie (Abteilung für Sozialpsychiatrie und Evaluationsforschung). Forschungsschwerpunkte: Schizophrene Psychosen (Psychopathologie, Psychotherapie, Sozialpsychiatrie. Adresse: Universitätsklinik für Psychiatrie, Währinger Gürtel 18–20, A-1090 Wien.

*Zapotoczky Hans Georg, o. Univ.-Prof., Dr. med., Graz*
Promotion zum Doktor der Medizin 1958 an der Medizinischen Fakultät der Universität Wien, 1961 Eintritt in die Universitätsklinik für Psychiatrie und Neurologie in Wien unter Prof. Dr. Hans Hoff, 1966 Facharzt für Psychiatrie und Neurologie. Auslandsaufenthalte an der Psychiatrischen Universitätsklinik Zürich-Burghölzli (unter Prof. Dr. Manfred Bleuler), im Londoner Institute of Psychiatry (unter Prof. Dr. Isaac Marks) sowie bei Prof. Dr. Vic Meyer (Middlesex-Hospital). 1982 a.o. Prof. an der Psychiatrischen Universitätsklinik in Wien, 1991 o. Univ.-Prof. an der Medizinischen Fakultät der Karl-Franzens-Universität Graz; Mitglied zahlreicher nationaler und internationaler wissenschaftlicher Gesellschaften und Akademien. Gegenwärtiger Forschungsschwerpunkt: Entstehung und Behandlung von Angststörungen, Verlauf von Depressionen. Adresse: Universitätsklinik für Psychiatrie, Auenbruggerplatz 22, A-8036 Graz.

# Der depressive Patient

*Walter Pöldinger und Hans Georg Zapotoczky*

Die meisten Depressiven wissen zumindest beim erstmaligen Auftreten ihrer Beeinträchtigung nicht, daß sie krank sind, sondern klagen entweder über chronisch verlaufende körperliche Beschwerden (vor allem Schmerzen) oder sie leiden unter massiven Schuldgefühlen mit Schlaflosigkeit und glauben, daß sie für eine tatsächliche oder vermeintliche schuldhafte Handlung büßen müssen. Der Begegnungsmodus Patient – Arzt vollzieht sich meistens in einer ärztlichen Allgemeinpraxis, wenn die körperlichen Beschwerden den Patienten dazu veranlassen, überhaupt einen Arzt aufzusuchen.

**Die unmittelbare Reaktion des Patienten** auf seine depressive Erkrankung besteht darin, daß er im Hinblick auf seine depressiven Beeinträchtigungen krankheitsuneinsichtig ist, daß er sie tabuisiert und verleugnet, sie als Schande empfindet. Dies, wiewohl es sich bei depressiven um meist sensible, gewissenhafte und verantwortungsbewußte Menschen handelt, die jedoch die seelische Erkrankung nicht akzeptieren können und ihre seelischen Störungen höchstens über die körperliche Schiene zum Ausdruck bringen. Sie decken die Angehörigen wie auch den Arzt, falls sie ihn überhaupt konsultieren, mit Rationalisierungen ihrer Beschwerden zu. Diese werden als Folge von Überforderung, Streß etc. dargestellt, was auch stimmen mag, jedoch den Kern der Sache nicht trifft.

**Der äußere Eindruck,** der zur Diagnose einer Depression führen kann, beruht schon auf der gedrückten und gebückten Haltung mit herabhängenden Schultern auf Grund des Tonusverlustes. Der Gang des Depressiven ist schleppend, die Beine erscheinen bleiern belastet, die

Stimme ist leise und ausdrucksarm. Die Reaktionen insgesamt sind verlangsamt. Man erkennt den Depressiven schon an seiner verzögerten Art, die Ordinationstüre auf- und zuzumachen, an der unschlüssigen Art, sich niederzusetzen, an den Entscheidungsschwierigkeiten, die sich schon in kleinen Belangen äußern (auf welchem Stuhl soll ich Platz nehmen, soll ich die Hand reichen oder nicht etc.).

Das Gesicht hängt faltenreich herab, die Nasolabialfalte ist ausgeprägt, die Stirne stark gerunzelt, der Bogen der Augenlider ist gebrochen, die äußeren Partien der Augenlider sind verdickt und hängen herab (Veraguthsche Falte). Der Blick der Augen ist matt. Depressive wirken niedergeschlagen und mutlos, ja verzweifelt. Ihre Initiativlosigkeit kann anstecken. Man spürt ihre Furchtsamkeit und Ratlosigkeit. Der Patient wirkt aspontan, gleichzeitig ängstlich-behutsam. Es besteht der Eindruck, da hat sich ein Mensch in sein eigenes Futteral eingepackt.

In der Kleidung herrscht ein meist farblos-dunkler Ton vor. Das Äußere des Depressiven wirkt leicht vernachlässigt. Dies betrifft auch die Haarpflege; das Gesicht ist blaß und ungepflegt, bei Männern ist die Rasur nicht gründlich genug durchgeführt worden, Bartstoppeln können mit leichten Schnittwunden abwechseln, Frauen kommen meist ungeschminkt.

**Welche unmittelbare Botschaft** vermittelt der Depressive? Allein von seinem Erscheinungsbild (gerade wenn der Patient von früher bekannt ist) geht ein Hilferuf aus. Hier ist ein Mensch in Nöten – das ist die averbale Botschaft. Diese kann sich oft von dem unterscheiden, was der Patient selbst angibt: daß er seinen Zustand bagatellisiert, seine Beschwerden unterspielt und minimiert oder mit einem Fachwort: dissimuliert. Es gibt jedoch auch Depressive, auf die alle genannten Charakteristika nicht zutreffen; die äußerlich völlig unauffällig erscheinen. Oft muß man ihnen die depressive Symptomatik mühsam entlocken, die von ihrer Wortkargheit und Zurückhaltung zugedeckt wird.

**Welche Fragen müssen zur Sicherung der Diagnose** an den Patienten gerichtet werden?

- Können Sie sich noch freuen wie bisher?
- Fällt es Ihnen schwerer als bisher, Entscheidungen zu treffen?
- Sind Sie schwunglos, energielos, interesselos geworden – auch ohne entsprechende äußere Belastung und meist den ganzen Tag über?
- Haben Sie Schlafstörungen – im Sinne von Durchschlafstörungen, Schlafverkürzung oder Tagesmüdigkeit?

- Geht es Ihnen am Morgen schlechter als am Abend?
- Sind Ihre Beschwerden zu irgendeiner Tageszeit stärker oder schwächer ausgeprägt?
- Hat der Appetit nachgelassen, haben Sie deshalb Gewicht verloren?
- Hat Ihr sexuelles Interesse Einbußen erlitten?
- Können Sie noch weinen?
- Hatten Sie schon früher einmal ähnliche Beschwerden?
- Kamen unter Ihren Blutsverwandten Depressionen und/oder Suizidhandlungen vor?

**Die Umgebung des Patienten berichtet,** daß er bisherige Gepflogenheiten unmotiviert hat fallen lassen, seine Risikobereitschaft abgenommen hat, bisher bedeutungslos erachtete Vorfälle und Ereignisse plötzlich eine fatale Bedeutung gewonnen hätten, auch im partnerschaftlichen Verhalten seien Änderungen eingetreten (meist Libidoverminderung oder Libidoverlust); der Tagesablauf des Patienten hätte eine Tendenz zur Monotonie angenommen, es gäbe Tagesphasen mit Rückzug und Inaktivität – meist am Morgen. Der Umgebung sei bei dem Patienten eine gewisse Ängstlichkeit aufgefallen, die sich um die – ohnehin gesicherte! – wirtschaftliche Sicherheit, um die Gesundheit des eigenen Körpers gerankt oder im Sinne von plötzlich einschießenden Überzeugungen auf den vermeintlichen Verlust bisher ungestörter und beherrschter Fähigkeiten und Tätigkeiten bezogen hätte. Der Umgebung seien auch veränderte vegetative Funktionsabläufe aufgefallen: Verdauungsstörungen, Schlafstörungen, Tagesmüdigkeit, vermehrtes Aufwachen nachts, Schlafverkürzung mit Unruhe am frühen Morgen.

Neben der angesprochenen Thematik ist der **Durchführungsweise des Gesprächs** große Bedeutung beizumessen: wichtig ist, daß der Patient erfassen kann, daß ihm der Therapeut zuhört. Man sollte den Depressiven daher nicht unter zeitlichen Druck setzen, ihn ausreden lassen, auch wenn er längere Zeit dazu braucht. Wenn man den Depressiven anspricht, sollte dies in kurzen Sätzen und leicht verständlich geschehen; schließlich leidet der Kranke auch unter kognitiven Störungen wie Konzentrationsschwäche, Wahrnehmungsstörungen, Gedächtnisbeeinträchtigungen, Urteilsschwäche. Die Fragen des intervenierenden Therapeuten sollten präzise sein und jede Unklarheit und Anzüglichkeit vermeiden. Die Kompetenz des Therapeuten erweist sich gerade darin, daß er sachbezogen, ohne jede Doppeldeutigkeit auf die

Anliegen und Beschwerden des Patienten zugeht. Anzüglichkeiten und Scherze sind unbedingt zu vermeiden. Jede Äußerung, jeder Umstand, in dem sich der Patient befindet, sind Ausdruck seiner Krankheit, sind ein Symptom. Jede Deutung, jede Interpretation der Aussagen des Patienten sind daher zu meiden. Die sprachliche Äußerung des Patienten ist als solche zu nehmen.

**Gefahrenmomente des Erstgespräches** mit dem depressiven Patienten bestehen vor allem darin, daß nicht ernst genommen wird, was der Patient sagt; dies betrifft auch scheinbar nebensächlich hingesprochene Andeutungen. Oft greift ein depressiver Patient ein Wort auf, behält es und argumentiert später damit gegen den Therapeuten z. B. „bin ich ein Versuchsfall? Sie sagten früher, man müsse es probieren. Dabei haben sie so merkwürdig gezögert und den Kopf geschüttelt." Immer ist daran zu denken, daß der Patient dissimuliert. Auch Dissimulation ist ein Krankheitszeichen. Man kann Dissimulationen „entlarven", in dem man den Patienten mit bekanntgewordenen Fakten oder offensichtlichen Gegebenheiten seines Zustandes konfrontiert: z. B. daß er schlecht schläft, Gewicht verloren hat, sich zurückzieht etc. man darf den Patienten dann jedoch nicht als Lügner hinstellen sondern muß ihm vermitteln, daß man als Therapeut die Angaben des Patienten kritisch betrachtet und mit realen Gegebenheiten vergleicht. Dadurch kann die Vertrauensbasis Patient–Arzt sichergestellt oder sogar verbessert werden. Man sollte auch keine Versprechungen machen, schon gar nicht, wenn sie oberflächlich hingesagt werden: „Wird schon werden", „Es gibt ein Medikament, das wird ihnen helfen", „Es gibt ein neues Versuchspräparat." Und schon gar nicht sollten Ratschläge erteilt werden, wie „Reißen sie sich zusammen" etc. Sie mehren nur die Verzweiflung des Patienten, erschöpfen ihn noch mehr.

## Was spürt der Therapeut, wenn er mit einem Depressiven ins Gespräch kommt?

Empathie ist gut und wichtig, doch wird sich der Therapeut davor hüten müssen, nur von Seiten der Empathie den Patienten zu erreichen. Mitfühlen sollte nicht daran hindern, eine Diagnose zu stellen, ein Therapiekonzept zu erarbeiten, Suizidgefahr zu erkennen und den Patienten zu vermitteln, daß Überlegungen und Handeln des Therapeuten von einer bestimmten Authentizität geleitet werden. Der depressive Kranke ist hoffnungslos und breitet diese Hoffnungslosigkeit auf seine Umwelt aus. Der Arzt sollte sich nicht von ihr gefangen nehmen lassen, sollte den Patienten darauf verweisen, daß auch hier ein Krankheitssymptom der Depression vorliegt; Depression ist behandelbar und dazu ist eine Hilfestellung von Seiten des Therapeuten nötig. So ist dessen hoffnungsvollere Haltung zu verstehen.

### Mit welcher Zielsetzung wird der Erstkontakt beendet?

Die Beendigung des Erstgespräches sollte nicht ohne Stärkung von Zuversicht und Selbstvertrauen des Patienten erfolgen. Beides ist ohne Kreation einer tragfähigen Beziehung nicht denkbar. Wenigstens ein Brückenschlag in dieser Hinsicht sollte versucht werden. Bevor das Erstgespräch beendet wird, sollte sich der Therapeut über folgende Fragen Klarheit verschaffen:

1. Stimmt die vermutete Diagnose, welche Zusatzuntersuchungen sind zur Abklärung der Differentialdiagnose notwendig?
2. Besteht akute Selbstmordgefahr?
3. Gibt es in der Umwelt des Patienten einen Menschen, der dem Patienten gegebenenfalls hilft, sodaß der Patient nicht allein bleiben muß?
4. Ist der Patient in der Lage, mit seiner schweren Störung weiterzuarbeiten, sollte er sich in häusliche Pflege begeben oder sich stationär aufnehmen lassen? Diese Frage weist eine Relevanz zum therapeutischen Vorgehen (z. B. auch hinsichtlich von Auswahl und Dosierung der Medikation) auf.
5. Ist der Patient über den Charakter seiner Störung informiert? Weiß er, daß diese psychische Beeinträchtigung wieder abklingen kann, ohne chronisch andauernde Folgeerscheinungen zu hinterlassen?
6. Welche therapeutischen Möglichkeiten kann ich dem Patienten anbieten?
7. In welchen Abständen und welcher Tageszeit muß der Patient erneut bestellt werden?

Im einzelnen behalten diese Fragen folgende Entscheidungsschritte:

1. Differentialdiagnostisch ist eine organische Erkrankung (Gehirntumor, Anämie, Herzerkrankungen, Schilddrüsenerkrankungen etc.) auszuschließen. Bei älteren Patienten ist differentialdiagnostisch ein dementieller Prozeß zu erwägen. Handelt es sich um eine depressive

Symptomatik bei einer schizophrenen Erkrankung? Liegt eine schizoaffektive Störung vor? Diese Fragen gilt es abzuklären, auch diejenige, ob sich hinter der depressiven Beeinträchtigung ein Konflikt verbirgt oder eine neurotische Entwicklung besteht.

2. Die Suizidtendenzen eines Patienten lassen sich im Gespräch erheben – außer der Patient dissimuliert stark. Jedenfalls sollte ein depressiver Patient darauf angesprochen werden, ob er Suizidabsichten hat. Viele Patienten fühlen sich dadurch erleichtert und angenommen. Die Angst, daß durch Fragen nach Suizidabsichten solche erst ausgelöst werden, ist unbegründet. Das präsuizidale Syndrom wird im Kapitel über den suizidalen Patienten näher erläutert.
3. Es ist wichtig, in der natürlichen Umwelt des Patienten einen Menschen zu finden, der dem Patienten beisteht; die Einbindung dieses Helfers in die Therapie setzt voraus, daß Informationen über die Symptomatik, den Verlauf, die Gefährdungen durch die Krankheit erfolgt sind. Dazu sind klare Anweisungen notwendig. Vor allem sollte der Helfer über die stufenweise geordneten Anforderungen an den Patienten in dessen Alltag instruiert sein.
4. Die Herausnahme eines depressiven Patienten aus seinem alltäglichen Milieu durch eine stationäre Aufnahme kann sich günstig auswirken. Es wird dadurch ein Hiatus im bisherigen Alltagstrott erreicht; außerdem kann der Patient vielfältiger und kontrollierter behandelt werden. Antidepressiva führen schon auf Grund der Nebenwirkungen zu Beeinträchtigungen im kognitiven Bereich, im Herz-Kreislaufsystem, im Antriebsbereich etc. Ambulante Therapie mit Antidepressiva erfordert daher häufigere Kontrollen, ständige Aufklärung des Patienten über Wirkungen und Nebenwirkungen der ihm verordneten Medikation. Ein mittelschwer beeinträchtigter depressiver Mensch ist nicht arbeitsfähig.
5. Wie kann ich den Patienten über seine depressive Erkrankung aufklären, ohne ihn weiterhin in Hoffnungslosigkeit und Verzweiflung hineinzutreiben? Eine depressive Störung – gerade wenn sie „endogen“ und nicht neurotisch bedingt ist – ist behandelbar und klingt in der Regel ab. Wichtig ist, dem Patienten den Krankheitscharakter seiner Störung näher zu bringen, sodaß er realisieren kann, er ist kein unfähiger Mensch, der versagt, der nichts wert ist etc. sondern daß sein Wertsystem (seine Umwelt, seine Zukunft, er selbst) durch die depressive Krankheit ins Negative gekehrt ist. Als Argument für

diesen Wertwandel durch die Depression bieten sich Veränderungen an, die im Rahmen depressiver Tagesschwankungen auch für den Patienten erkennbar sind. Wenn durch die abendliche Remission bedingt das Wertsystem plötzlich wieder in von früher gewohnte Maßstäbe zurückschwingt, wird auch dem depressiven Patienten klarer, daß diese Veränderung krankheitsbedingt sein kann. Es ist unerläßlich, mit dem Patienten gerade darüber zu sprechen, um ihm Krankheitseinsicht zu vermitteln, die – eventuell bei nachfolgenden depressiven Phasen – eine frühzeitigere Intervention veranlaßt.

6. Die therapeutischen Möglichkeiten sind heute vielfältige. Die medikamentöse Behandlung umfaßt derzeit folgendes Spektrum (Tabelle 1 und 2): Darüber hinaus können heute biologisch orientierte Therapiemethoden angeboten werden:

- Schlafentzugstherapie,
- Lichttherapie,
- Elektroheilkrampfverfahren,
- Bewegungstherapien.

**Tabelle 1.** Trizyklische Antidepressiva

| Substanz | Dosierung | Nebenerscheinungen | |
|---|---|---|---|
| Tofranil | 75–150 mg | Mundtrockenheit | peripher anticholinerge Nebenwirkungen |
| Anafranil | 75–150 mg | Obstipation | |
| Saroten | 75–150 mg | Harnverhalten | |
| Tryptizol | 75–150 mg | Tachykardie | |
| Sinequan | 50–150 mg | Hyperhidrosis | |
| | | Sexuelle Funktionsstörungen | |
| Pertofran | 50–100 mg | Akkommodationsstörungen | |
| Nortrilen | 75–150 mg | Verwirrtheitszustände | |
| | | Zentrale anticholinerge Nebenwirkungen | |
| Noveril | 120–480 mg | Sedierung α-Rezeptorblockade und H1-Antagonismus | |
| | | Kognitive Störungen | |
| | | Zerebraler Krampfanfall | |
| | | Hypotonie (α-adrenerge Rezeptor-Blockade) | |
| | | Erregungsleitungsstörung | |

**Tabelle 2**

| | Substanz | Dosierung | Nebenerscheinungen |
|---|---|---|---|
| Nicht-trizyklische Antidepressiva | Tolvon<br>Ludiomil | 30–60–90 mg<br>75–100–150 mg | Anticholinerge Wirkung nur gering ausgeprägt |
| Reversible selektive MAO-A-Hemmer | Aurorix | 100–300–600 mg | Mundtrockenheit, Schwindel, Müdigkeit, Schlaflosigkeit |
| Serotonin-Reuptake-Hemmer | Floxyfral<br>Fluctine<br>Mutan<br>Seropram<br>Seroxat<br>Sertralin | 100–200 mg<br>20–40 mg<br>20–40 mg<br>20–40 mg<br>20–40 mg<br>50–100 mg | Keine anticholinergen Nebenwirkungen, Magenbeschwerden, Übelkeit |
| Serotonin-Reuptake-Blocker | Trittico | 100–300 mg | Hypotonie, Ventrikuläre Extrasystolen |

Das nicht medikamentöse Therapieangebot umfaßt:

- kognitive Verhaltenstherapie (*Beck, Ellis, Rehm* etc.),
- individualpsychologische Einzeltherapie,
- Gesprächstherapie (einzeln oder in Gruppen),
- Logotherapie.

Biologische und nicht medikamentöse Therapieformen können miteinander kombiniert werden. Sie sollten im Sinne eines Gesamtbehandlungsplans aufeinander abgestimmt werden. Für den Erstkontakt ist wichtig, folgendes hervorzuheben:

- die heute gängigen Antidepressiva wirken erst nach 8–10 oder 12 Tagen stimmungsaufhellend, oft auch erst noch später. Es empfiehlt sich daher, zur Antidepressivamedikation anfangs Tranquilizer oder nicht stark sedierende Neuroleptika hinzuzufügen.
- Auch der Effekt von Psychotherapie setzt nicht gleich ein, sondern kann oft erst nach 4–8 Wochen erwartet werden.
- Schon daraus resultiert, daß ein depressiver Patient besonders zu Behandlungsbeginn häufig kontrolliert werden muß.

7. Ein depressiver Patient sollte gerade dann wieder bestellt werden, wann die Symptomatik am meisten ausgeprägt ist: also je nach Tagesschwankung der Befindlichkeit, meistens in den frühen Tagesstunden. Die Abstände sollten anfangs häufiger sein, um mit dem Patienten die Wirkungen der Medikation und der übrigen Therapie, die Nebenwirkungen und deren Bedeutung für Lebensqualität besprechen zu können. Das therapeutische Arrangement sollte wie ein Kleid an die Bedürfnisse des Patienten, aber auch an die Erfordernisse der ärztlichen Intervention angepaßt werden. Dies schließt Änderungen einer einmal eingeleiteten Behandlungsstrategie nicht aus.

Die Behandlung eines depressiven Menschen muß alles einschließen, was dieser braucht; sie ist nicht immer leicht. Gefahrenmomente einschließlich von Suizidhandlungen gibt es genug. Wenn es jedoch gelingt (und das ist nicht selten!), den Patienten seiner ihn bedrängenden Umklammerung durch die leidvoll peinigenden Gedanken, durch die vegetative Irritation, der Versteinerung durch Antriebsschwäche und Angst zu entreißen, trifft ein Lichtstrahl beide: den Patienten wie den Therapeuten.

# Krisenintervention und Selbstmordverhütung

*Walter Pöldinger*

Seelische Krisen sind Ereignisse und Erlebnisse, die von den Betroffenen nicht mehr alleine sinnvoll verarbeitet und bewältigt werden können und somit die Gefahr einer pathologischen Entwicklung in sich tragen. Sie können intra-individuell oder inter-individuell bedingt sein. Krisen sind Erscheinungsformen des normalen Lebens und an und für sich nichts Pathologisches. Wenn sich jemand in einem Vortrag befindet, herausgerufen wird und erfährt, daß seine Angehörigen durch einen Autounfall ums Leben gekommen sind, dann ist das etwas ganz Natürliches, daß der Betroffene in eine verzweifelte Krise kommt. Es wäre dagegen höchst pathologisch, wenn er sagen würde: „Jetzt sind meine Angehörigen tot, ich kann ihnen sowieso nicht mehr helfen, also warum soll ich mir den Vortrag nicht bis zum Ende anhören.“ Da Krisen dem normalen Lebensbereich angehören, ist es auch verständlich, daß Laien in der Krisenintervention eine große Rolle spielen, während es dann bei dem Übergang in eine pathologische Entwicklung, beispielsweise in eine suizidale Entwicklung, in vermehrtem Maß auf die Professionalität der Helfer ankommt. Da Kinder und Jugendliche ihre ersten Krisen meist in der Schule erleben, wäre es eigentlich eine dringende Aufgabe der Schule, Krisenintervention zu lehren. Ich erlebte es daher sehr erfreulich, als mich eine Mittelschule und eine landwirtschaftliche Fortbildungsschule einlud, mit 17jährigen und auch Älteren zwei Stunden jeweils über Krisenintervention und Selbstmordverhütung zu sprechen. Leider ist dies nur in sehr beschränktem Maße möglich, da Lehrer begreiflicherweise Angst haben, daß derartige Gespräche ein suizidales Verhalten auslösen könnten.

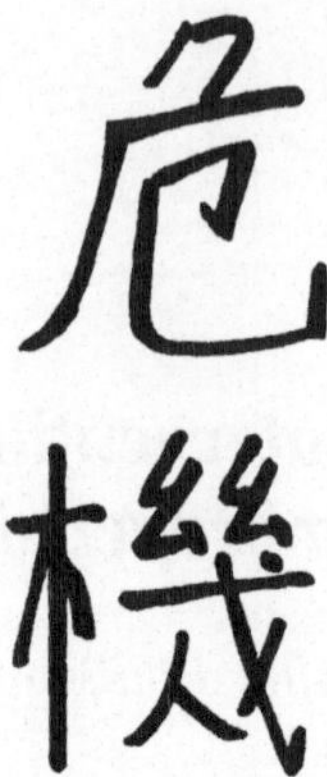

**Abb. 1.** Chinesisches Schriftzeichen für Krise (das obere Schriftzeichen bedeutet Gefahr, das untere Chance)

Eine Lebenskrise hat aber nicht nur negative Aspekte, sie kann, wenn sie bewältigt und überlebt wird, auch einen positiven Beitrag für die weitere Lebensgestaltung bedeuten. In Abb. 1 wurde das chinesische Schriftzeichen für Krise abgebildet, das aus zwei Teilen besteht: Das obere Symbol bedeutet Gefahr und das untere bedeutet Chance.

## Die Bedeutung des Hausarztes in der Krisenintervention

Dem Hausarzt kommt meist in der Krisenintervention eine besondere Bedeutung bei, da er – nachdem verschiedene medizinische Laien wie die Angehörigen, Nachbarn, Mitarbeiter und eventuell die Polizei zuerst einmal in die Krise einbezogen wurden – derjenige ist, der als nächster gerufen wird. Krisenintervention gehört daher mit zu den wichtigsten Aufgaben. Bezüglich des Krisenablaufes unterscheiden wir, wie die Abb. 2 und 3 zeigen, zwischen traumatischen Krisen und Veränderungskrisen. Besonders gefährlich sind die plötzlich einsetzenden traumatischen Krisen, bei welchen der Hausarzt bzw. die Hausärztin vor allem bei der Krisenintervention und zu deren Bearbeitung beigezogen wird. Die Bearbeitung der Krisenreaktion ist deswegen von großer Wichtigkeit, weil man vor allem verhindern muß, daß sie in eine pathologische Entwicklung übergehen, wie z. B. in Chronifizierung, in vor allem psychosomatische Störungen und Krankheiten, in Alkohol-, Drogen- und Medikamentenmißbrauch und in die suizidale Entwicklung. Bei der Veränderungskrise dagegen, die sich langsam vorbereitet, ist es vor allem wichtig, die Veränderung, beispielsweise die bevorstehende Pensionierung oder den bevorstehenden Auszug der Kinder aus dem Elternhaus schon bei der laufenden Konsultationstätigkeit als Hausarzt diese Probleme nicht nur anzusprechen sondem auch zu besprechen, um zu verhindern, daß es dann gegebenenfalls zur Entwicklung einer traumatischen Krise kommt.

## Konzepte der Krisenintervention

Was nun die eigentliche Krisenintervention anlangt, so ist zunächst einmal darauf hinzuweisen, daß der Ausdruck „Krisenintervention" ursprünglich ein militärischer Begriff war, und deswegen spricht man

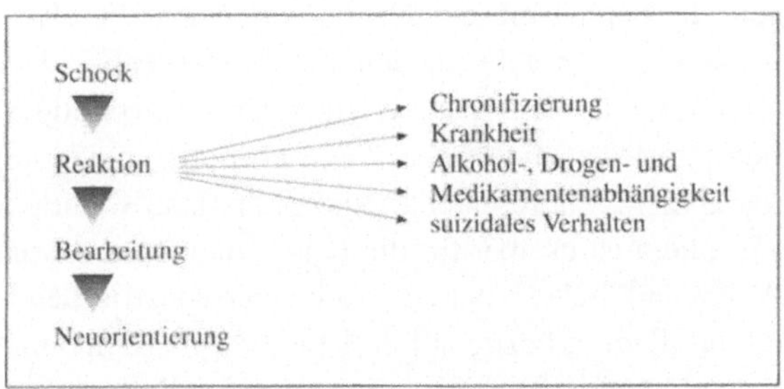


**Abb. 2.** Traumatische Krise (*Cullberg*, 1978)

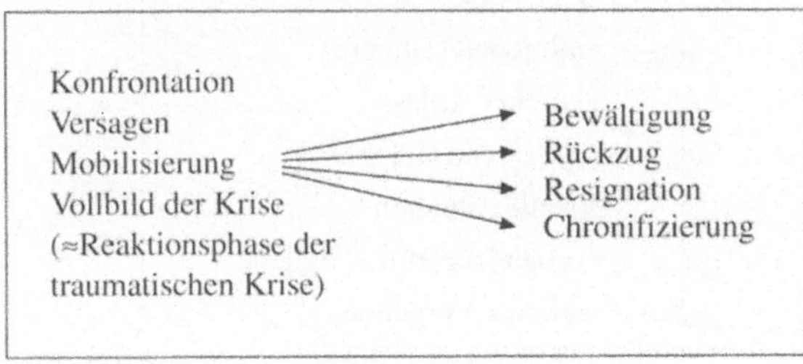


**Abb. 3.** Veränderungskrise (*Caplan*, 1964)

auch von der Entschärfung einer Krisensituation oder von der Neutralisierung. Darunter versteht man, daß vor allem bei zwischenmenschlichen Krisen, wie sie sehr häufig in Paarbeziehungen oder in Eltern-Kind-Beziehungen auftreten, wenn man gerufen wird, zunächst einmal versucht, die Situation abzuklären und zu neutralisieren. Dazu ist es vor allem notwendig, die Kontrahenten zu trennen und mit den Betreffenden einzeln zu sprechen. Dabei ist es wichtig, zunächst einmal zuzuhören, da die Möglichkeit, sich auszusprechen, für den Betreffenden schon einen Abbau von heftigen Affekten bedeuten kann, und dies ist auch im Sinne der Neutralisierung wichtig. Sofort nach der Neutralisierung ist es wichtig, sich ein objektives Bild über die Situation zu verschaffen, wozu es aber nötig ist, auch mit Drittpersonen zu sprechen, und dies ebenfalls alleine und in Abwesenheit der gefährdeten Personen. *Gernot Sonneck* hat 1975 ein allgemeines Interventionskonzept für Krisen entwickelt, das in Abb. 4 wiedergegeben wurde. Dabei ist es eben wichtig, die Beziehung zwischen den betroffenen Personen und vor allem auch die emotionale Situation der Betroffenen abzuklären, aber gleichzeitig auch der Personen, die bereits mit der Krisenintervention beschäftigt sind. Denn auch aus einer unsachgemäßen Krisenintervention kann es zu einer Verschärfung der Krisen bzw. zu deren Ausweitung kommen. Krisen haben meist, besonders wenn es sich um Veränderungskrisen handelt, eine längere Vorgeschichte, und es ist dann wichtig, diese zu erfragen. Vor allem ist es aber für die Krisenintervention wichtig, den aktuellen Anlaß und die sich daraus ergebenden spezifischen Gefahren abzuklären, vor allem in bezug auf drohende Aggressions- und Selbstaggressionshandlungen. Es ist aber auch nötig, im Rahmen der Krisen-

- Beziehung
- emotionale Situation
- aktueller Anlass
- spezifische Gefahren
- soziale Situation
- vorhandene Hilfsmöglichkeiten
- weiteres Vorgehen

**Abb. 4.** Allgemeines Interventionskonzept (*Sonneck*, 1975)

intervention die gesamte Situation abzuklären und auch eine Besprechung mit all denjenigen durchzuführen, die bereits an der Krisenintervention teilhaben. Denn es ist eine Erfahrungstatsache, daß zunächst einmal eine Reihe von hilfsbereiten Personen sich versammeln und aktiv werden sollen. Es besteht dann aber nach Lösung der aktuellen Problematik die Gefahr, daß dann alle weggehen und niemand den weiteren Verlauf beobachtet. Es ist daher wichtig, in einer derartigen Situation dieser Frage besondere Aufmerksamkeit zuzuwenden und zu bestimmen, wer bzw. welche Personen sich in periodischen Abständen um die von der Krise Betroffenen weiter kümmern werden.

Ärztlicherseits ist es wichtig, bald nach der Krisenintervention an einen neutralen Ort, wie in der eigenen Ordination, eine ausführlichere Besprechung durchzuführen und diese eventuell auch zu wiederholen. Es ist in diesem Zusammenhang eben sehr wichtig, auch die soziale Situation abzuklären, nämlich inwiefern Menschen vorhanden sind, an die sich die Betreffenden wenden können, und die bereit sind, ihnen auch weiter zu helfen. Auch weitere vorhandene Hilfsmöglichkeiten sind abzuklären, wie beispielsweise die Anmeldung bei einem Fachkollegen oder die Einbindung der Betreffenden in Selbsthilfeorganisationen. Da Krisen zu einer suizidalen Entwicklung und natürlich auch zu einem Suizid führen können, muß man sich immer im klaren sein, daß eine derartige Krise oder gar ein Suizidversuch oder ein Suizid bei weiteren Personen Krisen auslöst. Besonders dramatisch ist natürlich der Suizid junger Menschen, und es ist daher wichtig, daß sich in jüngster Zeit Selbsthilfeorganisationen von Eltern gebildet haben, die Kinder durch Selbstmord verloren haben. Derartige Vereinigungen sind im Sinne der weiteren Krisenintervention von sehr großer Bedeutung, und ich selbst habe Beziehungen zu derartigen Organisationen und versuche, diese zu bewegen – und dies mit Erfolg –, ihre Aktivitäten weiter auszudehnen, also nicht nur Eltern anzuschreiben oder anzurufen, von denen sie gehört haben, daß sie Kinder durch Suizid verloren haben, sondern überhaupt Familien in ihre Betreuung einzubeziehen, in denen Selbstmorde vorgekommen sind. Wie schon erwähnt, ist die Gefahr einer Krise, daß es eben nicht nach dem Krisenschock und der Krisenreaktion zu einer Bearbeitung der Krise und auch zu einer Neuorientierung kommt, sondern daß pathologische Entwicklungen einsetzen, wobei der suizidalen Entwicklung eine besondere Bedeutung zukommt. Da bei dem Übergang einer psychosozialen Krise in eine suizidale Entwicklung meist auch eine depressive Entwicklung stattfindet, wurde in Tabelle 1 eine Reihe von Fragen zusammengestellt, die es ermöglichen, eine derartige suizidale Entwicklung zu erkennen. Bei suizidalen Entwicklungen, die aus einer psychosozialen Krise hervorgehen, kann sich der bekannte Streit zwischen den beiden Auffassungen, den Suizid als Endpunkt einer krankhaften Entwicklung oder als Ergebnis einer Lebensbilanz zu sehen, sehr ungünstig auswirken. Es ist daher wichtig zu betonen, daß wir in der modernen Suizidforschung nicht mehr einen Entweder-oder-, sondern einen Sowohl-als-auch-Standpunkt einnehmen. In Abb. 5 wurde dieser Sachverhalt in Anlehnung an die taoistische Symbolik des Yin und Yang darzustellen versucht. Demzufolge müssen wir versuchen, bei jeder suizidalen Entwicklung abzuklären, wie groß der Krankheitsanteil ist und inwieweit Bilanzierungsmomente eine Rolle spielen. Die Besprechung beider Elemente ist für die Krisenintervention von großer Bedeutung, besonders dann, wenn eben eine Krise in eine suizidale Entwicklung übergeht.

## Wann sind Psychopharmaka angezeigt?

Eine psychopharmakologische Intervention kann im Rahmen der Krisenintervention dann notwendig werden, wenn Angst und Erregung ein hohes Ausmaß erreichen, bzw. wenn nach einem krisenhaften Ereignis

**Tabelle 1.** Fragen nach der Suizidalität bei Depressionen

- Denken Sie daran, sich das Leben zu nehmen?
- Denken Sie daran, oder müssen Sie daran denken?
- Drängen sich die Gedanken auf?
- Wie würden Sie es tun?
- Welche Vorbereitungshandlungen haben Sie getroffen?
- Wissen Sie, wem Sie Abschiedsbriefe schreiben werden?
- Haben Sie schon einen geschrieben?
- Was hat Sie bisher gehindert, einen Suzidversuch zu machen? Haben Sie schon früher welche gemacht?
- Kommen in Ihrer Familie Suizide oder Suizidversuche vor?
- Haben Sie schwere Schlafstörungen?
- Leben Sie alleine in Ihrer Wohnung?
- Haben Sie Familie oder Freunde, die sich um Sie kümmern?

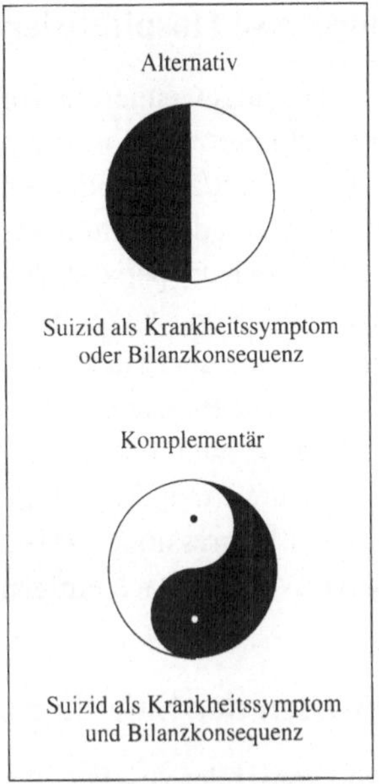


**Abb. 5.** Grundlagen der Suizidalität

damit zu rechnen ist, daß die unmittelbar Betroffenen in der nächsten Nacht Schlafschwierigkeiten haben könnten. Da es sich um eine kurzzeitige Intervention handelt und neben Unruhe, Angst und Aggression auch das vegetative Nervensystem mitbetroffen ist, empfehlen sich gerade für diese Indikation Benzodiazepine, die so kurzzeitig dann auch einmal in einer höheren Dosierung verabreicht werden können. Handelt es sich um Patienten, denen man keine Benzodiazepine verabreichen sollte, so empfehlen sich Breitbandneuroleptika mit einer vorwiegend Schlaf anstoßenden und nur sehr schwachen antipsychotischen und extrapyramidalen Wirkung. Kommt es zum Übergang in eine depressiv-suizidale Entwicklung, so sind Antidepressiva angezeigt, wobei sich im Zusammenhang mit den Problemen Aggression und Selbstaggression vor allem auch die neuen Serotonin-Wiederaufnahmehemmer empfehlen, da nach neuesten Forschungen sowohl Aggression als auch Selbstaggression mit dem Serotoninstoffwechsel korreliert sind, wobei es vor allem die Impulsivität und die Impulskontrolle sind, die dadurch beeinflußt werden.

## Zwangsweise Hospitalisierung

Dies wird heute viel seltener angewendet als früher und wird nur bei absoluter Lebensgefahr durchgesetzt. Sie ist mit Aufregung verbunden, da ein Amtsarzt/ärztin, Polizeiarzt/ärztin oder ein Gemeindearzt/ärztin zugezogen werden muß und neben der Rettung vielfach auch die Polizei oder Gendarmerie. Handelt es sich um persönliche Beziehungen, werden diese meist stark beeinträchtigt. Von Zwangsmaßnahmen kann vielfach Abstand genommen werden, wenn der Patient nicht alleine wohnt und die Familie oder Mitbewohner auf die Patienten aufpassen können. Bei einer guten Arzt-Patienten-Beziehung kann für eine kurze Zeit allerdings nur ein Versprechen abgenommen werden. Eine starke vorübergehende Sedierung ist angezeigt, die bei Depressionen solange fortgesetzt werden muß, bis die antidepressive Wirkung nach einigen Tagen einsetzt.

## Theorien der Suizidalität

Die Suizidalität muß heute integraler gesehen werden, indem wir in der Suizidforschung biologische, psychologische, soziologische und spirituelle Konzepte unterscheiden. Zu den biologischen Konzepten gehört einerseits die Genetik, aber auch die Biochemie und der Begriff der „Vulnerabilität“. Bei den genetischen Aspekten müssen wir unterscheiden zwischen genetischen Aspekten von bestimmten Krankheiten, die mit einem erhöhten Suizidrisiko einhergehen, wie z. B. manche Depressionsformen, und genetischen Aspekten, die möglicherweise mit der Suizidalität zu tun haben, ohne die nosologischen Konzepte zu berühren. Neuere Untersuchungen weisen darauf hin, daß es einerseits Familien gibt, in denen Suizide häufiger vorkommen, ohne Zusammenhang mit einer nosologischen Klassifikation einer Krankheit, und andererseits Selbstaggression und Aggression mit dem Serotoninstoffwechsel etwas zu tun haben. Der Serotoninstoffwechsel selbst dürfte wieder genetisch bedingt sein, wobei aber hier kein direkter Zusammenhang mit der Suizidalität besteht, sondern eher ein Zusammenhang besteht zwischen Serotoninstoffwechsel einerseits und Impuls und Impulskontrolle andererseits. Ein eventuell genetisch bedingter verminderter Serotoninstoffwechsel könnte die Impulsivität erhöhen, sei es jetzt im Rahmen eines aggressiven oder selbstaggressiven Verhaltens. Das Serotoninmangelsyndrom zeigt aber auch, daß möglicherweise aggressives

Verhalten, Trink- und Freßsucht, aber auch die Spielsucht und anderes impulsives Verhalten etwas mit einem Serotoninmangel zu tun haben können.

Bezüglich psychologischer Konzepte kennen wir heute die suizidale Entwicklung mit dem Stadium der Erwägung einer suizidalen Handlung, des Kampfes zwischen selbsterhaltenden und selbstzerstörerischen Kräften, wo die Selbstmordankündigungen gemacht werden und dem Stadium der Entscheidung. Mit diesem letzten Stadium geht immer eine gewisse Beruhigung einher, die aber auch „Ruhe vor dem Sturm" bedeuten kann, nämlich dann, wenn die Entscheidung getroffen worden ist, das Leben zu beenden. *Jean Améry*, der sein berühmtes Buch „Hand an sich legen" als Plädoyer für den Selbstmord geschrieben hat, ist genauso im Österreichischen Hof in Salzburg gestorben, wie er es dort beschrieben hat. Wir wissen aber auch, daß im Sinne von *Sigmund Freud* ein Liebesverlust zu Aggressionen gegen das verlorene Objekt führen kann. Da dieses aber verloren ist, findet die Aggression kein Ziel und wendet sich gegen die Person, von der sie ausgegangen ist. Schließlich kennen wir die Narzißmustheorie des Suizids. In dieser wird die Suizidalität als Ausdruck einer narzißtischen Krise gesehen, in der die Bilanz zwischen Idealvorstellung und Realität gestört ist. Das gestörte Gleichgewicht zwischen einer vorgestellten idealen und der erlebten realen Welt kann so belastend und unerträglich werden, daß es zur Flucht in den Suizid führt. Es handelt sich dabei fast immer um die Reaktion selbstunsicherer Menschen auf Kränkungen, die sie durch Verleugnung und Idealisierung nicht mehr kompensieren können. Zu den psychologischen Konzepten des Suizids gehört aber auch das lerntheoretische Konzept der gelernten Hilflosigkeit und das der kognitiven Störung, in der nur mehr das Negative, aber nicht mehr das Positive wahrgenommen wird.

*Emile Durkheim* verfaßte bereits 1897 eine entscheidende und ernste Studie zu diesem Thema. In seinem Buch mit dem Titel „Der Selbstmord – soziologische Untersuchungen" weist er darauf hin, daß in einer sozial integrierten Gesellschaft mit weitgehender Übereinstimmung der gegenseitigen Interessen und der gemeinsamen Ziele vor allem Selbstmordformen anzutreffen sind, die man als altruistisch bezeichnen kann. Er dachte dabei vor allem an den Märtyrertod im frühen Christentum und an die Witwenverbrennung in Indien. Der Selbstmord aus egoistischen Gründen kommt dagegen nach Durkheims Meinung vor allem in nichtintegrierten Gesellschaftsformen vor. So beeinflußt die Gesellschaft nicht nur Denken und Handeln des einzelnen, sondern besitzt auch die Macht, Gefühle und Motive zu regulieren. Wichtig sind auch die kommunikationstheoretischen Theorien der Suizidalität, die besagen, daß Menschen, die sich in seelischer Not befinden und diese nicht mehr verbal ausdrücken können, gezwungen sind, durch eine suizidale Handlung Aufmerksamkeit zu erregen. Auf diesen Aspekt geht ein Konzept zurück, das die Psychodynamik von Suizid und Suizidversuch trennt. Der Suizidversuch wird in diesem Sinne als „Hilfeschrei" verstanden.

Wichtig sind in diesem Zusammenhang auch familiendynamische Überlegungen. Hier ist vor allem der erweiterte Suizid und der Doppelselbstmord zu erwähnen. Unter ersterem verstehen wir, daß jemand, der seinem Leben aus Pessimismus ein Ende bereitet, einen geliebten Menschen ohne dessen Einverständnis mitnimmt, um ihm das vermeintlich negative künftige Schicksal zu ersparen. Als Beispiel für einen Doppelselbstmord sei an das Schicksal des österreichischen Kronprinzen *Rudolf* und seiner Geliebten *Mary Vetsera* im Jahre 1889 erinnert oder an den Tod *Heinrich von Kleist* 1811 am Wannsee in Berlin, der zunächst seine gleichaltrige Geliebte *Adolphine Henriette Vogel-Gerber*, Ehefrau eines Staatsbeamten und Mutter einer 10jährigen Tochter, erschoß, ehe er sich selbst tötete. Auch der Suizid von *Stephan Zweig* und seiner Frau im Jahre 1942 in Petropolis ist dem Phänomen des Doppelselbstmordes zuzuordnen.

Nicht zu vergessen sind auch spirituelle Konzepte, die religiöser oder weltanschaulicher Art sein können. So gab es beispielsweise bei den alten Mayas Ixtab, eine Göttin des Selbstmordes, der man sich unter bestimmten Bedingungen opfern mußte. In diesem Zusammenhang sei auch an die Gepflogenheiten in den alten kaiserlichen Armeen erinnert, wo von einem Offizier, der Spielschulden machte und nicht begleichen konnte, verlangt wurde, daß er sich tötet, um dadurch zu vermeiden, das Kleid seines Kaisers zu beschmutzen. Die meisten Religionen verbieten den Selbstmord und in konfessioneller Hinsicht habe ich selbst in einer Basler Studie zeigen können, daß bezüglich der Häufigkeit von Suiziden keine konfessionellen Unterschiede bestehen. Offenbar haben aber gläubige Menschen mit Gottvertrauen eine gewisse Hilfe durch ihren Glauben. Bei schweren Depressionen schwindet jedoch jede Hoffnung auf die Zukunft und zuletzt auch die auf Gott.

Wichtig für uns Ärzte ist aber, uns bewußt zu sein, daß suizidales Verhalten auch immer eine Kommunikationsstörung ist. Vielfach sind wir die Letzten, mit denen Suizidale kommunizieren. Es ist daher wichtig, an diese Suizidalität immer wieder zu denken und auch danach zu fragen, denn Selbstmord ist, wie *Jean Valéry* es einmal formulierte, die „Abwesenheit der anderen".

## Literatur

Feuerlein W (1980) Suizidale Verhaltensweisen. Nervenarzt 6: 340–346

Henseler H (1974) Narzistische Krisen. Zur Psychodynamik des Selbstmordes. Rowohlt, Reinbek

Irniger W (1980) Krisenintervention aus der Sicht des Allgemeinarztes. In: Pöldinger W, Stoll-Hürlimann M (Hrsg) Krisenintervention auf interdisziplinärer Basis. Huber, Bern

Katschnig H (1983) Soziales Umfeld der psychiatrischen Krisenintervention. Wien Klin Wschr 95: 6–9

Pöldinger W (1994) Krisenintervention und Hausarzt 10: 6–12

Pöldinger W (1996) Suizidalität aus ganzheitlicher Sicht. Therapeut Umschau 53: 166–169

Pöldinger W (1996) „Und wenn der Mensch in seiner Qual verstummt...". Das ärztliche Gespräch in seiner integralen Bedeutung. Therapeut Umschau 53: 198–202

Reiter L (1979) Krisenintervention. In: Strotzka H (Hrsg) Fallbeispiele zur Psychotherapie. Urban & Schwarzenberg, Wien

Ringel E (Hrsg) (1969) Krisenintervention. Huber, Bern

Sonneck G (1983) Krisenintervention und Suizidverhütung. Crisis 4: 100–106

Zintl-Wiegend A, Cooper A (1978) Psychosoziale Krisenintervention in der Allgemeinpraxis. In: Haase HJ (Hrsg) Krisenintervention in der Psychiatrie. Schattauer, Stuttgart

# Der schizophrene Patient

*Rainer Strobl*

## Einleitung

Der sogenannte schizophrene Patient ist ein Mensch, der wie viele andere an einer Erkrankung und deren Folgen leidet. Auch wenn eine psychotische Krankheit die Möglichkeiten, sich entsprechend seiner persönlichen Eigenschaften und den Gegebenheiten des sozialen Umfeldes das Leben zu gestalten, in besonderem Maße beinträchtigen kann, so darf in der Begegnung mit diesen Menschen der gesunde Anteil und die uns alle betreffende Botschaft des Leidens nicht übersehen werden. Schizophrene Menschen führen uns infolge ihrer „seismographischen" Übersensibilität, die wie eine Allergie in krankhaften Reaktionen mündet, einen zerbrochenen Spiegel unseres Daseins vor Augen. Sie vermitteln uns in einer symbolisch verschlüsselten und daher aus unserer Perspektive verrückten Sichtweise der Welt Einsicht in menschliche Tragik und Abgründe, ebenso wie sie in ihrem seelischen Tiefgang den Reichtum und die Kreativität des menschlichen Geistes zeigen können.

Für den Umgang mit schizophrenen Menschen bedeutet dies, daß sich hinter dem augenscheinlich blödsinnigen (Dementia präcox, *Kraepelin*, 1904), dem widersprüchlich in sich gespaltenen (Spaltungsirresein, vgl. *Bleuler*, 1911) und durch die entfremdende Verrückung als gefährlich anmutenden Verhalten eine tief empfindsame, zerbrechliche Person verbirgt. Dem Schizophrenen geht die Welt so nahe, daß er sich entweder mit aller Gewalt dagegen wehrt oder sich von ihr entfernt (*Strobl*, 1990a). Dies führt dazu, daß er entweder durch das Übertreten jeglicher Konventionen („Narrenfreiheit") so auffällig und störend wird, daß andere (z.B. Organe der öffentlichen Sicherheit) ihn zwangsweise aus seinem sozialen Umfeld „entfernen", oder daß er sich selbst autistisch zurückzieht.

Schizophrene sind Menschen mit einer besonders dünnen, d.h. verletzlichen „seelischen" Haut. Sie ziehen sich in ein „Schattendasein" zurück, weil sie durch ein Mißverhältnis zwischen Intensität der Sonneneinwirkung und Empfindlichkeit der Haut leicht einen „Sonnenbrand" (*Strobl*, 1992b) bekommen. Während der Betroffene seine eigene Schwäche verleugnen und der Sonneneinwirkung die alleinige Schuld für den Sonnenbrand anlasten will, halten die anderen dies für irreal, weil ihnen diese Ursache-Wirkungs-Relation nicht nachvollziehbar ist. So kann es passieren, daß man den Schizophrenen wohlmeinend aus seinem „Schattendasein" in die grelle Sonne zerrt und sich wundert, wenn er bei einem gönnerhaft gemeinten Schulterschlag schmerzverzerrt zurückweicht. Die Flucht in den Schatten darf wiederum nicht den Eindruck erwecken, daß der Betroffene nicht darunter leidet und sich wie seine Mitmenschen nach Sonne sehnt. Vergleichbar mit einem Zuckerkranken bedarf der Schizophrene einer „Psychischen Diät" (*Strobl*, 1992b) um zu erreichen, daß er ausreichend Nahrung erhält, und um zu vermeiden, daß falsche Ernährung zu krankhaften Reaktionen führt. Für einen Zuckerkranken kann eine köstliche Torte ebenso bedrohlich sein wie Nahrungskarenz. Will man also mit einem schizophrenen Menschen so umgehen, daß es ihm guttut, so sind die Kenntnisse über das psychopathologische Wesen dieser Erkrankung Voraussetzung dafür. Das schließt natürlich nicht aus, daß allgemein übliche Umgangsformen mit Menschen ihre Gültigkeit bewahren. Gerade im Umgang mit schizophrenen Menschen, die unter einer Strukturlosigkeit und Abgrenzungsschwäche ihrer Person leiden, ist es besonders wichtig, die Echtheit der eigenen Umgangsform, der eigenen Standpunkte wie auch die Grenzen der eigenen Toleranz wohlwollend, aber deutlich zu vermitteln. Schizophrene Menschen sind nicht nur in der Ausgestaltung ihrer krankhaften Erlebnisweise so unterschiedlich, wie Menschen eben verschieden sind, sie verfügen genauso wie wir selbst über Persönlichkeitseigenschaften, die Sympathie oder Ablehnung, Aggression oder Zuwendung bewirken. Die Auswirkung der Krankheit auf bestimmte Wesenszüge einer Person soll in einer entsprechenden Toleranz Berücksichtigung finden, darf aber nicht die Grenze zur Selbstverleugnung eigener Bedürfnisse und zu unerfüllbaren Forderungen des Kranken führen.

Für Menschen, die von einer schizophrenen Erkrankung und damit verbunden von einer gesellschaftlichen Stigmatisierung betroffen sind, ist es oft schon eine wohltuende Ausnahme, wenn ihnen die Achtung und Würde entgegengebracht wird, die sie aus Zeiten vor ihrer Erkrankung kennen. Neben den Umgangsformen, dem Respekt vor Individualität und einer Toleranz gegenüber Schwächen, die auch Menschen mit anderen Krankheiten erfahren, ist dem schizophrenen Menschen gegenüber auch eine Verständnisbereitschaft gegenüber ungewöhnlichen Erfahrungen und Inhalten angezeigt.

Schizophrene neigen durch ihre hohe Sensivität dazu, Dinge wahrzunehmen, die der „normalen Alltagserfahrung" nicht unmittelbar zugänglich sind. Wer die psychopathologischen Mechanismen einer Psychose kennt, der weiß, daß es beim Schizophrenen zu einer Diskrepanz zwischen seiner dimensionenübergreifenden „Weitsicht" und seiner „kurzschlüssigen" Darstellung bzw. Schlußfolgerung (*Strobl*, 1992a) kommen kann. Das heißt, daß sich hinter dem Vordergrund einer „wahnsinnigen Äußerung" eine tiefsinnige Wahrheit verbergen kann. Gerade deshalb, weil diese Erkenntnis der psychotischen Welterfahrung von den Mitmenschen als blanker Irr- bzw. Unsinn abgetan wird, verheimlichen viele Schizophrene ihre Inhalte und halten die „normale" Menschheit für die „irrende". So wünschte beispielsweise eine Patientin auf die Frage, welche Diagnosenbezeichnung auf dem Krankenscheinformular stehen solle, daß man „Hellsichtigkeit" daraufschreiben möge.

# I. Theoretischer Teil

## *A. Das Wesen schizophrener Erkrankungen*

### 1. Vorkommen

Die typisch schizophrenen Erlebnis- und Verhaltensweisen sind schon vor Christi Geburt beschrieben worden und in erstaunlich einheitlicher Weise bis heute in der ganzen Welt in vergleichbarer Häufigkeit zu beobachten. Transkulturell psychiatrische Vergleichsstudien ergaben, daß sich die psychotischen Erlebnisweisen von Kultur zu Kultur unterscheiden, daß sie aber einer einheitlichen psychopathologischen Grundstruktur unterliegen (*Pfeiffer* und *Schoene*, 1980). Etwa 1% der Weltbevölkerung erkrankt im Laufe seines Lebens an einer Erkrankung aus dem schizophrenen Formenkreis. Wegen des frühen Beginns, wo sich der Betroffene gerade am Anfang seiner individuellen, sozialen und beruflichen Eigenständigkeit befindet und durch die Dauer der Krankheit an der weiteren Ausgestaltung seines Lebens wesentlich behindert werden kann, verursacht diese Erkrankung für Staat und Familie mehr Kosten als andere Krankheiten.

## 2. Ursache

Trotz einer Unzahl von Erklärungsversuchen, die sich weit über den medizinischen Bereich hinaus bewegten und z.T. eher furchtbare als heilsame Folgen für die Betroffenen mit sich brachten, ist das Phänomen der schizophrenen Psychosen dem Wesen nach noch weitgehend rätselhaft. Sowohl die Ergebnisse neurobiologischer wie auch psychopathologischer Forschung legen die Vermutung nahe, daß es sich bei schizophrenen Störungen um eine Fehlverarbeitung von Information handelt, die darauf beruht, daß in bestimmten Hirnarealen die neuronale Signalübertragung gesteigert ist. Die Psychose ist demzufolge als ein Resultat eines „neuronalen Flächenbrandes" anzusehen, welcher den organisch gewachsenen Aufbau psychischer Funktionen bis zum Verlust der inneren wie äußeren Orientierung und des Ich-Bewußtseins zerstören kann. Diesem Zusammenbruch kognitiver Funktionen geht eine offenbar genetisch mitdeterminierte Vulnerabilität des menschlichen Informationsverarbeitungsapparates voraus (*Strobl*, 1988).

## 3. Krankheitsbeginn und -verlauf

Demzufolge sind oft bereits Jahre vor dem Ausbruch der manifesten Erkrankung kognitive und soziale Leistungseinbußen zu beobachten (*Häfner*, 1992) die allerdings meist noch mit neurotischen Abwehrmechanismen kompensiert und daher diagnostisch verkannt werden. Anfänglich fallen die Betroffenen durch eine als „Faulheit" fehlgedeutete Interesselosigkeit, durch eine erhöhte Irritierbarkeit und Instabilität sowie durch einen Rückzug in ihre „eigene Welt" auf. Die Krankheit beginnt, bei Männern im Durchschnitt früher als bei Frauen, in der Pubertät, d.h. in einer Entwicklungsphase, in der es biologischerseits zu einer hormonellen Umstellung, psychodynamischerseits zur Ablösung von den Eltern und zur Etablierung einer eigenständigen Identität kommt. Schizophrenien zeigen sich oft erst nach uncharakteristischen Vorzeichen wie „Initialdelikten", „Pubertätskrisen", sozialem Rückzug sowie primär neurotisch anmutenden Verhaltensweisen (Anorexie, Zwänge, Regression etc.). Sie können sich schleichend, infiltrativ „bösartig“ auf die Persönlichkeit bis zu ihrer Destrukturierung entwickeln, oder „gutartig“ – abgrenzbar von gesunden Persönlichkeitsanteilen – immer wieder in Schüben auftreten und teilweise mit einer Restbehinderung oder völlig ausheilen. Der mehr oder weniger schicksalhafte Krankheitsprozeß unterliegt bis zu einem gewissen Grad unspezifischen Lebensereignissen, die jedoch für sie in typischer Form wirksam werden.

## 4. Die Desaktualisierungsschwäche

Die Störung der Informationsverarbeitung beruht auf einer erhöhten Beeindruckbarkeit (= Filterfunktionsstörung), die zu einer erschwerten inhaltlichen Zuordnung und Bewertung von Reizen führt. Dadurch werden Erlebnisse nur schwer verarbeitet. Unverarbeitete, d.h. aktiv gehaltene Informationen, hinterlassen entsprechend tiefgreifende Spuren (= Desaktualisierungsschwäche; *Strobl*, 1988), wirken anhaltend nach und werden als schwelende Konfliktstoffe wie unbezahlte Rechnungen gespeichert. Dem Druck unzureichend verarbeiteter Inhalte entspricht neurobiologisch eine Überaktivierung gespeicherter Informationen, sodaß sich das Spannungsgefälle zwischen den im Hintergrund gehaltenen unbewußten, automatisierten und den aktuell wahrgenommenen Informationen beinahe aufhebt.

Ähnlich wie in einer „Alarmsituation“ können kleine Reize vorschnelle Überreaktionen auslösen. Daher ist ein Psychosentherapeut mit einem „Minensucher“ vergleichbar, der die Aufgabe hat, die konfliktgeladenen Speicher zu entschärfen, ohne dabei eine Explosion (= Psychose) auszulösen (*Strobl*, 1994). Diese Aufhebung des Spannungsgefälles führt durch die Vermischung von gespeicherter und wahrgenommener Information zu einer Überbewertung des assoziativen Hintergrundes, zum Bewußtwerden des Unbewußten, zur Konkretisierung des Gedachten. Die Aktualität entspricht der Bewußtheit und dem konkreten Erleben (*Strobl*, 1992a).

Da Erinnerungen von innen und Wahrnehmungen von außen kommen, verschwindet bei diesem Verlust des Spannungsgefälles auch die Grenze zwischen Innen und Außen. Es kommt dadurch zu der typisch schizophrenen Störung der Ich-Grenzen. Vergleichbar dem Immunsystem schützt das Ich-Bewußtsein die Identität des Individuums. Ohne Abwehrfunktionen, welche durch Aufhebung der reflektorischen Unmittelbarkeit Distanz schaffen, ist der Mensch hilflos inneren und äußeren Einflüssen ausgeliefert, er ist wie ein „Schiff ohne Steuer". Diese Entdifferenzierung kognitiver Funktionen mündet in der Unfähigkeit, die einzelnen Abbildungsformen der Wahrnehmung voneinander zu unterscheiden. Sie wird als „psychotische Regression" (*Strobl*, 1995) bezeichnet und macht das Erscheinungsbild der „Plus-Symptomatik" (Wahnerlebnisse, Sinnestäuschungen etc.) schizophrener Psychosen aus.

## 5. Die psychotische Regression

Unter Regression versteht man einen kompensatorischen Rückschritt eines höherdifferenzierten organischen Funktionssystems auf eine primitivere Entwicklungsstufe. Vergleichbar mit einem Fieber ist das psychotische Reaktionsmuster eine krankhafte Funktionsstörung, die ätiologieunspezifisch ist und die auf einem relativ einheitlichen psychopathologischen Mechanismus beruht („Einheitspsychose"; *Strobl*, 1992a). Die aus klinischer Sicht unverkennbare Ähnlichkeit schizophrener Erlebnis- und Verhaltensstörungen mit Phänomenen, wie sie in den ersten Schritten der menschlichen Entwicklungsgeschichte zu beobachten sind, stimmt mit der These überein (*Ey*, 1952), daß sich die ganze Pathologie geistig-psychischer Störungen als Rückbildungsbewegung zu archaisch-primitiven Formen des psychischen Lebens, die ja in jedem normalen Individuum enthalten sind, darstellen läßt. Der Mensch schafft sich in seiner kognitiven Entwicklung, welche parallel mit einer Ausdehnung des individuellen Lebens- bzw. Binnenraumes einhergeht, unterschiedliche Darstellungsformen der Welt. Er entfernt sich dabei vom *unmittelbar Begreifbaren* über das „*Vorstellbare*" in nahezu unbegreifbare Denkinhalte der *abstrakten* Welt. Parallel dazu entwickelt sich der „Binnenraum" des Menschen von der unmittelbaren Betroffenheit, in dem alles, was einem im wahrsten Sinne des Wortes „zufällt" auch betrifft, über die *Zone* der „*Als-ob-Qualität*", in welcher die Entscheidung, ob ein Ereignis einen betrifft oder nicht, noch offen ist, zu der „*Randzone*", in welcher Dinge zwar registriert werden, eine unmittelbare Berührung damit aber eher unwahrscheinlich ist. Je näher ein potentieller Reiz an den Menschen herankommt, desto größer ist die Wahrscheinlichkeit, daß sich „Betroffenheit" und „Ich-Bezug" einstellen. Der Wahrnehmungsapparat ist so konstruiert, daß nahe Reize immer intensiver und eindeutiger wahrgenommen werden, während entfernte Reize kaum Betroffenheit hervorrufen. Die dazwischenliegende „Als-ob-Zone“ entspricht der Bereitschaft, der Ahnung, des spielerischen Versuches und der Provokation, d.h. der Vorbereitung auf die Situation des konkreten, handlungsrelevanten „Angesprochenseins“. In der „psychotischen Regression“ werden nun die drei Binnenzonen ebenso wie die drei kognitiven Ebenen nicht mehr differenziert und auf die Ebene der kronkreten Wahrnehmung („schizophrener Konkretismus“) und der unmittelbaren Betroffenheit (egozentrisch-magisches Weltbild) reduziert (*Strobl* und *Resch*, 1988; *Strobl* 1990a). Im Gegensatz zu einer Verringerung des Abstraktionsniveaus, wie dies bei organischen Abbauprozessen der Fall ist, werden abstrakte Inhalte zwar auf die konkrete Ebene unmittelbar d.h. kurzschlüssig transformiert, bleiben in dieser veränderten Form aber erhalten. Dies führt einerseits zur „Weitsicht“ des Schizophrenen, weil er entfernte Dinge so nahe und daher auch so intensiv erlebt, als ob sie ihn selbst betreffen, andererseits zum „Kurzschluß“, weil mangels Differenzierung von Wirklichkeit und ihrer Darstellung einer Ahnung (Wahn) bzw. einer Vorstellung (Halluzination) bereits der Realitätscharakter einer Tatsache beigemessen wird. Durch die Einbeziehung der „Als-ob-Zone“ in den unmittelbaren Nahbereich wird der Organismus in erhöhte Alarmbereitschaft versetzt. Das Erregungsniveau der Bereitschaft liegt nahe an dem der Reaktion. Diesem Befund entsprechen das gesteigerte neuronale Erregungsniveau Schizophrener sowie ihre Neigung, schon bei geringsten Anlässen überstark zu reagieren. Die daraus resultierende Reizüberflutung wird dann durch Abschirmung („Störe meine Kreise nicht!“, Autismus, Apathie etc. – im Sinne der „Minus Symptomatik“) kompensiert und mündet im „Schattendasein“. Der kräfteraubende „Daseinskampf“ gegen den Sog der Regression und die krankheitsbedingte Vitalitätseinbuße führen dazu, daß diese Menschen oft nur mit Mühe den Alltagserfordernissen gerecht werden. Ohne entsprechende Hilfe droht ihnen neben dem inhaltlichen Unverständnis Verelendung, Verarmung, Einsamkeit und Ablehnung.

## 6. Die psychotische Erlebniswelt bzw. „Symptomatik“

Die Transformation der abstrakt-gedanklichen und der bildhaft-vorstellbaren Welt auf die konkret-tatsächliche Ebene führt dazu, daß Schizophrene dazu neigen, ins Bildhaft-Metaphorische übertragene Inhalte in ihrer Urbedeutung wörtlich aufzufassen und einer Tatsache gleichzusetzen (*Strobl* und *Resch*, 1988).

Beispiel: Eine Patientin verspürte in sich einen „Schädelbasisbruch" und suchte deshalb eine unfallchirurgische Ambulanz auf. „Es sind ihr zu viele Männer durch den Kopf gegangen!"

Vorstellungen bekommen in Form von Halluzinationen Wahrnehmungcharakter.

Beispiel: Die Befürchtung, „ausgelacht" zu werden, wird in akustischen Halluzinationen konkretisiert, die als Gelächter wahrgenommen werden.

Gedanken erhalten den Stellenwert einer Tatsache. So setzen Schizophrene beispielsweise boshafte Gedanken, die sie aber nie in die Tat umsetzen würden, in ihrer Wirkung einer durchgeführten Aktion gleich und erwarten dafür in der konkreten Form des Verfolgungswahnes ihre Strafe. Die Ahnung wird zum Wahn. Diese „konkretistische Erlebnisverarbeitung" (*Strobl* und *Resch*, 1988) des Schizophrenen ist der Schlüssel zum Verständnis der psychotischen Symptomatik. So unterliegen zum Beispiel die 1. Rangsymptome Schneiders (*Schneider*, 1967)

- *Gedankeneingebung* – die mit einer Person verbundene Assoziation;
- *Fremdbeeinflussung* – Imitation, Anpassung, Gehorsam, „eingefleischte Erziehungsmuster" etc.;
- *Ich-Identitätsstörungen* – der Wunsch, ein anderer zu sein; die Personifizierung unterschiedlicher Strebungen bei einem Entscheidungsprozeß

und viele andere Störungen (Traum und Phantasie werden zur Realität) diesem Mechanismus. Da durch die Psychotische Regression die „Als-ob-Qualität" des Vergleiches wegfällt bzw. dem unmittelbaren Nahbereich zugeordnet wird, werden aus

- Möglichkeiten – *Tatsachen*
  Beispiel: Schon der mißtrauische Verdacht, andere Leute könnten eine feindselige Einstellung dem Betroffenen gegenüber haben, kann zur Gewißheit führen, von ihnen „verfolgt" zu werden (Verfolgungs- und Beeinträchtigungswahn).
- Andeutungen – *Ich-bezogene Bedeutungen*
  Beispiel: Die Mundbewegungen seiner Mitmenschen deuten für einen Patienten an, daß er doch ein Mädchen kennen lernen soll, um dieses dann zu küssen.

- Ähnlichkeit – *Gleichheit*
  Beispiel: Die Identifizierung mit einem Mitmenschen kann dazu führen, daß er selbst dieser ist. Eine Fahndungsmeldung im Radio kann bewirken, daß ein Schizophrener sich allein deshalb, weil er sich durch diese Mitteilung im wahrsten Sinne des Wortes angesprochen fühlt, bei der Polizei als Gesuchter meldet
- Individualität – *Allgemeinheit („pars pro toto")*
  Da alles von der eigenen Betroffenheit aus gesehen und bewertet wird, sieht sich der Schizophrene im egozentrischen Mittelpunkt (= Beziehungswahn). Wenn Individuelles Gemeinsamkeiten (= Vergleich) mit dem Allgemeinen aufweist, so wird im Sinne der Identifizierung der Teil dem Ganzen gleichgesetzt. Die Relation des Vergleiches weicht der Verabsolutierung durch die Gleichsetzung (= Identifizierung ... ident). Beispiel: Die Angst vor dem eigenen Untergang wird wahnhaft als Apokalypse und Weltuntergangsstimmung erlebt.

Auch die Hyperästhesie (Farb- und Geräuschempfindlichkeit – „alles geht zu nahe") und die typisch schizophrenen Denk- und Aufmerksamkeitsstörungen, wo die Sinnkontinuität dem unmittelbar naheliegenden Einzeleindruck weicht, lassen sich in den psychopathologischen Grundmechanismus der Psychose einordnen.

Vergleicht man die unterschiedlichen Informationsebenen menschlicher Erkenntnistätigkeit mit den Aggregatzuständen einer Substanz, so werden alle menschlichen Erlebnis-und Denkmöglichkeiten in der Psychose zur manifesten Wirklichkeit, wie sich Wasser und Dampf zu Eis verfestigt. Auch wenn es sich um dasselbe Element bzw. um dieselben Inhalte handelt, so besteht doch ein wesentlicher Unterschied darin, ob man Wasser trinkt oder Eis schluckt, ob man einen Menschen in Gedanken, Worten, Phantasien oder tätlich verletzt. Diese Verdichtung des menschlichen Daseins in der Psychose eröffnet dem Betroffenen wie auch denen, die sich damit befassen, die Möglichkeit, das Labyrinth des menschlichen Wesens aus ungewöhnlichen Perspektiven zu sehen. Dies offenbart sich beispielsweise in den Kunstwerken psychisch Kranker. Unser Verständnis dieser Menschen kann daher uns und ihnen helfen, die Welt besser zu verstehen.

# II. Praktischer Teil

## *A. Kontaktaufnahme*

Da man davon ausgehen kann, daß im normalen Umgang mit seinen Mitmenschen die Kenntnis einer Krankheit zur intimen und persönlichen Sphäre des Betroffenen gehört, sollte es ihm auch obliegen, ob das Thema „Krankheit" angesprochen wird oder nicht. Wenn man – sei es als Laie, sei es als Fachmann – zu einer Stellungnahme über den naheliegenden Verdacht einer Erkrankung befragt wird, ist es ratsam, einen Besuch beim praktischen Arzt zu empfehlen, bevor man mit spekulativen Äußerungen unbedachten Vorurteilen Vorschub leistet.

Da dieser Beitrag vornehmlich zur Information von Personen wie Ärzten, Psychologen, Psychotherapeuten, Pflegepersonal etc., also Professionen aus dem helfenden Bereich, aber auch für Juristen, Polizeibeamte, Lehrer usw., die oft indirekt mit dem Problem einer schizophrenen Erkrankung konfrontiert werden, gedacht ist, wird in der Folge auf die dafür relevanten Fragestellungen speziell eingegangen.

Primär sollte einmal davon ausgegangen werden, daß die Diagnose einer schizophrenen Psychose nur von einem Facharzt für Psychiatrie zu stellen ist. Alle anderen mit dieser Erkrankung befaßten Professionen können je nach Zuständigkeit, Ausbildung und Erfahrung bestenfalls den Verdacht einer derartigen Diagnose aussprechen und gegebenfalls entsprechende Schritte zur Abklärung dieser Frage einleiten oder empfehlen.

In der „Praxis" ergeben sich relativ typische „Szenarien" des Erstkontaktes mit Menschen, die in ihrem Verhalten „verrückt" wirken und bei denen der Verdacht einer schizophrenen Erkrankung sehr nahe liegt.

### 1. Kontakt auf Initiative des Betroffenen

Da zu Beginn der Krankheit in den seltensten Fällen eine Einsicht in den krankhaften Charakter der Erlebnisveränderung besteht, die Eigenart bzw. die Bedrohlichkeit der Inhalte aber den Betroffenen in Bedrängnis bringt, sucht dieser doch in irgendeiner Form nach Hilfe. Leute mit einem Schuldwahn melden sich beispielsweise bei der Polizei, um ein Geständnis abzulegen. Diejenigen, die von einem Verfolgungs- oder Beeinträchtigungswahn gequält werden, verständigen immer wieder die Polizei, um sich bei ihr Schutz zu holen, eine Anzeige zu erstatten oder die Wohnung auf Sendeanlagen, Mikrophone und Abhöranlagen überprüfen zu lassen. Besonders enttäuscht sind die Kranken, wenn sie einen vermeintlichen Gegner anklagen und dann selbst von der Polizei zum Amtsarzt geschleppt werden, um letztendlich unfreiwillig in einem psychiatrischen Krankenhaus zu landen, wo sie dann noch von Ärzten, die offenbar mit den Feinden unter einer Decke stecken, mittels Injektionen „ruhiggestellt" werden. In diesen Situationen ist es für Helfer sehr schwierig, den Eindruck, helfen zu wollen, so zu vermitteln, daß der Kranke auch die Hilfe annehmen kann.

Sowenig es ein Rezept dafür gibt, wie man die Sympathie eines Menschen gewinnen kann, so gibt es auch schwerlich eines für den geeigneten Umgang mit einem krankheitsuneinsichtigen Schizophrenen. Dennoch sollen einige Richtlinien und Einsichten in die Interpretationsweisen psychotischer Menschen dazu beitragen, diese schwierige und für einen gelungenen Einstieg in eine Therapie so entscheidende Situation zu meistern. Dies gilt vor allem, wenn der Kontakt gegen die Initiative des Betroffenen erfolgt.

## 2. Kontakt gegen die Initiative des Betroffenen

Dies geschieht meist, wenn durch das Verhalten des Kranken eine Selbst- bzw. Fremdgefährdung oder eine nicht nachvollziehbare Störung der öffentlichen Ordnung zu befürchten oder bereits geschehen ist.

Hiezu sollen zur Veranschaulichung drei Beispiele dienen:

- Nachbarn bemerken, wie eine Frau am Fensterbrett ihrer im 4. Stockwerk gelegenen Wohnung sitzt und den Verdacht erweckt, sich in suicidaler Absicht hinunterstürzen zu wollen. Sie verständigen die Polizei. Als die Frau die herannahende Polizei sieht, stürzt sie sich aus dem Fenster und stirbt auf der Stelle. Einerseits hatte der Anblick der Polizei sie offenbar in die Enge getrieben und damit die bereits bestehende Suicidbereitschaft noch verstärkt, andererseits wäre es von den Nachbarn fahrlässig gewesen, wenn sie keine Hilfsmaßnahmen eingeleitet hätten.
- Ein Mann entreißt einer Frau völlig überraschend ihre Handtasche und verletzt sie dabei. Er wird von der Polizei sofort festgenommen und im Gefängnis verwahrt. Dort macht der Täter einen verwirrten Eindruck. Als diese Auffälligkeit mit Dauer der Haft zunimmt und auch für erfahrene Wachebeamten das Maß bekannter Reaktionsweisen überschreitet, wird ein Psychiater herbeigezogen, welcher diesen Zustand als paranoid schizophren diagnostiziert.

  Der Patient, der in seiner Vorgeschichte sozial unauffällig und unbescholten war, litt an einer Erstmanifestation einer Psychose. Er hatte die wahnhafte

Gewißheit, daß in der Handtasche dieser ihm verdächtig erschienenen Frau eine Bombe versteckt sei. Er entriß ihr die Handtasche, weil er ein drohendes Unheil verhindern wollte.

- Ein schizophrener Patient bezieht Radiomitteilungen auf sich und interpretiert diese so, daß ihm von höherer Ebene mitgeteilt wird, daß er das Haus, in dem er mit seinen Eltern wohnt, verlassen muß. Er irrt zu Fuß herum und läßt sich von symbolischen Zeichen seinen Weg weisen. Während er sich auf dem „rechten Wege" wähnt, geben die besorgten Eltern, denen das Verhalten ihres erwachsenen Sohnes bereits vorher eigenartig vorkam, eine Abgängigkeitsanzeige auf. Nach Tagen wird er von der Polizei in einem desolaten Zustand aufgegriffen und in ein Spital eingewiesen.

Diese drei Beispiele sollen verdeutlichen, daß die Kranken im Gegensatz zu ihrem sozialen Umfeld ihre Situation völlig anders bewerten. Dabei wird die Intervention der anderen, die, da sie den konventionellen Ansichten entspricht, auch relativ einheitlich ist, als gezielt gegen sie gerichtet interpretiert. Im Gegensatz zu einem Dieb, dessen Absichten ja auch von Sicherheitsbeamten unterbunden werden, lassen sich die psychotischen Widerstöße gegen die Regeln der Norm eher mit politisch motivierten Ordnungsverstößen vergleichen, da ihnen meist ein „übergeordnetes" wahnhaftes Handlungsmotiv zugrunde liegt.

Psychotische Menschen fallen durch ihre Wahnerlebnisse aus konventionellen Normen heraus. Sie werden von den Hütern dieser Norm zur Korrektur ihres Verhaltens angehalten bzw. für verrückt erklärt. Aus Sicht des psychotischen Menschen ist es nur allzu verständlich, daß alles Korrigierende als gegen seine Person gerichtete Aktion eingestuft wird – also auch Hilfsangebote. Der Hilferuf der Angehörigen, die ja durch ihre Nähe zum Geschehen meist Zeugen der Verhaltensauffälligkeit sind und dadurch oft gezwungen sind, Maßnahmen zu ergreifen, wird von den Kranken „undankbarererweise" dann als Verrat und Verschwörung mit der feindlichen Welt eingestuft. Der von ihnen kontaktierte Arzt steckt dadurch mit ihnen unter einer Decke. Gerade diese Diskrepanz in der Einschätzung einer Hilfs- bzw. Behandlungsbedürftigkeit – denn schließlich handelt es sich ja um eine Krankheit – macht es für Mitbetroffene so schwer, ärztliche Hilfe anzufordern. Auf der einen Seite ist es verwunderlich, daß sich Menschen, die sich verfolgt fühlen, an einen Psychiater wenden, auf der anderen Seite wendet sich ein Kranker mit derselben Symptomatik bei der Polizei, damit diese etwas gegen die Verfolger unternimmt. Man sollte als Zuhörer sich prinzipiell im klaren sein, daß man nur den geringsten Anteil einer Aussage auf ihren Wahrheitsgehalt überprüfen kann. Wenn ein Mensch, unabhängig davon, ob er psychisch krank oder gesund zu sein scheint, ungewöhnliche Dinge erzählt, so sollte man eingedenk dessen, daß es zwischen Himmel und Erde viel Unerklärliches gibt, einmal davon ausgehen, daß der Betroffene seine Geschichte real erlebt hat. Allerdings hat man als interessierter Zuhörer auch das Recht, sich im Zweifelsfalle unklare bzw. widersprüchliche Aussagen erklären zu lassen. Schon das Gefühl, daß sich jemand für so ein eigenartiges Thema (wie es ja die meisten Wahnthemen sind) ernsthaft interessiert, und die Überraschung für den Betroffenen, nicht von vornherein als unglaubwürdig oder verrückt abgestempelt zu werden, kann eine *Gesprächsbasis eröffnen.*

Beispiel: Eine einsame Frau erzählt, daß sie seit Jahren in der Wohnung abgehört wird. Auf die Frage, was und wem sie denn so lange erzähle, erfährt man, daß sie kaum spricht, weil es keinen Gesprächspartner zuhause gibt. Wenn man ihr vorschlägt, sie solle sich doch einmal in die Lage der Abhörer versetzen, wie mühsam und langweilig es sein müsse, über Jahre tage- und nächtelang ein Gespräch abzuhören, das de facto nicht stattfindet, so kommt man emotional auf das Thema Einsamkeit und auf ihr Problem, daß sie eigentlich niemanden hat, der ihr zuhört, und daß sie sich dies eigentlich wünschen würde.

Ebenso ist das affektive Mitschwingen eine wesentliche Verständigungsgrundlage. Wenn also jemand vor irrealen, nicht nachvollziehbaren Ereignissen Angst hat, so ist es für die Kommunikationsbereitschaft wichtig, daß diese Angst vom Gesprächspartner emotional angenommen wird. Wenn man als Arzt damit konfrontiert wird, daß ein Mensch nur deshalb leidet, weil er von seinen Verfolgern nervlich fertiggemacht werde, so sollte man klarstellen, daß es primär die Aufgabe des Arztes ist, die Blutung einer Wunde zu stillen und erst sekundär nach dem Verursacher zu suchen. Wesentlich für den Kontakt mit Wahnkranken ist es auch, den realen Hintergrund des Themas zu erfassen und in seiner Realität zu bekräftigen, die wahnhafte Überzeichnung aber eher als das Hindernis hervorzuheben, welches zur Unglaubwürdigkeit führt.

Beispiel: Eine Patientin klagt darüber, daß ihre Nachbarn ihren Friseur beeinflußt hätten, ihr eine schlechte Frisur zu machen. Unabhängig von den Nachbarn, die dies sicher so geschickt machen würden, daß es nicht beweisbar wäre, ist doch die verpatzte Frisur Grund genug, sich über den Friseur zu beschweren.

Eines der größten sozialen Probleme der Krankheit liegt in der mangelnden Krankheitseinsicht des Betroffenen und in der zum Teil sehr störenden und beunruhigenden Auswirkungen der Verhaltensstörungen auf das in Mitleidenschaft gezogene soziale Umfeld. So kommt es relativ häufig zu Kontakten von Mitbetroffenen (Angehörige, Arbeitgeber, Lehrer etc.) mit Ärzten, Psychologen etc., wo einerseits Beratung geholt wird, ob das beobachtete Verhalten einen Verdacht auf eine psychotische Erkrankung zuläßt und was man gegen die Verweigerung des Kontaktes machen könnte.

### 3. Die Verweigerung des Kontaktes

Oft ist zwar das Leiden des Kranken und die sich daraus ergebenden sozialen Folgen, wie Verlust von Freunden, finanzieller Existenz für alle damit Involvierten, offensichtlich, es kann aber so lange nichts dagegen unternommen werden, solange der Kranke nicht selbst nach Hilfe verlangt oder bis etwas so Dramatisches passiert, daß „im Namen des Gesetzes" Hilfsmaßnahmen eingeleitet werden.

Beispiel: Ein besorgter Vater kontaktiert einen Psychiater, um Hilfe für seinen Sohn zu bekommen. Dieser hat sich in seine Wohnung zurückgezogen, jeglichen sozialen Kontakt bis auf die Übergabe von Nahrungsmitteln durch den Vater aufgegeben, die Wohnung verdunkelt und völlig verkommen lassen. Hausbesuche scheitern daran, daß sich der offenbar Kranke verbarrikadiert und niemanden zu sich läßt. Auch die Verständigung der Polizei hilft nichts. Sie bekommt zwar Zugang zur Wohnung und kann Kontakt zu dem völlig heruntergekommen Menschen herstellen, sie findet aber keine gesetzliche Handhabe, ihn gewaltsam zum Amtsarzt mitzunehmen, da er einen „friedlichen und ruhigen Eindruck" hinterläßt. Trotz Schreiben des Psychiaters, daß die Beschreibung des Vaters den Verdacht einer Psychose seines Sohnes nahelege, kommt es erst dann zur erforderlichen Krankenhauseinweisung, als der Kranke in der Wohnung Tobsuchtsanfälle bekommt und Gegenstände zertrümmert.

In derartigen Fällen ist es für den Psychiater unter dem Vorbehalt, daß sich seine Aussagen nur auf die Schilderung des Angehörigen und nicht auf die betroffene Person selbst beziehen kann, legitim, Beratungen für den Umgang mit einem Kranken zu geben, obwohl er selbst keinen Kontakt zum Betroffenen hat.

## *B. Krankheitseinsicht*

Wenn ein Mensch von der „Mafia", von Nachbarn oder gar von Dämonen verfolgt wird, rückt diese für den Betroffenen bedrohliche Situation so in den Vordergrund seines Interesses, daß die üblichen Alltagsprobleme zur Nebensache werden. Außerdem werden solche Erlebnisse geheimgehalten, da man ähnlich wie bei Erpressungen durch Preisgeben des Tatbestandes mit einer Verschärfung der Bedrohung rechnet. Zusätzlich ist – vergleichbar mit einer ansteckenden Krankheit – aus der Logik des Verfolgungswahnes heraus damit zu rechnen, daß man seine Mitmenschen in das drohende Verderben mithineinzieht. Wenn beispielsweise ein von der „Mafia" Verfolgter seinen Arzt besucht, kann er diesen zum Mitwisser machen und dadurch gefährden. Was hat dies alles nun mit Krankheit zu tun? Daß einem derartige Probleme zusätzlich schlaflose Nächte bereiten, die in der Folge zu Konzentrationsstörungen, zu erhöhter Irritier- und Reizbarkeit, letztendlich zu einem Nervenzusammenbruch führen können, ist doch einfühlbar und daher auch nicht krank– vor allem, wenn man sich auf *Jaspers* (1923) bezieht, der als eines der Wahnkriterien die Uneinfühlbarkeit postuliert hat! Wenn wir davon ausgehen, daß eine Psychose mit einem Fieber vergleichbar ist und Fieber als krankhafte Reaktionsweise des Menschen bei entsprechenden pathogenetischen Kenntnissen auch logisch nachvollziehbar ist, so ist es sehr wohl möglich, daß bestimmte Ereignisse unter gewissen Konstellationen zu einer psychotischen d.h. krankhaften Reaktion führen können. Wenn wir auf das Beispiel eines Menschen zurückkommen, der sich von der „Mafia" verfolgt fühlt, so mag es unverständlich erscheinen, daß so etwas als krankhaft eingestuft wird. Selbst der damit zusammenhängende „Nervenzusammenbruch" ist höchst einfühlbar. Die Unberührtheit wäre eher als abnormal oder besonders verdächtig einzustufen.

Die einleitend erwähnten Funktionsstörungen im Rahmen der psychotischen Regression, die zu einer Verkennung der Realität und dazu führen, daß „Wasser" mit „Eis" verwechselt wird, wirken sich ähnlich wie Fieber aus, welches sich auch logisch auf pathogene Einflüsse zurückführen läßt. Sie führen zu Beeinträchtigungen biologischer Funktionen, wie dies eben bei Erkrankungen der Fall ist. Selbst „Jedermann" (*Hugo von Hofmannsthal*), der angesichts des Kontaktes mit dem Tode „Stimmen" (Halluzinationen) hört und seine Mitmenschen verzerrt wahrnimmt (Wahnwahrnehmungen), wird als krank bezeichnet und aufgefordert, den Arzt aufzusuchen! Der Vorgang der psychotischen Regression ist ebenso krankhaft wie das Fieber, beide Zustände lassen sich zumindest symptomatisch mit Medikamenten beeinflussen. Die Funktionseinbußen durch das psychotische Geschehen sind für den

Betroffenen noch eher einer Krankheit zuzuordnen als inhaltliche Veränderungen. Ohne Krankheitseinsicht des Betroffenen ist es naturgemäß schwierig, eine entsprechende Therapie zu empfehlen bzw. einzuleiten. Ein Kriterium für die Krankheit kann die zustandsgebundene Veränderung des Erlebens sein. Da in der Psychose spiegelbildlich („Außenprojektion") erlebt wird, wird die Umgebung nur dann als gefährlich erlebt, wenn man sich selbst bedroht fühlt. Die Frage nach der „Henne und dem Ei" ist für die Feststellung eines krankhaften Zustandes sekundär.

Entscheidend ist, daß wie beim Fieber der Zustand krankhaft und behandlungsbedürftig ist. Es sind nicht die Inhalte, die krank sind, sondern die Veränderung der kognitiven Funktionen (siehe „Psychotische Regression", S. 28).

Wer Wasser nicht mehr von Eis unterscheiden kann, wer aus der eigenen Verfassung heraus seine Identität, seine Intentionalität, seine innere Orientierung verloren hat, ist ebenso krank wie ein alter Mensch (Dementia präcox; Altersdemenz), der seine Orientierung und seinen Realitätsbezug aufgrund einer Einschränkung biologischer Funktionen verloren hat. Ein Fremder hingegen, der sich in einem unbekannten Ort verirrt, dessen Wahrnehmungen nicht verfälscht sind, ist wegen seiner Fehlorientierung nicht als krank einzustufen. Deshalb ist es bei der Bewertung von inhaltlichen Fragen wichtig, festzustellen, auf welcher Wahrnehmungsebene es zu diesem Inhalt kam. Um das beurteilen zu können, sollte man einige „normalmenschliche Reaktionsweisen" unter dem Aspekt der psychotischen Erlebnisveränderung betrachten.

## *C. Psychopathologischer Hintergrund für den erschwerten Zugang zum Psychosekranken*

### 1. Überempfindlichkeit – Irritation – Alarmbereitschaft

Wie im theoretischen Teil ausgeführt, befinden sich Schizophrene im Zustand der ständigen Alarmbereitschaft. Sie registrieren daher die Auswirkungen ihrer Umgebung mit mehr Betroffenheit, d.h. tiefgehender und betroffener als im „Normalzustand". Sie sind daher reizbarer, irritierbarer und reagieren auf „Randbemerkungen" so, als wären sie bewußt gegen sie gerichtet. Sie nehmen allgemein gehaltene Aussagen persönlich, sie sehen schon im Anzeichen das Geschehen und reagieren daher in einer Weise, die das soziale Umfeld nicht nachvollziehen kann. Diese Reizüberflutung durch die egozentrische Überbewertung und mangelhafte Selektion zwischen wichtigen und unwichtigen Eindrücken führt zu einer Verminderung der Belastbarkeit und des Durchhaltevermögens, zur Ungeduld und gereizt aggressiven oder regressiven Reaktionen.

Die entsprechende Antwort darauf heißt: Vermeidung emotionaler Aufschaukelung; klare, sachliche Argumente; Vermeidung von zu vielen und verwirrenden Eindrücken, d.h. auch – wenn möglich – Einzelgespräch in abgeschirmter Atmosphäre, wo die Gelegenheit besteht, sich voll und ganz auf die betroffene Person einzustellen.

## 2. „Alles-oder-nichts-Reaktion" – Ambivalenz

Durch den Verlust der „Als-ob-Qualität" reagiert der Schizophrene entweder ganz oder gar nicht. So steht zum Beispiel die apathisch wirkende Interesselosigkeit anscheinend im Widerspruch zur erhöhten Sensibilität. Schizophrene können einen völlig abwesenden Eindruck vermitteln, dabei alles registrieren und dann, wenn der innere „Stau" nicht mehr zu unterdrücken ist, „explodieren". Für sie gilt nur entweder Schwarz oder Weiß, es fehlt ihnen die Grauzone.

## 3. „Spiegelbild"

Infolge des fehlenden Spannungsgefälles von äußerem Eindruck und innerer Reaktion und der egozentrischen Sichtweise, in der die Ursache nach der Wirkung bewertet wird, erlebt der Schizophrene seine Außenwelt als Spiegel seiner Selbst – allerdings ohne sich dessen bewußt zu sein. Wenn er z.B. Angst hat, ist seine Umgebung gefährlich. Dies führt dazu, daß Schizophrene gerade dann, wenn sie voller Mißtrauen sind (z.B. paranoide Reaktion) und sich nach einer vertrauten Geborgenheit sehnen, niemanden trauen – schon gar nicht den „Helfern", die im Gegensatz zu den deklarierten Feinden einen auch hinterhältig in die Falle locken wollen.

## 4. Aggression

Schizophrene sind nachgewiesenermaßen nicht gewalttätiger oder krimineller als die Normalbevölkerung (*Böker* und *Häfner*, 1973). Sie sind allerdings im kranken Zustand unberechenbarer, durch ihre „Alarmbereitschaft" auch aggressiver als im gesunden Zustand. Infolge der „Alles-oder-Nichts-Reaktion" ist der Spielraum zwischen Fremd- und Selbstaggression nur gering. Da durch die unmittelbare Betroffenheit die Verletzbarkeit erhöht ist und durch die konkretistische Erlebnisweise auch die Reaktionen entsprechend konkreter werden, steigt die Wahrscheinlichkeit, daß aggressive Handlungen gesetzt werden. Aufgrund seiner paranoiden Erlebnisweise wehrt sich der Kranke gegen die Angriffe auf ihn, die er in Form des Beeinträchtigungs- und Verfolgungswahnes konkret wahrnimmt. Er handelt also meist im Sinne des „Spiegelbildes" aus Notwehr und fühlt sich selbst als der Hüter des Rechtes.

An dieser Stelle sei als Hilfestellung im Umgang mit der Aggression folgendes zu empfehlen:

a) Schuldgefühle steigern die Aggressivität des anderen, da dieser dadurch in seiner Annahme bestärkt wird, einen Grund für die Aggression zu haben.
b) Die Vermutung, daß eine aggressive Drohung oder Handlung krankhafter Natur ist, darf nicht dazu führen, daß man als Helfender sich selbst in Gefahr begibt, indem man sich selbst der Gefahr einer aggressiven Auseinandersetzung aussetzt. Bei jeder Form der Bedrohung sind Organe der öffentlichen Sicherheit zuhilfe zu holen. Oft sind Angehörige eines aggressiven Patienten vor die schwierige Entscheidung gestellt, nach Tätlichkeiten den Arzt oder die Polizei zu verständigen. Auch ein ärztlicher Hausbesuch ist nicht befugt, sich auf ein Handgemenge einzulassen.

## 5. Realitätsverlust

Bei Störungen der Identität des Kranken kann es beispielsweise im Sinne des Spiegelbildes auch zu Verkennungen anderer Personen (z.B. des Arztes) kommen. So kann z.B. der zu Hilfe kommende Arzt für einen Geheimdienstagenten gehalten werden. Ein schriftlicher Bescheid kann als Fälschung interpretiert werden. Die besorgten Eltern sind „ausgetauscht" worden, die echten sind entführt worden. Der psychopathologische Hintergrund für eine derartige psychotische Interpretationsweise beruht darauf, daß die Eltern in einer derartigen Situation, wie es die Erkrankung ihres Kindes ergibt, ungewöhnlich reagieren. Dies wird in „konkretistischer" Weise vom Kranken registriert und als Veränderung der gesamten Person (Detail = Gesamtheit) interpretiert.

Schizophrene beziehen in ihren Wahn (z.B. Verfolgungswahn) oft ihre Mitmenschen mit ein: Diese „wissen bereits über alles Bescheid und treiben ein Spiel mit einem“, sie stecken mit den Verfolgern unter einer Decke, sie manipulieren, verraten etc. Es gibt aber auch Wahninhalte, durch die das soziale Umfeld in die Rolle der „Nichtwissenden“, „Wahnsinnigen“ oder Bedeutungslosen gerät. So gibt es Kranke, die sich in ihrem Wahn als Welterlöser, Teufel oder mit einer übernatürlichen Kraft bzw. Verantwortung ausgestatteten Person sehen. Für diese ist die Feststellung eines „Professionellen“, daß es sich um eine Krankheit handle, ebenso wie eine Drohung, daß sie in ein Psychiatrisches Krankenhaus eingeliefert gehört, nur ein Zeichen seiner profanen irdischen Ignoranz (vgl. *Benedetti* und *Peciccia*, 1994).

Beispiel: Ein Patient, der sich in seinem Wahn für Jesus hielt und als solcher nach Rom fahren wollte, um den Papst abzusetzen, machte enorme Schulden. Auf die Frage, wie er diese zurückzahlen wolle, gab er zur Antwort, daß dies dann für den Vatikan doch kein Problem sei.

## 6. Situationsabhängigkeit der Reaktionen

Es kann passieren, daß ein Kranker die Wohnungseinrichtung beschädigt und dann der zuhilfe gerufenen Polizei besonnen und scheinbar gesund gegenübertritt. Dies hält in vielen Fällen die Polizei davon ab, Maßnahmen zu setzen. Dies bringt einerseits wiederum die Angehörigen, die die Polizei verständigt haben, in furchtbare Bedrängnis, weil sich der Kranke in seiner Reaktionsweise bestätigt fühlt und weil sich die Situation natürlich wiederholen kann. Hier ist zu bedenken, daß ein Loch im Zahn auch dann besteht, wenn der Schmerz nach einem Biß auf etwas Süßes nachgelassen hat. Hier muß berücksichtigt werden, daß es sich um eine Krankheit handelt, die derartige Reaktionen je nach Zustand immer wieder hervorrufen kann, und nicht um ein rein situationsgebundenes Geschehen.

## 7. Soziale Isolation, Kontaktverweigerung

Schizophrene haben in ihrer Krankheit oft das Gefühl, daß die Mitmenschen ihre Gedanken lesen oder gar hören können. Sie hören auch Stimmen, die ihnen ein Gespräch verbieten oder die während eines Gespräches unsinnige oder gegenläufige Kommentare abgeben. Oft wollen

Schizophrene auch deshalb keinen Kontakt aufnehmen, weil sie sich von anderen Menschen bedroht fühlen bzw. Angst haben, andere in Gefahr zu bringen. Falls der Verdacht auf eine derartige Erlebnisweise besteht, kann es hilfreich sein, von sich aus diese Erlebnismöglichkeiten anzusprechen, die typisch sind für das Bild einer psychotischen Erkrankung.

## *D. Hilfsmaßnahmen/Einleitung einer Therapie*

Ein weiteres Problem beim Erstkontakt mit psychotischen Menschen ist die Schwierigkeit, die Selbst- und Fremdgefährdung richtig einzuschätzen und nicht Maßnahmen zu setzen, die noch zusätzlichen Schaden anrichten können. Leider gehört es in einer durch Gesetzesflut überreglementierten Welt auch schon zur Praxis bei Hilfsmaßnahmen, daß man sich heiklen Situationen lieber entzieht, um nicht in Aktionen mithineingezogen zu werden, die letztlich nur einen selbst in Schwierigkeiten bringen. Wenn man nur Hilfsaktionen unter dem Aspekt der rechtlichen Absicherung setzt, wie dies leider in der Medizin immer mehr um sich greift, kann sich dies für den Kranken als Nachteil auswirken. Das Übersehen einer Warnung bzw. einer Gefahr ist vor allem bei Laien weniger überprüfbar als eine falsche Reaktion. So haben die Nachbarn in dem eingangs erwähnten Beispiel (siehe S. 33) die Selbstmordgefahr dieser Frau richtig eingeschätzt, waren dadurch zum Handeln gezwungen und stellten sich nach dem Ausgang der Aktion die schuldbewußte Frage, ob ihre Einmischung nicht falsch war. So kommt besonders dem Psychiater, dem ja die fachliche Kompetenz in der Abschätzung der Gefährdung übertragen ist, die äußerst schwierige Entscheidungsfunktion zu, entweder eine Zwangseinweisung in ein Psychiatrisches Krankenhaus und damit den Freiheitsentzug für den Betroffenen zu verantworten, oder in gutgemeinter Rücksicht auf die persönliche Entscheidungsfähigkeit des Kranken eine gefährliche Situation zu ermöglichen.

Wie schwierig es sein kann, richtig zu entscheiden, soll folgendes Beispiel aufzeigen:

Eine Patientin hat nach einer Partnertrennung verzweifelt ihren Bruder, der über 400 km weit entfernt von ihr lebt, angerufen, daß sie nicht mehr weiter wisse und resigniere. Da telefonisch die Frage, was dies zu bedeuten habe (Suicid?), nicht mehr zu klären war und die Patientin in der Folge das Telephon nicht mehr abhob, bestand die berechtigte Sorge der Selbstgefährdung. Es wurden Psychiater und Nachbarn verständigt, die ebenfalls versuchten, Kontakt mit der Betroffenen herzustellen. Da dieser nicht herzustellen war, stand die Überlegung zur Diskussion, mit Hilfe der Polizei gewaltsam in die Wohnung einzudringen. Es hätte dabei zu folgenden Situationen kommen können:

- Die Patientin liegt bewußtlos im Zimmer und wird gerettet.
- Die Patientin hat sich zur Ablenkung ein Kino gegönnt und stellt bei ihrer Heimkehr entsetzt fest, daß in ihre Wohnung eingebrochen wurde.
- Die Patientin schläft tief, weil sie zur Beruhigung, wie ihr dies von ihrem Arzt bei Krisensituationen auch empfohlen wurde, Medikamente eingenommen hat, wird durch die hereinbrechende Polizei aus dem Schlaf gerissen und reagiert dadurch so verwirrt, daß sie eingewiesen wird.

Der besorgte Bruder setzte sich ins Auto und fuhr zu seiner Schwester. Diese war erstaunt, daß er spät nach Mitternacht bei ihr aufkreutzt. Sie hatte sich mit Medikamenten beruhigt, wollte das Telefon nicht mehr abnehmen, hörte das Klopfen an der Türe nicht und hatte nicht geahnt, daß sie durch ihre Äußerung dem Bruder solche Sorgen bereitet hat.

Die völlige Übernahme der Verantwortung für die Handlungsweise eines psychotischen Menschen (Entmündigung) kann ebenso bedenklich sein wie die uneingeschränkte Toleranz gegenüber einer Selbstverantwortung, die zwar vom Kranken infolge der Krankheitsunsicht eingefordert wird, die aber in der Konsequenz zu negativen Folgen für den Betroffenen führen. Hiebei ist die Beiziehung einer juristischen Entscheidungshilfe, wie dies ja beim Anhalteverfahren vorgesehen ist, hilfreich.

Krankheit führt üblicherweise zur Rücksichtsnahme gegenüber einer Behinderung. Wenn eine sozial störende Verhaltensänderung krankheitsbedingt ist, sollte der Betroffene sich in Behandlung begeben. Hält der Kranke die vom sozialen Umfeld kritisierten Verhaltensänderungen für gesund, sollte ihm nahegelegt werden, daß er dann auch nicht mit einer selbstverleugnenden Rücksichtnahme rechnen kann. Die uneingeschränkte Toleranz gegenüber einem ausfälligen Verhalten nützt längerfristig dem Betroffenen nicht. Er verliert dadurch seine sozialen Bezüge. Eine sachliche Klärung und eine deutliche Vermittlung des eigenen Standpunktes kann zumindest eine Korrektur bewirken.

Besondere Schwierigkeiten bereitet die ärztliche Anweisung bzw. Empfehlung, gegen inhaltliche Veränderungen Medikamente zu nehmen. Wenn ein Mensch Angst hat, umgebracht zu werden, und er bekommt als Reaktion darauf die Erklärung, daß diese Angst krankhafter Natur sei und daß er dagegen Medikamente einnehmen müsse, so ist es sehr nachfühlbar, daß der Betroffene ein derartiges Therapieangebot ablehnt. Nur eine logisch nachvollziehbare Erklärung für diese „Geschehnisse“, die eine genaue Kenntnis über die Mechanismen der psychotischen Erlebnisveränderung erfordert, ermöglicht dem Betroffenen die Akzeptanz und das nötige Vertrauen in die empfohlenen Therapiemaßnahmen. Es ist erstaunlich, daß es gesellschaftlich offenbar mehr akzeptiert wird, durch Drogen in eine andere Bewußtseinssphäre zu gelangen, als durch Medikamente wieder auf eine Erlebnisebene zurückgeholt zu werden, die der Alltagsrealität entspricht.

## *E. Kooperation mit Angehörigen und Kollegen*

Bei einem Erstkontakt mit psychotisch erkrankten Menschen sind meistens die Angehörigen mitinvolviert. Da sie meist diejenigen sind, die Gefahr sehen und sich deshalb gezwungen fühlen, Hilfsmaßnahmen einzuleiten, sind sie in den Augen der Kranken meist die, die an der ganzen Misere schuld sind. Denn ohne ihre Einmischung wäre ja nie die Polizei oder der Arzt gerufen worden. In dieser Situation kommt es häufig dazu, daß die Zusatzinformationen von Seiten der Angehörigen, die für eine Außenanamnese unentbehrlich sind, als falsch und verräterisch abgestritten werden. Andererseits ist es für den Einstieg in ein therapeutisches Gespräch erforderlich, das Vertrauen des Kranken zu bekommen. In dieser Situation ist es wichtig, weder den Eindruck einer Verbrüderung mit noch einer Verschwörung gegen den Kranken aufkommen zu lassen.

Auch die Kommunikation unterschiedlicher Professionen (z.B. Polizei – Juristen – Ärzte) sollte primär davon ausgehen, daß die angestrebten Lösungsversuche nicht zum Schaden des Kranken intendiert sind.

Zum Abschluß ein ungewöhnliches Beispiel: Eine Patientin, die in einem Spital freiwillig aufgenommen war und auch Ausgänge nach Hause hatte, rief von einer außerhalb des Krankenhausareals gelegenen Telefonzelle die Polizei mit der Aufforderung an, sie aus dem Spital, in welchem sie „festgehalten“ werde, zu befreien. So unglaublich es klingen mag: die Patientin begab sich ins Krankenhaus zurück, um sich dann dort von der Polizei befreien zu lassen – was auch trotz klärenden Gespräches mit dem diensthabenden Arzt des Krankenhauses „über die Bühne ging“.

### F. Früherkennung

Wesentliches Ziel einer rezidivprophylaktischen Therapie ist es, dem Patienten und deren Angehörigen Einsicht in Frühsymptomatik einer beginnenden Psychose zu vermitteln. Dies ermöglicht dem Patienten, den Kontakt zu den helfenden Einrichtungen selbst zu bestimmen, und erspart ihm eine Reihe von Mißverständnissen, die durch den Realitätsverlust der akuten Psychose zustande kommen. Als Frühwarnzeichen (*Strobl*, 1990b) gelten Schlafstörungen, erhöhte Irritierbarkeit und emotionale Instabilität, die Aktualisierung früherer psychotischer Inhalte, Zunahme von Identifizierungen und Ähnlichkeitsfeststellungen sowie die typische Desaktualisierungsschwäche.

## Zusammenfassung

Die Erkrankungen aus dem Schizophrenen Formenkreis führen nicht nur zu Leistungseinbußen kognitiver Funktionen, sondern sie führen auch zu einer wesentlichen Veränderung der Erlebniswelt. Um mit diesen Menschen umgehen zu können, benötigt man Kenntnisse über die Mechanismen, die eine derartige „Verrückung" des Weltbildes bewirken. In diesem Beitrag wird versucht, auch Lesern, die keine psychiatrische Ausbildung haben, die aber in mehr oder weniger direkter Form mit dem Problem „Schizophrenie" zu tun haben, ein verständliches Bild vom „Schizophrenen" zu vermitteln. In einem theoretischen Teil werden in eher abstakter Form die wesentlichen Krankheitsmechanismen erläutert, die dann für den folgenden praktischen Teil als Verständnisgrundlage dienen sollen. Im praktischen Teil wird dann anhand von konkreten Beispielen und Fragestellungen eine Auswahl von Problemen diskutiert, die für den Erstkontakt und den Umgang mit den Betroffenen wichtig sind.

## Literatur

Bleuler E (1911) Dementia praecox oder Gruppe der Schizophrenien. In: von Aschaffenburg B (Hrsg) Handbuch der Psychiatrie. Deuticke, Leipzig Wien

Benedetti G, Peciccia M (1994) Psychotherapie der Psychosen. Analyt Psychol 1: 26

Böker W, Häfner H (1973) Gewalttaten Geistesgestörter. Eine epidemiologische Studie. Springer, Berlin Heidelberg New York

Ey H (1952) Grundlagen einer organo-dynamischen Auffassung der Psychiatrie. Fortschr Neurolog Psychiat 20: 195

Häfner H (1992) The epidemiology of schizophrenia. Triangel (Sandoz Journal of Medical Science) vol 31/4, Schizophrenia, part 1

Jaspers K (1923) Allgemeine Psychopathologie, 3. Aufl. Springer, Berlin

Pfeiffer WM, Schoene W (1980) Psychopathologie im Kulturvergleich. Enke, Stuttgart

Schneider K (1967) Klinische Psychopathologie. Thieme, Stuttgart

Strobl R (1988) Die „Desaktualiserungsschwäche" Schizophrener und ihre Beziehung zur produktiv-psychotischen Symptomatik. Nervenarzt 59: 456

Strobl R (1990a) Das schizophrene Weltbild. Psychologische Aspekte der ontogenetischen Regression. Fortschr Neurolog Psychiatr 58: 1

Strobl R (1990b) Subjektive und objektive Kriterien zur Beurteilung schizophrener Rückfälle. In: Schönbeck G, Platz Th (Hrsg) Schizophrene erkennen, verstehen, behandeln. Springer, Wien New York

Strobl R (1992a) Das uniforme Reaktionsmuster schizophrener Psychosen. In: Mundt Ch, Saß H (Hrsg) Für und wider. Die Einheitspsychose. Thieme, Stuttgart New York

Strobl R (1992b) Die Bedeutung des Krankheitsverständnisses für die Rückfallsprophylaxe schizophrener Psychosen. In: König P (Hrsg) Rückfallsprophylaxe schizophrener Erkrankungen. Springer, Wien New York

Strobl R (1995) Zur differentialdiagnostischen und pathogenetischen Bedeutung der „Psychotischen Regression". In: Platz Th (Hrsg) Betroffen von Schizophrenie. Edition pro mente, Linz

Strobl R (1994) Psychotherapie für Psychosen. Möglichkeiten und Grenzen. Kontakt (Zeitschr HPE Österr) 2: 94

Strobl R, Resch F (1988) Der schizophrene Konkretismus. Nervenarzt 59: 99

# Der verwirrte Patient

*Hans Fabisch*

## Einleitung

Wir sehen uns einem Menschen gegenüber, der uns ratlos anblickt, kurz ruhig dasitzt, dann aber plötzlich schwankend aufsteht, sich wieder hinsetzt. Der Patient wirkt vielleicht benommen, er ist ängstlich, findet sich nicht zurecht. In uns ruft er Besorgnis hervor. Was ist mit dem Menschen passiert, den wir vor drei Stunden noch gesprochen haben? Ob er sich noch an das Gespräch erinnert? Nein, auch den Namen seines Gesprächspartners weiß er nicht mehr, ja er weiß nicht einmal die Tageszeit, noch das ungefähre Datum. Er wähnt sich zuhause, die versuchte Korrektur, wo wir uns hier befinden, greift bei ihm nicht richtig an. Er ist wohl in der Lage, den letzten kurzen Satz zu wiederholen, aber nicht die entsprechende Reaktion beantwortet den Versuch, für ihn die Situation klarer zu machen. Kein „aha", keine Emotion der Erleichterung darüber, durch Erklärungen Boden unter den Füßen zu bekommen. Zeitweilig hat man im Gespräch das Gefühl, daß die Äußerungen des Patienten zwischendurch besser zusammenpassen, logischer auseinander hervorgehen, vor allem zur eigenen Person kann er einiges sagen, dann zerrinnt der feste Kontakt immer wieder.

## Was mag im verwirrten Menschen vorgehen?

Der Patient vor uns befindet sich offensichtlich im Zustand der Verwirrtheit. Er konnte mit der Situation, in der er sich befand, und die durch unser Hinzukommen für ihn nicht einfacher und überschaulicher wurde, nichts anfangen. Eine der Ursachen für diesen Zustand besteht in einem Ordnungsverlust. Eine ordnende Kraft, die zusammen mit einer intakten Gedächtnisfunktion dafür sorgt, daß wir den Sinn, die Zeitlichkeit und die Ausrichtung einer Gesamtsituation erfahren, daß wir den Zusammenhang ihrer einzelnen Elemente erkennen, existiert nur mehr schwach, oder sie ist ganz verlorengegangen. Der Psychiater, Psychologe und Philosoph *Karl Jaspers* nannte diesen Verlust die „Verminderung der Aktsynthesen". Damit wird die Unfähigkeit beschrieben, einzelne Elemente einer Situation als ein neues Ganzes zu erfassen. Wir erleben ja uns selbst und auch unsere Umwelt in sinnvollen größeren Einheiten und nicht in zersplitterten zusammenhanglosen Einzelbausteinen. Aber genau dieses zersplitterte Zusammenhanglose kann eine der Erlebnisarten werden, wenn man „verwirrt" ist. Wenn dies der stärkste Erlebnismodus wird, dann wird diese Art der Verwirrtheit mit dem Ausdruck „amentielles Syndrom" belegt. Der Terminus „Amentia" stammt ursprünglich von *Theodor Meynert* (1890). Es geht der Zusammenhang in Denken, Erinnerung und Wahrnehmen verloren.

## Die Arten „verwirrten" Denkens

Es gibt mehrere Arten „verwirrten" Denkens. Wir unterscheiden voneinander:

Erstens die „**Ideenflucht**", wie sie bei der Manie oder nach Einnahme von Stimulantien vorkommt. Der Zusammenhang der sehr rasch geäußerten Einfälle bleibt verständlich, die Einfälle richten sich aber zuwenig nach einem einheitlichen Denkziel, dieses wechselt ständig.

Auch bei der „**Zerfahrenheit**", die bei schizophrenen Erkrankungen vorkommt, fehlt der Zusammenhang zwischen den Gedanken nicht ganz, wenn er auch oft stark vermindert ist. Aber typischer für diese Art der Störung ist es, daß die Zusammenhänge, wie auch die Gedankeninhalte selbst eigentümlich bis bizarr sind.

Drittens unterscheiden wir von den anderen Arten des verwirrten Denkens das „**unzusammenhängende**" oder „**inkohärente**" *Denken*. Der Gedankengang springt entsprechend dem unruhigen Hin- und Hergleiten der Aufmerksamkeit unvermittelt bei mangelndem bis ganz fehlendem Zusammenhang von einem Thema zum anderen. Der einzelne Begriff an sich, ohne die Zusammenhänge zu berücksichtigen, erscheint aber klar. Dieser Form der Denkstörung begegnen wir in unterschiedlicher Ausprägung häufig bei den Verwirrtheitszuständen.

Viertens zählt man noch zum verwirrten Denken die „**organische Denkverarmung**“. Das verarmte Denken kommt bei chronischen diffusen Hirnerkrankungen vor. Die Zahl der zur Verfügung stehenden Vorstellungen und die Fähigkeit, denkerisch zu gestalten, sind verarmt. Denken in neuen Bahnen wird unmöglich. Außerdem richtet sich das Denken nicht nach Erfahrung und Zusammenhang, sondern nach dem gerade bestimmenden Affekt. Dadurch kann es zusammenhanglos werden. Die verschiedenen Arten des verwirrten Denkens können sich aber auch vermischen. Verwirrtes Denken kann außerdem beim Gesunden in der Ermüdung oder in der Erregung auftreten.

## Die Verwirrtheitszustände

### *a) Der einfache Verwirrtheitszustand*

Wenn die Beeinträchtigung weniger ausgeprägt ist, imponieren lediglich die Desorientiertheit und das verwirrte Denken. Dieser „einfache Verwirrtheitszustand“ ereignet sich ohne stärkere Unruhe und ohne Halluzinationen. Die Patienten sind meist hellwach, sie sind aber unaufmerksam und nehmen die Umgebung vermindert wahr. Sie können erregt sein, und sie sind ratlos. Die Gedächtnisleistungen sind gestört. Die persönliche Orientierung, womit die Erinnerung an die grundlegenden Ereignisse aus ihrem Leben gemeint ist, ist oft weitgehend erhalten. Aber sie sind zeitlich und zur Situation meist nicht, örtlich oft nicht orientiert. Es kann zu fluktuierenden Stimmungsveränderungen mit Ängstlichkeit, Zorn oder auch Euphorie und zu Störungen des Schlaf-Wachrhythmus kommen.

### *b) Das amentielle Syndrom*

Wenn die Störung stärker ausgeprägt ist, kommt es zu kaum einem neuen Denkakt, es kommt zu keinem Nachdenken. Das Seelenleben ist in einzelne Stücke zerfallen. Die Aufmerksamkeit wird bald durch dies, bald durch jenes in den Bann gezogen. Die Sprache kann bis zur Inkohärenz zusammenhanglos werden. Auch Sinnestäuschungen sind ebenso inkohärent, wenn sie auftreten. Dies entspricht dem Prägnanztyp des amentiellen Syndroms.

### c) Das delirante Syndrom

Verkennungen und Sinnestäuschungen sind aber auch Elemente des deliranten Syndroms (Synonym: Delir, Delirium), das ebenso aus einem einfachen Verwirrtheitszustand durch eine Steigerung der Symptomatik hervorgeht. Auch wahnartige Gedankeninhalte werden vorübergehend geäußert, vor allem können sich die Patienten bedroht und verfolgt fühlen. Eine Benommenheit bis hin zur tiefen Bewußtseinstrübung ist beim deliranten Verwirrtheitszustand sehr häufig festzustellen. Nicht alle Patienten sind hyperaktiv, manche haben eine gegenüber dem Normalen deutlich verminderte psychomotorische Aktivität („stilles Delir"). Der Denkmodus entspricht auch hier dem inkohärenten Denken. Die Stimmung kann auch hier ängstlich, zornig oder euphorisch sein, es kann neben vegatativen Entgleisungen zu Störungen des Schlaf-Wachrhythmus kommen. Die Sinnestäuschungen (meist optischer Natur) haben oft szenischen Charakter und erlangen einen gewissen Grad an Komplexität, der zumindest eine Zeitlang aufrechterhalten wird. Wenn es gelingt, die Aufmerksamkeit des Patienten zu fesseln, kann sich die delirante Symptomatik vorübergehend bessern. Halluzinierte Begebenheiten und geäußerte Wahninhalte können dem Alltagsleben entsprechen („triviales Delir") oder bizarre unrealistische Inhalte haben („phantastisches Delir"). Die Veränderungen entwickeln sich rasch innerhalb von wenigen Stunden, schwanken tagsüber in ihrer Ausprägung, werden nachts meistens schlechter. Sie können von ihrem Beginn an in ihrer Intensität bis zum Vollbild des Delirs zunehmen, das sich unbehandelt nach durchschnittlich drei Tagen zeigt.

In der englischsprachigen Psychiatrie wird unter dem Titel Verwirrtheitszustand („acute confusional state") nicht ganz das gleiche verstanden wie im Deutschen. Gemeint wird sensu strictu ein Zustand bei verminderter Wachheit, der durch eine verkürzte Aufmerksamkeitsspanne, eine regelmäßige Mißinterpretation der Außenweltreize und Schwierigkeiten, einer Instruktion Folge zu leisten, gekennzeichnet ist. Der englischsprachige Begriff im engeren Sinn beschreibt also eine weniger dramatische Symptomatik als im Deutschen. Gelegentlich wird darunter aber auch eine Verwirrtheit ohne starke Antriebssteigerung gemeint, dann entspricht der Begriff ungefähr dem deutschsprachigen. Meist wird aber die Verwirrtheitssymptomatik, auch ohne Halluzinationen, von vornherein als „delirium" betitelt. Somit wird der engen Verwandtschaft der Begriffe Verwirrtheitszustand („confusional state") und Delirium („delirium") in der Praxis insofern entsprochen, als alle Symptomenkomplexe dieser Richtung unter dem Begriff „delirium" zusammengefaßt werden. Confusional state und delirium werden dann meist synonym gebraucht, um die begriffliche Verwirrung nicht zu groß werden zu lassen. Die internationalen Diagnosesysteme entsprechen der englischsprachigen Auffassung (DSM-IV, ICD-10).

Sowohl im Deutschen wie im Englischen besteht aber eine Gemeinsamkeit der Bezeichnungen: Verwirrtheitszustand, Delirium, „acute confusional state" wie auch „delirium" werden syndromatologisch gebraucht. Also weder der Terminus Verwirrtheit noch der des Delir werden als Krankheitseinheit gedacht. Das ist für die ätiologische Sichtweise sehr wesentlich: Hinter einer relativ beständigen Symptomenkombination (Syndrom) können sich die verschiedensten Ursachen verbergen. Das bringt zwar nicht unmittelbar für den Erstkontakt von Mensch zu Mensch besonders unterschiedliche Handlungsrichtlinien mit sich, sehr wohl aber für das diagnostische und therapeutische Vorgehen gleich nach der Erstbegegnung. In dem Bewußtsein, daß viele Ursachen einen Verwirrtheitszustand auslösen können, muß sehr breit nach ihnen gefahndet werden. Es ist aber vielleicht auch schon für den Erstkontakt gut, wenn man ungefähr an die Vielfalt der möglichen Ursachen denkt.

### *d) Den Verwirrtheitszuständen ähnlich: der Dämmerzustand*

Neben dem aus einem einfachen Verwirrtheitszustand sich ergebenden amentiellen Typus und deliranten Typus von Verwirrtheitszuständen wäre noch eine Art veränderten Bewußtseins zu nennen, die zwar definitionsgemäß kein Verwirrtheitszustand ist, aber einem solchen sehr ähnlich sein kann, und zwar der Dämmerzustand. Im Dämmerzustand ist der Kontakt mit der Außenwelt noch stärker abgebrochen, das Denken ist einem Traumerleben vergleichbar, beherrscht von Sinnestäuschungen und Wahn. Die Dämmerzustände beginnen akut, dauern Stunden bis Wochen und enden dann abrupt.

Vom äußeren Aspekt des Verhaltens her ist vieles möglich: von der erstarrten Bewegungslosigkeit bis zum Umherirren und sogar bis zur Durchführung scheinbar sinnvoller Handlungen. Im orientierten Dämmerzustand fährt der Patient u.U. sogar mit seinem Wagen, um ein bestimmtes Ziel zu verfolgen; auffällig ist aber seine Eingeengtheit. Das eingeengte Bewußtsein ist von einer Vorstellung oder auch von einer Halluzination oder einem Wahn vollkommen ausgefüllt. Beim desorientierten Dämmerzustand ist auch noch die Orientierungsfähigkeit gestört, sodaß dieser Zustand einem Verwirrtheitszustand nahe kommt.

Die Ausgestaltungen aller dieser genannten Zustandsbilder hängen nicht nur von der zugrundeliegenden organischen Erkrankung, sondern auch vom Ausprägungsgrad und Entwicklungstempo des Prozesses, vom Lebensalter, von der Konstitution und der prämorbiden Intelligenz und Persönlichkeit ab.

## Epidemiologie und Ursachen

10–15 % aller stationären Patienten erleiden während ihres stationären Aufenthalts irgendwann einmal einen Verwirrtheitszustand, bei den geriatrischen Patienten sind es 30–50 %. 35 % der geriatrischen Patienten kommen wegen eines Verwirrtheitszustandes zur Aufnahme. Delirante Patienten leiden häufig an einer massiven körperlichen Grunderkrankung. Bis zu 16 % der Patienten, die in eine psychiatrische Klinik eingewiesen werden, haben eine bis dahin unentdeckte körperliche Erkrankung. Das Letalitätsrisiko eines stationären Patienten mit einem deliranten Syndrom ist hoch, mehr als fünfmal höher als beispielsweise für einen dementen Patienten.

Die Verwirrtheitszustände (und auch die Dämmerzustände) können durch seelische Fehlverarbeitung bedingt, also psychogen sein, ebenso können auch sogenannte endogene Psychosen (schizophrene und manisch-depressive Erkrankungen auf ihrem Höhepunkt) deren Ursache darstellen. Auf jeden Fall ist aber primär immer an eine faßbare organische (also „exogene“) Verursachung zu denken. Häufig ist bis zum therapeutischen Eingreifen keine Zeit zu verlieren, sodaß diese Syndrome als Notfallssituation zu betrachten sind. Aus der großen Zahl faßbarer organischer Ursachen seien folgende genannt und willkürlich eingeteilt:

*a) Kardiovaskuläre Ursachen mit cerebralem Sauerstoffmangel:* Nächtliche cerebrale Hypotension, dekompensierte Herzinsuffizienz, Arrhythmien, Myokardinfarkt, Vitium cordis, extracorporaler Kreislauf bei Herzchirurgie, Pneumonie, Pulmonalarterienembolie, chronisch obstruktive Lungenerkrankungen, Anämie, Blutungen.

*b) Mit struktureller cerebraler Lokalisation:*
Hypertensive Encephalopathie, Insult, Fettembolie, Contusio cerebri, Meningoencephalitis, Subduralhämatom, Subarachnoidalblutung, intracerebrale Blutung, cerebrale Vaskulitis, cerebraler Tumor, Demenz vom Alzheimer-Typ, Multiinfarktdemenz.

*c) Funktionelle cerebrale Störungen, Intoxikationen:*
Komplex-partielle Anfälle, Petit-mal Status, Migräne (v.a. bei Adoleszenten), Hyperpyrexie, Schwermetalle, Lösungsmittel, Drogen, medikamentöse Nebenwirkungen (v.a. bei anticholinerg wirksamen Medikamenten, Lithium, Hypnotika, L-Dopa oder Antiarrhythmika), postoperativer Zustand (v.a. beim alten Menschen und bei Patienten mit Mb. Parkinson), Verbrennungen.

*d) Stoffwechselstörungen, Endokrinopathien, Mangelzustände:*
Hypo- und Hyperglykämien, Hyperkalzämie, Schilddrüsen-, Nebenschilddrüsen- oder Nebennierenstörungen (beim älteren Menschen präsentieren sich Endokrinopathien oft nur mit einem Verwirrtheitszustand), Dehydrierung, Elektrolytverschiebungen, Thiaminmangel, Tranquilizer- oder Alkoholentzug.

*e) Peripher organische Schäden:*
Hepatische Encephalopathie, Nierenversagen, Pankreaserkrankungen, Harnwegsinfekt, Sepsis, eine prall gefüllte Harnblase beim alten Menschen, Neoplasmen (v.a. im weit fortgeschrittenen Stadium).

Eine Polypharmazie selbst kann bei älteren Menschen die Ursache der Verwirrtheit sein. Oft haben Verwirrtheitszustände mehrere Ursachen, deren jede alleine für sich genommen die Verwirrtheit noch gar nicht ausgelöst hätte. Eine sensorische Deprivation (im Sinn von Hör- oder Sehstörungen) begünstigt das Auftreten von Verwirrtheitszuständen. Außerdem gibt es beim älteren Menschen eine Korrelation zwischen dem Auftreten von Verwirrtheitszuständen und der Weite des Vorderhorns, des 3. Ventrikels und der Sylvischen Fissur.

## Die Therapie bei Verwirrtheitszuständen

Die rasche Korrektur der Grunderkrankung bildet das therapeutische Fundament. Psychopharmakologisch schaffen gegebenenfalls Nootropika (in den Anfangsstadien der Verwirrtheitszustände), Tranquilizer (die sich allerdings wegen ihrer atemdepressiven Nebenwirkung besonders bei einigen cardiopulmonalen Erkrankungen verbieten) und vor allem Neuroleptika eine Linderung der Situation. Es ist daran zu denken, daß Neuroleptika die Krampfschwelle senken können. Agitierte Patienten müssen durch eine ausreichende Sedierung davor geschützt sein, sich selbst oder andere zu verletzen. Bis der Verwirrtheitszustand abgeklungen ist, muß der Patient unter fachkundiger Aufsicht stehen. Wenn die Symptomatik nicht übermäßig stark ausgeprägt ist und organische Ursachen korrigiert sind, wird eine Tagesstrukturierung, z. B. mit ergotherapeutischen Maßnahmen, für den Patienten günstig sein. Weiters ist zu bedenken, daß der Patient vielleicht unter sensorischen Einschränkungen leidet, die sogar im einen oder anderen Fall ausgeglichen werden könnten.

Auf lerntheoretischen Prinzipien baut das Realitätsorientierungstraining, ROT auf. Es wurde ursprünglich in den fünfziger Jahren in den USA als psychologische Therapie für ältere Patienten entwickelt und zielt auf eine Verbesserung der Orientierungsfähigkeit, der Selbständigkeit und der sozialen Kompetenz. Das Realitätsorientierungstraining ist unabhängig von der Ursache und dem Schweregrad der Störung anwendbar. Die soziale Umgebung wird strukturiert, Routineereignisse werden zeitlich einfach und überschaubar festgelegt, Räume deutlich gekennzeichnet, und die Patienten müssen trainiert werden, diese Schlüsselreize zu nützen. Die Interaktionen zwischen Betreuer und Patient sollen in einem einfühlsamen Klima geschehen und jeweils Information zur Orientierung beinhalten, Handlungen sollen begleitend kommentiert und erklärt werden. Desorientiertes Verhalten des Patienten soll sogleich korrigiert und orientiertes Verhalten soll verstärkt werden. Es ist wichtig, daß der Patient über seine persönlichen, ihm vertrauten Gegenstände verfügen kann. Intensive Reorientierung kann weiters durch tägliche kurze Gruppensitzungen verstärkt werden. Je nach den kognitiven Fähigkeiten der Teilnehmer kann das Gruppenprogramm vom einfachen strukturierten Training mit Gegenstandsbegriffen bis zur Diskussion über Zeitungsartikel reichen.

Der Partner, die Familie sollen unbedingt einbezogen werden. Es muß das Ziel sein, dem Patienten die soziale Reintegration zu ermöglichen und – das gilt vor allem für den alten Patienten, der an Verwirrtheitszuständen leidet – ihn so lange wie möglich in seinem familiären Umkreis zu erhalten.

## Gibt es Verhaltensregeln für den Erstkontakt?

Aus den bisherigen Betrachtungen kann man wohl auf Hinweise schließen, wie man einem verwirrten Menschen hilfreich begegnen kann. Man darf nicht erwarten, daß gleich eine Kontaktaufnahme gelingt, ja daß überhaupt eine solche möglich ist. Es gilt, den Patienten zu entlasten, anstatt ihn zu fordern. Ihm gegenüber Ungeduld oder Zorn zum Ausdruck zu bringen, würde höchstens zur Folge haben, daß sich seine Angst steigerte. Vermutlich könnte er eine derart inadäquate Reaktion seines Gegenüber nicht einmal richtig einordnen. Das adäquate Verhalten kann nur darin bestehen, durch Beruhigen und Erklären den Realitätsbezug zu fördern, die Fähigkeit zur Aktsynthese zu unterstützen. Die Umgebung soll ruhig und frei von unnötiger Stimulation sein. Das eigene Tun wie auch Handlungen des Patienten sollen kommentierend erklärt werden. Eine geradlinige Vorgehensweise ist für den Patienten günstiger als eine zögernde.

## Literatur

American Psychiatric Association (ed) (1994) Diagnostic and statistical manual of mental disorders, 4th edn. DSM-IV. American Psychiatric Association, Washington DC

Barz H (1993) Psychopathologie und ihre psychologischen Grundlagen. Huber, Bern Göttingen Toronto

Berner P (1982) Psychiatrische Systematik. Huber, Bern Stuttgart Wien

Bleuler E (1983) Lehrbuch der Psychiatrie. Neubearbeitet von Bleuler M. Springer, Berlin Heidelberg New York

Dilling H, Mombour W, Schmidt MH (Hrsg) (1991) Internationale Klassifikation psychischer Störungen. ICD-10. Huber, Bern Göttingen Toronto

Dubin WR, Weiss KJ (1993) Handbuch der Notfall-Psychiatrie. Huber, Bern Göttingen Toronto

Friedmann A, Thau K (1987) Leitfaden der Psychiatrie. Maudrich, Wien München Bern

Gambert SR, Escher JE (1988) Atypical presentation of endocrine disorders in the elderly. Geriatrics 43/7: 69–71, 76–78

Gelenberg AJ, Bassuk EL, Schoonover SC (1991) (ed) The practitioner's guide to psychoactive drugs. Plenum, New York London

Haag G, Bayen UJ (1990) Verhaltenstherapie mit Älteren. In: Hirsch RD (Hrsg) Psychotherapie im Alter. Huber, Bern Göttingen Toronto, S 55–72

Hege-Scheuing G (1989) Postoperatives Durchgangssyndrom und Delir. Anästhesist 38/9: 443–451

Huber G (1994) Psychiatrie. Schattauer, Stuttgart New York

Jaspers K (1946/1973) Allgemeine Psychopathologie. 9. unveränderte Aufl. Springer, Berlin Heidelberg New York

Kaplan HI, Sadock BJ (ed) (1995) Comprehensive textbook of psychiatry, 6th edn. Williams & Wilkins, Baltimore

Koponen H, Hurri L, Stenback U, Riekkinen PJ (1987) Acute confusional states in the elderly: a radiological evaluation. Acta Psychiatrica Scandinavica 76/6, pp 726–731

Lauter H (1988) Die organischen Psychosyndrome. In: Kisker KP et al. (Hrsg) Psychiatrie der Gegenwart, 6. Organische Psychosen. Springer, Berlin Heidelberg New York, S 4–56

Lipowski ZJ (1987) Delirium (acute confusional states). JAMA 258/13: 1789–1792

Little A (1991) Psychological treatments. In: Jacoby R, Oppenheimer C (eds) Psychiatry in the elderly. Oxford University Press, Oxford New York Tokyo, pp 400–415

Radebold H (1989) Psycho- und soziotherapeutische Behandlungsverfahren. In: Platt D (Hrsg) Handbuch der Gerontologie, 5. Neurologie, Psychiatrie. Fischer, Stuttgart New York, S 418–443

Riederer P, Laux G, Pöldinger W (Hrsg) (1992) Neuropsychopharmaka. Ein Therapiehandbuch, Bd 4. Neuroleptika. Springer, Wien New York

Stiefel F, Razavi D (1994) Common psychiatric disorders in cancer patients, II. Anxiety and acute confusional states. Support-Care-Cancer 2/4: 233–237

Thomas H (1993) Psychiatric symptoms in cannabis users. Br J Psychiatry 163: 141–149

Zapotoczky HG (1970) Exogene Reaktionstypen bei Barbituratvergiftungen. Psychiatrie, Neurologie und Medizinische Psychologie 22/11: 411–413

# Der Umgang mit dem paranoiden Patienten

*Walter Pöldinger*

Unter paranoiden Patienten verstehen wir Menschen, die zu Wahnideen neigen, das heißt, gewisse Ereignisse, die sie erleben oder hören, wahnhaft interpretieren. Wir unterscheiden dabei Menschen, die dies fallweise tun auf bestimmte Ereignisse hin und andererseits Patienten, welche ein fixes, starres Wahnsystem haben. Wir unterscheiden bei den Wahnideen katathyme und holothyme Wahnideen. Katathyme Wahnideen beziehen sich vor allem auf Beeinträchtigungs-, Verfolgungs- und Größenwahn, während holothyme Wahnideen sich vor allem auf Versündigungswahn, Schuldwahn, Krankheitswahn und Verarmungswahn beziehen. Spezielle katathyme Wahnideen bei alten Menschen sind der Bestehlungswahn, der aber vielfach dadurch zustandekommt, daß diese alten Menschen Dinge verlegen, dann während ihrer Gedächtnisstörung nicht finden und meinen, sie seien gestohlen.

Wir unterscheiden einerseits wahnkranke Patienten mit der Diagnose „Paranoia“ oder „Paraphrenie“, wenn sie auch noch Halluzinationen haben, was sehr selten ist, und meinen damit Patienten, die auf irgendein Ereignis hin einen ausgesprochenen Wahn entwickeln. Ein typisches Beispiel dafür ist die Geschichte von Michael Kohlhaas. Wir erleben dies aber auch heute, daß Menschen eines vermeintlichen kleinen Unrechtes wegen zu Gericht gehen, ihren Prozeß verlieren und dann zu immer höheren Instanzen gehen, obwohl der ursprüngliche Anlaß ein geringer ist. Besonders der Umgang mit diesen Wahnkranken ist schwierig, da diese Wahnkrankheit oder Paranoia auch relativ schwer zu beeinflussen ist. Wichtig ist aber, daß man auf diese Wahnideen eingeht, um entscheiden zu können, ob sie eine Gefahr bedeuten oder nicht. Einen Patienten mit einem Größenwahn kann man durchaus zur

Dissimulation anregen und ihm sagen, erzählen Sie das nicht allen Menschen, Sie haben dadurch nur Unnehmlichkeiten. Bei einem Verfolgungswahn könnte das gefährlich werden, den Patienten zu dissimulieren, weil er sich dann plötzlich verfolgt fühlt und in vermeintlicher Notwehr aggressiv handelt. Ein solches Beispiel erlebte ich bei einem Buchhalter, der ansonsten gesund war, aber den festen Wahn hatte, daß er von Menschen mit roten Krawatten verfolgt wird. Als ihm einmal auf einer Hauptstraße ein vorauseilender Passant streifte, und eine rote Krawatte anhatte, meinte er sich verfolgt, und stieß ihn nieder. Man muß also auf diese Wahnideen eingehen und kann, wenn sie harmlos sind, den Patienten dazu auffordern, zu dissimulieren. Wenn sie gefährlich werden könnten, muß man aber mit dem Patienten in Kontakt bleiben und einen Behandlungsversuch machen, wobei sich vor allem nichtdämpfende Neuroleptika eignen, eventuell mit einem dämpfenden Neuroleptikum am Abend, wenn der Patient Schlafstörungen hat.

## Wahnideen bei schizophrenen Erkrankungen

Schizophrenien sind Erkrankungen, welche verschiedene Symptome aufweisen und man zählte dazu früher die Hebephrenie, die Katatonie und die paranoide Schizophrenie. Eugen Bleuler hat die Gruppe der Schizophrenien zusammengefaßt. Diese Krankheit ist heute durch Psychopharmaka und vor allem Maßnahmen im Sinne der Rehabilitation günstig beeinflußbar. Ein Drittel der Erkrankungen heilt nach einem Schub aus, ein weiteres Drittel zeigt wiederholte Schübe und nur weniger als ein Drittel hat eine wirklich schlechte Prognose und kann in einen Residualzustand übergehen.

## Paranoia

Diese Diagnose ist in der modernen Nomenklatur der internationalen Klassifikation psychischer Störungen in der 10. Fassung aufgegangen unter wahnhafte Störungen und anhaltende wahnhafte Störungen. Die diagnostischen Leitlinien dieser Erkrankung sind: Wahnvorstellungen als auffälligstes Symptom oder auch einziges Charakteristikum. Der Wahn oder das Wahnsystem müssen mindestens drei Monate bestehen, eindeutig auf die Person bezogen und nicht subkulturell bedingt sein. Depressive Symptome oder sogar eine vollentwickelte depressive Episode können zwischendurch auftreten, vorausgesetzt, daß der Wahn auch dann weiterbesteht, wenn keine affektive Störung vorhanden ist. Nicht vereinbar mit der Diagnose sind eine cerebrale Erkrankung, ständiges Stimmenhören und schizophrene Symptome in der Vorgeschichte.

## Wahnideen bei affektiven Psychosen

Vor allem bei depressiven Episoden können Wahnideen auftreten und die beziehen sich hauptsächlich auf den Schuldwahn, Versündigungswahn, Krankheitswahn und Armutswahn. Diese Symptome können sehr ausgeprägt sein und sind in der Tiefe der Episode ebenfalls nicht korrigierbar. Mit der Aufhellung der Depression, was in der Regel durch Antidpressiva möglich ist, verschwinden diese Wahnsymptome. Es ist aber wichtig, daß man mit den schwer depressiven Patienten auch über die Wahn-Inhalte spricht, weil sie sonst das Vertrauen verlieren, wenn man versucht, ihnen das auszureden. Auch bei organischen Persönlichkeitsstörungen können im Sinne kognitiver Störungen paranoide Ideen auftauchen. Vor allem bei Altersveränderungen des Gehirns tritt sehr häufig ein Bestehlungswahn auf, der dadurch zustandekommt, daß die Betreffenden vergessen, wo sie die Dinge hingelegt haben und dann meinen, sie sind bestohlen worden. Da diese Patienten meist auch leicht depressiv sind, ist eine kombinierte milde antidepressive und ganz leichte neuroleptische Behandlung oft angezeigt, weil dadurch auch die Schlafstörung, die meistens besteht, behoben werden kann.

## Sensitiver Beziehungswahn

Unter sensitivem Beziehungswahn verstehen wir die Tatsache, daß Patienten, die irgendeinen Defekt aufweisen, meinen, sie werden deswegen besonders beachtet, oder sogar, daß sie sich beeinträchtigt fühlen. Bekannt ist der sensitive Beziehungswahn der Schwerhörigen. Wenn Leute auf sie zukommen und sie sehen, daß sich ihre Münder bewegen und sie reden, haben sie dann den Eindruck, daß sie, wenn sie bei ihnen selbst vorbeigehen, schweigen, weil die Schwerhörigen ja nichts verstehen, meinen dann aber, die Betreffenden hätten aufgehört zu reden, weil sie über den Kranken selbst gesprochen hätten. Das ist der Weg des Zustandekommens des sensitiven Beziehungswahnes.

## Eifersuchtswahn bei Alkoholikern

Alkoholiker leiden ja sehr häufig auch mit der Zeit an Potenzstörungen und meinen dann, Grund zu haben, vor allem auf ihre Frauen eifersüchtig zu sein. Es wird dann jeder kleinste Hinweis dazu benützt, die Eifersucht der Partnerin zu beweisen. Typisch ist für die alkoholbedingten wahnhaften Störungen, besonders bezüglich der Eifersucht, daß sich Aggression nicht auf den vermeintlichen Nebenbuhler, sondern auf die Partnerin richtet, die dann bestraft und eventuell verprügelt wird. Die Therapie besteht hier natürlich im Entzug und der anschließenden Entwöhnung.

## Literatur

Berner P (1992) Paranoia. In: Battegay R et al. (Hrsg) Handwörterbuch der Psychiatrie, 2. Aufl. Enke, Stuttgart

Dillinger H, Reimer Ch (1995) Psychiatrie und Psychotherapie, 2. Aufl. Springer, Berlin

Feuerlein W (1995) Alkoholkrankheit. In: Faust V (Hrsg) Psychiatrie. Lehrbuch für Klinik, Praxis, Beratung. Fischer, Stuttgart

Kisker KP et al. (Hrsg) (1998) Psychiatrie der Gegenwart, Bd 6. Organische Psychosen, 5. Aufl. Springer, Berlin Heidelberg New York Tokyo

Kryspin-Exner K (1966) Psychosen und Prozeßverläufe des Alkoholismus. Ueberreuter, Wien

Müller C (1986) Lexikon der Psychiatrie, 2. Aufl. Springer, Berlin Heidelberg New York Tokyo

Pöldinger W (Hrsg) (1995) Der gerontopsychiatrische Patient in der Allgemeinpraxis. Braun, Karlsruhe

# Der Angstpatient

*Gernot Langs*

## 1. Einleitung

Angststörungen gehören in der Bevölkerung zu den häufigsten psychiatrischen Erkrankungen. So fanden *Wittchen* et al. (1992) in der „Munich follow up study" eine Lebenszeitprävalenz von 13,9%, *Kessler* et al. (1994) im „National Comorbidity Survey", USA, sogar von 24,9%. Um eine bestmögliche Versorgung der Betroffenen gewährleisten zu können, wurden in den letzten Jahren viele Spezialambulanzen für Angstkrankheiten installiert, deren Aufgabe es ist, einerseits eine endgültige Diagnose zu stellen, andererseits den Patienten effiziente Therapiemöglichkeiten anzubieten.

Bevor im folgenden auf die Angststörungen im speziellen eingegangen wird, sollen einige Begriffsklärungen vorangestellt werden:

**Angst** wird zu den sogenannten *Primäremotionen* gezählt, wobei prinzipiell *jede* Emotion auf drei subjektiven Ebenen definiert werden kann:

1. affektive Komponente (Gefühlserleben im engeren Sinne),
2. körperperzeptive Komponente (Wahrnehmung von physiologischen Veränderungen und Ausdrucksmotorik),
3. kognitive Komponente (z. B. Katastrophengedanken) (vgl. *Pekrun*, 1988, 1990).

In *phänomenologischer* Hinsicht kann Angst auf folgenden Ebenen definiert werden:

1. subjektive (kognitive) Ebene,
2. Verhaltensebene,
3. physiologische Ebene.

**Ängstlichkeit** (trait anxiety) wird (im Gegensatz zur „Angst“, die ein aktuelles Geschehen von relativ kurzer Dauer bezeichnet) als zeitlich stabile Verhaltensdisposition gesehen (im Sinne eines Persönlichkeitsmerkmales). Ängstliche erleben im Gegensatz zu Nichtängstlichen öfter, intensiver und länger Angst – eine Vielzahl von objektiv wenig gefährlichen Situationen wird von ihnen als Bedrohung wahrgenommen (vgl. *Amelang* und *Bartusek*, 1985).

**Furcht** (*Kenny*, zit. nach *Fröhlich*, 1983) kann durch folgende Kriterien operationalisiert werden:

1. „Furchterregende Umstände in der unmittelbaren Umgebung“ müssen deutlich erkennbar sein.
2. Es müssen Veränderungen auftreten, die allgemein den „Lehrbuchkriterien der Furchtreaktion“ entsprechen.
3. Es werden Verhaltensweisen angebahnt, die dazu geeignet sind, einer Gefahr oder Bedrohung „intelligent“ und „willentlich“ durch Flucht, Verbergen und Bewegungslosigkeit, Ausweichen, Vermeiden oder Angriff zu begegnen.

Als typische Furchtreaktionen seien Erstarren sowie Veränderungen der Herz- und Atemfrequenz erwähnt. Angst ist ein lebens- und überlebensnotwendiger Affektzustand, der durch die Wahrnehmung von Gefahr oder Bedrohung in der Umwelt oder im Individuum selbst ausgelöst wird und durch die Reaktionen in den oben beschriebenen Ebenen charakterisiert ist. „Normale“ Angst erfüllt also die Funktion eines Adaptationsmechanismus auf Gefahren und/oder Bedrohungen.

**Pathologische Angst** (wie sie u.a. bei Angststörungen auftritt) ist durch folgende Kriterien charakterisiert (vgl. *Marks*, 1970):

1. eine der Situation *unangemessene* Angstreaktion,
2. die Angstreaktionen sind *überdauernd* (Chronizität),
3. das Individuum hat keine Möglichkeit der Erklärung, Reduktion oder Bewältigung der Angst,
4. es kommt zu einer (massiven) *Beeinträchtigung* der Lebensqualität.

## 2. Angststörungen

Die Diagnose einer psychiatrischen Störung kann einerseits nach dem sogenannten „DSM-System“ (= Diagnostic and Statistical Manual of

Mental Disorders, dzt. IV. Edition) der American Psychiatric Association oder nach dem ICD System (International Classification of Diseases, dzt. ICD 10) der WHO gestellt werden. Während das DSM-System vor allem im „wissenschaftlichen" Bereich verwendet wird, erfolgt die Codierung für die Krankenkassen mittels der ICD-Kode. Ein Unterschied dieser beiden Klassifikationssysteme zeigt sich einerseits im „Ausmaß" der Operationalisierung (DSM genauer als ICD), andererseits auch in der Klassifikation selbst (so steht im DSM die Panikstörung hierarchisch höher als die Agoraphobie, während dies in der ICD umgekehrt ist). Dies ist in erster Linie auf unterschiedliche historische Entwicklungen in Europa und den USA zurückzuführen (vgl. *Tyrer*, 1989). Aufgrund der genaueren Operationalisierung wird im folgenden die Einteilung gemäß DSM-IV angeführt (Tabelle 1).

Das wohl eindrucksvollste Symptom einiger Angststörungen ist die **Panikattacke**. (In diesem Kontext muß angemerkt werden, daß Panikattacken auch im Rahmen anderer psychischer Störungen (z. B. Depressionen) vorkommen können, „panikähnliche" Zustände bei organischen Erkrankungen, wie etwa ausgeprägten Hyperthyreosen oder Phäochromozytomen.)

Im Rahmen der Angststörungen kommt es in erster Linie bei der Panikstörung zum Auftreten von *Panikattacken*. Diese können unerwartet („aus heiterem Himmel"), situationsgebunden und auch nächt-

**Tabelle 1.** Einteilung der Angststörungen

- Panikstörung ohne Agoraphobie
- Panikstörung mit Agoraphobie
- Agoraphobie ohne Panikstörung in der Vorgeschichte
- Spezifische Phobie
- Soziale Phobie
- Zwangsstörung (obsessive-compulsive disorder)
- Posttraumatische Belastungsstörung
- Akute Belastungsreaktion
- Generalisierte Angststörung
- Angststörung aufgrund einer (medizinischen) Allgemeinerkrankung
- Nicht näher bezeichnete Angststörung

lich (aus dem Schlaf heraus) auftreten. Aus den in Tabelle 2 aufgelisteten Symptomen kann man ersehen, daß eine Panikattacke eine plötzlich auftretende schwere körperliche Erkrankung (wie z. B. einen Herzinfarkt) „kopieren“ kann (bezüglich differentialdiagnostischer Überlegungen s. Tabelle 3, S. 67). Dennoch sind Panikattacken nicht pathognomonisch für die Panikstörung, sie können auch bei der Sozialen Phobie sowie bei Spezifischen Phobien auftreten. Der Unterschied liegt vor allem auf der kognitiven Ebene (= Katastrophengedanken), während die physiologischen (= körperlichen) Symptome sich gleichen.

Die „typische“ Panikattacke wurde bereits 1895 von S. Freud in „Über die Berechtigung, von der Neurasthenie einen bestimmten Symptomencomplex als Angstneurose abzutrennen“ beschrieben. Während der Begriff der „Neurose“ im ICD-System weiter als Terminus existiert, wird er im DSM-IV nicht mehr verwendet (zu Änderungen in der Terminologie vgl. *Tyrer*, 1989; *Langs* und *Zapotoczky*, 1995). Im folgenden sollen die für die *tägliche Praxis* relevantesten Angststörungen besprochen werden.

**Tabelle 2.** Symptome der Panikattacke

- Atemnot (Dyspnoe) oder Erstickungsgefühle
- Palpitationen oder Tachycardien
- Schwindel, Gefühl der Unsicherheit oder Ohnmachtsgefühle
- Zittern oder Beben
- Schwitzen
- Würgegefühl
- Übelkeit oder abdominelle Beschwerden
- Depersonalisation oder Derealisation
- Taubheit oder Kribbelgefühle (Parästhesien)
- Hitzewallungen oder Kälteschauer
- Schmerzen oder Unwohlsein in der Brust
- Furcht zu sterben
- Furcht, verrückt zu werden oder außer Kontrolle zu geraten

Die Bezeichnung Panik leitet sich vom bocksfüßigen Gott „Pan" ab, der vor allem in Arkadien als göttliches Ideal der Hirten verehrt wurde. Unter Herdentieren kam es immer wieder vor, daß diese – für die Hirten plötzlich und unerwartet – in Unruhe gerieten und wie „besessen", eben in panischem Schrecken, davonliefen. Da die Hirten keine adäquate Erklärung für diese Vorkommnisse hatten, schrieben sie diese dem Zorn des Gottes Pan zu. Ebenso soll der Gott bei der Entscheidung der Schlacht von Marathon eine entscheidende Rolle gespielt haben, weil er dem Heer den „panischen Schrecken" gesendet haben soll (vgl. Lexikon der griechischen und römischen Mythologie, 1897, 1902).

## *2.1 Die Panikstörung*

Obwohl dieser Subtyp der Angststörungen in epidemiologischen Studien einen nicht sehr hohen prozentuellen Anteil hat, gehört er im klinisch psychiatrischen Setting zu den häufigsten – und sicher zu den eindruckvollsten.

Von einer *Panikstörung* (gemäß den DSM-IV Kriterien) spricht man, wenn es

1. zum wiederholten Auftreten unerwarteter Panikattacken kommt;
2. mindestens nach einer der Attacken zum Auftreten von einem (oder mehrerer) der folgenden Punkte kommt:
   a) anhaltende Sorge über das Auftreten einer neuerlichen Attacke,
   b) Sorgen über die Implikationen und Konsequenzen der Attacke,
   c) eine deutliche Verhaltensänderung auf Grund der Attacke.

Die Panikattacken scheinen zumindest teilweise aus heiterem Himmel zu kommen, bei genauer Exploration läßt sich jedoch für das aus „heiterem Himmel" in der Mehrzahl der Fälle ein Erklärungsmodell finden.

Frau M., eine 30jährige Patientin, wohnt im vierten Stock eines Wohnhauses ohne Lift. An einem schwülen Samstagvormittag erledigt sie den Wochenendeinkauf für die ganze Familie, sie trägt zwei schwere Einkaufstaschen in ihre Wohnung. Erschöpft kommt sie zu Hause an, stellt den Einkauf in die Küche und setzt sich auf die Wohnzimmercouch. Einige Minuten später verspürt sie plötzlich heftiges Herzklopfen und beginnt zu schwitzen. Ein Gedanke schießt ihr durch den Kopf: so hat auch ihre Tante die anfänglichen Symptome beschrieben, als sie einen Herzinfarkt gehabt hat. Zusätzlich tritt ein immer stärker werdendes bamstiges Gefühl in den Händen auf. Schnell greift sie zum Telefon und ruft den Notarzt. Als dieser nach einigen Minuten eintrifft, vergehen die Symptome so schnell wie sie gekommen sind. In den nächsten Tagen läßt sie sich durchuntersuchen, doch es kann kein pathologischer Organbefund gefunden werden. Trotzdem bleibt die Angst bestehen, noch einmal einen derartigen Anfall zu haben.

Anhand der Kasuistik von Frau M. soll der „Circulus vitiosus" aus körperlichen Symptomen, Katastrophengedanken und offenem Verhalten illustriert werden (dieser *sympathicovasale Anfall* wurde erstmals 1960 von *Kulenkampff* beschrieben, der sog. *„Teufelskreis derAngst"* 1989 von *Margraf* und *Schneider*):

Frau M. kommt also erschöpft nach Hause. Nachdem sie einige Minuten auf der Couch gesessen ist, fühlt sie sich entspannt. Ihr Herzschlag hat sich allerdings aufgrund der vorangegangenen Belastungen noch nicht beruhigt. Und hier liegt der entscheidende Punkt: anstatt dieses „Symptom" als Folge der Anstrengung zu werten, interpretiert sie es als erstes Anzeichen eines drohenden Herzinfarktes – ein Symptom, das sie aus Erzählungen ihrer Tante kennt (die Symptomwahl hängt bei Patienten mit Panikstörung meist mit Erkrankungen, die im Freundes- oder Familienkreis aufgetreten sind, zusammen). Dieser „Katastrophengedanke" löst nun weitere physiologische Veränderungen aus: Frau M. hyperventiliert und Parästhesien treten auf – diese werden dann meist links stärker empfunden als rechts („man" weiß ja, daß die Sensationen bei einem Herzinfarkt vor allem links auftreten) und wiederum als Zeichen eines Infarktes interpretiert. Dieses „spiralenförmige" Ineinandergreifen der einzelnen Faktoren führt schließlich dazu, daß Frau M. den Notarzt ruft (= sichtbares Verhalten).

### 2.1.1 Zum Erstkontakt

Es ist notwendig und wünschenswert, daß Patienten, bei denen erstmals eine Panikattacke auftritt, einer genauen *organischen* Durchuntersuchung unterzogen werden. Da die Betroffenen meist eine schwere organische Erkrankung als Ursache ihrer Angstattacken vermuten, wird der Erstkontakt mit einem *Praktischen Arzt, Internisten* oder *Neurologen* stattfinden.

Falls es sich herausstellt, daß die Panikzustände ihre Ursachen in einer organischen Erkrankung haben, so ist selbstverständlich diese ursächlich zu behandeln (Tabelle 3 gibt eine Übersicht über die wichtigsten Differentialdiagnosen). Ergeben alle durchgeführten Untersuchungen negative Befunde, so muß an eine Panikstörung gedacht werden. Es ist in diesem Fall *wünschenswert*, den Patienten dahingehend aufzuklären, daß die Ursache seiner Angstzustände *psychogen* sei, *nicht* jedoch, ihm mitzuteilen, daß er *„nichts"* habe. Patienten fühlen sich durch diese Aussage

**Tabelle 3.** Differentialdiagnose: „organische Angststörungen“ (Auswahl)

| | |
|---|---|
| Myocardinfarkt | Temporallappenepilepsie |
| Angina pectoris | Tranitorisch ischämische Attacke |
| cardiale Rhythmusstörungen | Encephalitis disseminata |
| Pulmonalarterienembolie | cerebrale Expansionen |
| Hyperthyreote Stoffwechselstörungen | Phäochromozytom |
| Carcinoidsyndrom | Hypoglykämie |

nicht ernst genommen und sind verunsichert – für sie sind die Panikattakken ja schreckliche Realität, die auch eine Ursache haben müssen. Eine „*double-bind*“ Situation kann entstehen, wenn dem Betroffenen einerseits mitgeteilt wird, daß er „nichts“ habe, andererseits aber ein „Herzmedikament“ verschrieben wird. Dies führt zu einer zusätzlichen Verunsicherung der Patienten – bis hin zu der Überzeugung, daß sie eine schwere organische Erkrankung haben, deren Ursache der behandelnde Arzt nicht kennt und die deshalb nur *symptomatisch* behandelt wird. Die aus dieser Verunsicherung resultierenden Folgen können die Diagnosestellung und den Behandlungsverlauf zusätzlich komplizieren:

1. Der Patient wird zum „doctor-shopper“.
2. „Gefahr“ eines chronischen Verlaufes der Panikstörung (vgl. *Keller* und *Hanks*, 1993).
3. Auftreten von „Folgekrankheiten“: Depressionen (dadurch auch ein erhöhtes Suizidrisiko), Alkohol- und Medikamentenmißbrauch.

Bei Verdacht auf das Vorliegen einer Panikstörung soll daher die Zusammenarbeit mit einem Psychiater gesucht werden. Sollte der Patient sich primär an den Psychiater um Hilfe wenden, so muß selbstverständlich dieser dafür Sorge tragen, daß der Patient im Rahmen einer interdisziplinären Zusammenarbeit von Allgemeinmedizin, Innerer Medizin, Neurologie und Psychiatrie optimal betreut wird (vgl. *Wieselmann* et al., 1993).

### 2.1.2 Das psychiatrische Erstgespräch

Dieses dient der Erstellung der psychiatrischen Diagnose. Aus der Anamnese und den Beobachtungen während des Gespräches wird der

„Status psychicus" erstellt. Dabei werden Bewußtseinslage, Orientierung, Affektzustand, Denkstörungen, Wahrnehmung (vgl. *Fabisch*, 1993) beurteilt. Um eine umfassende, aber möglichst effiziente Anamnese erheben zu können, empfielt es sich, ein standardisiertes Interview (z. B. SKID = standardisiertes klinisches Interview nach DSM) durchzuführen – damit werden die häufigsten psychischen Störungen abgedeckt.

## 2.1.3 Zur Therapie

### 2.1.3.1 Akutbehandlung

Die Dauer einer Panikattacke ist kurz, im allgemeinen nur wenige Minuten (die „ängstliche Nachschwankung" kann jedoch wesentlich länger anhalten). Daher ist der Angstanfall häufig bereits abgeklungen, wenn der Arzt den Patienten sieht (sei es der herbeigerufene Notarzt, sei es der Arzt in einer Notaufnahme).

Als *Erstmaßnahme* ist selbstverständlich bei diesem psychiatrischen Notfall das *Gespräch* mit dem Patienten von größter Wichtigkeit (es kann auch bereits die bloße Anwesenheit eines Helfers die Akutsymptomatik zum Abklingen bringen). Gerade in dieser Situation ist es von eminenter Bedeutung, dem Patienten Verständnis für sein Verhalten (z. B. Aufsuchen einer Notaufnahme) entgegenzubringen: es ist eher typisch, daß den Patienten ihr Verhalten nach Abklingen der Panikattacke *peinlich* ist, da es (im allgemeinen) gegen ihre Intention ist, aufzufallen oder die Aufmerksamkeit auf sich zu lenken. Wenn der Erstbehandler Zeit zur Verfügung hat, mit dem Patienten ein längeres Gespräch zu führen, so kann es von großer Hilfe für den Betroffenen sein, wenn ihm die Zusammenhänge zwischen Katastrophengedanken und körperlichen Symptomen erklärt werden; hat der Erstbehandler diese Zeit nicht zur Verfügung (was bei einem Notarzteinsatz oder in einer Akutaufnahme der Fall sein wird) so sollte er dem Patienten den Kontakt mit einem Psychiater dringend empfehlen.

Bei Patienten, die eine Angstattacke mit Zeichen der Hyperventilation haben (Parästhesien perioral, an den Händen und Füßen, bis hin zur Hyperventilationstetanie), hat es sich bewährt, die Patienten zu einer ruhigen Bauchatmung anzuleiten, wobei evtl. der Helfer den Rhythmus vorgibt (ein hoher Prozentsatz der Angstpatienten hyperventiliert – meist in Form der Brustatmung). Sollte auch dies nicht gelingen, so empfiehlt sich die Rückatmung in einen vor den Mund des Patienten gehaltenen Plastiksack (diese Ausatemluft ist mit $CO_2$ angereichert).

In wenigen Fällen wird es notwendig sein, dem Patienten ein Beruhigunsmittel (Benzodiazepin) zu verabreichen – je nach Situation entweder peroral oder intravenös.

#### 2.1.3.2 „Langzeitbehandlung“

Nachdem die Diagnose einer Panikstörung gestellt ist, stehen dem Patienten mehrere Behandlungsmöglichkeiten offen:

1. Pharmakotherapie (z. B. Tricyclica, SSRI's),
2. Psychotherapie: in 1. Linie (kognitive) Verhaltenstherapie (vgl. *Rief* et al., 1995; *Becker* et al., 1995),
3. „Kombinationstherapien“.

## *2.2 Blut- und Verletzungsphobie (BVP)*

Von den sogenannten „Spezifischen Phobien“ (s. Tabelle 4) sei hier nur die BVP gesondert behandelt, da diese oft abwertend als „hysterisch“ abgetan wird, die Betroffenen aber einen großen Leidensdruck haben. *Marks* (1987) gibt eine Lebenszeitprävalenz von 2–3 % an. Diese Form der Phobie ist dadurch charakterisiert, daß die Betroffenen bei Anblick von Blut oder Verletzungen (in Extremfällen auch nur bei deren Erwähnung!) kollabieren – ein Ereignis, daß bei allen anderen Angststörungen nur äußerst selten auftritt (wie in der Einleitung erwähnt, handelt es sich in diesen Fällen ja um einen *sympathicovasalen Anfall*). Bei der BVP

**Tabelle 4.** Spezifische Phobien (Auswahl)

| | |
|---|---|
| Acrophobie | Höhen |
| Aichimophobie | Scharfe Objekte |
| Ailurophobie | Katzen |
| Cynophobie | Hunde |
| Logophobie | Wörter |
| Ophidiophobie | Schlangen |
| Siderodromophobie | Eisenbahnen |
| Xenophobie | Fremde |

kommt es dagegen zu einer *vagovasalen Synkope* und damit zum Kollaps (diese Reaktion ist durchaus sinnvoll bei schweren Verletzungen, wenn ein lebensbedrohlicher Blutverlust droht – durch die Bradycardie und die Hypotension kann der Volumsverlust reduziert werden).

*I. Marks* beschreibt in „Fears, Phobias and Rituals“ folgende Kasuistik:

Ein junger Mann erlitt beim Anhören einer Stelle aus dem „Book of Martyrs“ einen Krampfanfall. Anamnestisch zeigte sich, daß der junge Mann bereits früher beim Anblick von Blut kollabiert war. Während der Patient ein 24 Stunden EKG und EEG trug, wurde ihm die oben erwähnte Buchstelle noch einmal vorgelesen – es kam zum Auftreten einer Asystolie von 25 Sekunden, einer EEG-Stille und wiederum zu einem epileptischen Anfall. Da bei diesem Patienten sich auch ein Wenckebach AV-Block zeigte, wurde ihm schließlich ein Schrittmacher implantiert.

Die meisten Fälle von BVP verlaufen nicht so spektakulär, dennoch führen sie zu einer Beeinträchtigung der Lebensqualität der Betroffenen, da jeder Arztbesuch zum Martyrium wird. Dies kann zur Vermeidung von evtl. lebensnotwendigen Arztbesuchen bzw. Vorsorgeuntersuchungen führen.

Eine große Hilfe für diese Patienten ist ein Gespräch, in dem Verständnis für ihr Problem gezeigt wird. Auch in diesem Fall kann es zur Vertrauensbildung hilfreich sein, wenn den Betroffenen ein Erklärungsmodell angeboten wird. Bei Blutabnahmen sollte der Patient sich hinlegen – die Blutumverteilung kann dem Kollaps entgegenwirken; falls der Patient im Stehen oder Sitzen kollabiert, erwacht er wieder, kurz nachdem er flach hingelegt wurde.

Als Langzeittherapie empfehlen sich verhaltenstherapeutische Maßnahmen, medikamentöse Therapien sind nicht indiziert (vgl. *Curtis* et al., 1983).

### *2.3 Substanzinduzierte Angststörung*

DSM IV widmet dieser Form der Angststörung ein eigenes Kapitel. Tatsächlich ist deren Miteinbeziehung in differentialdiagnostische Überlegungen im medizinischen Alltag von herausragender Bedeutung, da sie ein differenziertes therapeutisches Vorgehen implizieren. Das klinische Bild kann durch ungerichtete Angst, Panikattacken oder Symptome einer Zwangsstörung charakterisiert sein, wobei die Substanz eine ätiologische Verbindung zu den Symptomen haben muß. Tabelle 5 gibt eine Übersicht über die wichtigsten Differentialdiagnosen (zit. nach *Berzewski*, 1996).

Wie aus Tabelle 5 ersichtlich, können „Angstsymptome" sowohl durch eine Vergiftung als auch durch einen Entzug (bei körperlicher Abhängigkeit) bedingt sein. Falls dies nicht in der Anamnese zu erfragen ist, müssen zur genauen Abklärung laborchemische Untersuchungen herangezogen werden: die einfachste Methode ist ein „Drogenharnscreening". Die weitere Therapie richtet sich primär danach, ob es sich um eine Intoxikation oder um einen Entzug handelt. Im Falle einer Vergiftung muß eventuell entschieden werden, ob eine intensivmedizinische Therapie notwendig ist. Bei körperlicher Abhängigkeit von einer Substanz muß eine entsprechende Entzugsbehandlung eingeleitet werden. Nicht übersehen werden darf die Tatsache, daß beispielsweise Tranquilizer ursprünglich als Therapie einer Angststörung eingenommen wurden:

Herr F., ein dreißigjähriger Mann, kommt in die Angstambulanz, weil er seit einigen Wochen an Panikattacken leidet. Auch zwischen den akuten Angstanfällen fühlt er sich ständig unruhig. Die Anamnese ergibt, daß der Patient seit zwei Jahren einen Tranquilizer einnimmt. Er habe damit begonnen, weil er sich ständig über irgendetwas Sorgen gemacht habe und dadurch nie zur Ruhe gekommen sei. Die Dosis habe er nie gesteigert, weil es ihm unter der Medikation immer gut gegangen sei.

**Tabelle 5**

| Substanz | Intoxikation | Entzug |
|---|---|---|
| Alkohol | | x |
| Benzodiazepine | | x |
| Barbiturate | | x |
| Amphetamine | x | |
| Cannabis | x | |
| Kokain | x | |
| Halluzinogene | x | |
| Opioide | | x |
| Antidepressiva | x | |
| Neuroleptika | | x |
| Koffein | x | |
| Atropin u. a. Anticholinergika | x | |

Eine genaue Befragung des Patienten ergibt, daß er unter einer Generalisierten Angststörung gelitten hat. Durch die Einnahme der Beruhigungsmittel kam es zu einem Verschwinden der Symptomatik. Das Auftreten der Panikattacken kann nun zweierlei Gründe haben: einerseits können es die Symptome einer Panikstörung sein, andererseits aber auch Entzugserscheinungen.

Es wurde nun gemeinsam mit dem Patienten eine Behandlungsstrategie entwickelt: es sollte primär ein Tranqilizerentzug durchgeführt werden, um die Genese der Symptome feststellen zu können (dieser wurde selbstverständlich ohne den Einsatz sedierender Medikamente durchgeführt). Nach Abklingen der Entzugssymptomatik kam es zu keinem weiteren Auftreten von Panikattacken, sehr wohl jedoch zum Wiederauftreten von unkontrollierbaren, übertriebenen Sorgen, verbunden mit körperlichen Symptomen. Nach Diagnosestellung (Generalisierte Angststörung) wurde eine entsprechende psychotherapeutische Behandlung begonnnen.

Prinzipiell sollen alle Patienten mit Verdacht auf irgendeine Form der Angststörung (s. Tabelle 1) zu einem Spezialisten überwiesen werden. Während jedoch Generalisiertes Angstsyndrom, Soziale Phobie, Zwangsstörung, Agoraphobie usw. nur äußerst selten eine sofortige Intervention notwendig machen, kann dies bei den oben besprochenen durchaus der Fall sein. In diesem Kapitel soll dem Leser ein kurzer Leitfaden gegeben werden, welche unmittelbaren Hilfestellungen den Betroffenen gegeben werden können (und damit der Verlauf der Störung günstig beeinflußt werden kann), bzw. welche Langzeitbehandlungsformen zur Verfügung stehen.

## Literatur

Amelang M, Bartusek D (1985) Differentielle Psychologie und Persönlichkeitsforschung. Kohlhammer, Stuttgart Berlin Köln Mainz

Becker ES, Margraf J (1995) Kognitive Therapie von Angsterkrankungen. In: Kasper S, Möller HJ (Hrsg) Angst- und Panikerkrankungen. Fischer, Jena Stuttgart

Berzewski H (1996) Der psychiatrische Notfall. Springer, Berlin Heidelberg

Curtis GC, Thyer B (1983) Fainting on exposure to phobic stimuli. Am J Psychiatry 140: 771–774

Diagnostic and Statistical Manual of Mental Disorders (1994) 4th edn. American Psychiatric Association

Dillinger H (Hrsg) (1991) Internationale Klassifikation psychischer Störungen, Kapitel V (F), klinisch diagnostische Leitlinien, Weltgesundheitsorganisation. Huber, Bern Göttingen Toronto

Fabisch H, Wieselmann G, Langs G (1993) Das psychiatrische Erstgespräch im Kontext aktueller Klassifikations- und Kodierungssysteme. Psycho 19: 638–640

Fröhlich WD (1983) Perspektiven der Angstforschung. In: Enzyklopädie der Psychologie, Themenbereich C – Theorie und Forschung, Serie IV, Motivation und Emotion, Bd 2: Psychologie der Motive.Verlag für Psychologie, Göttingen, S 110–320

Freud S (1895) Über die Berechtigung, von der Neurasthenie einen bestimmten Symptomencomplex als „Angstneurose“ abzutrennen. Neurologisches Zentralblatt 14/2: 50–66

Keller MB, Hanks DL (1993) Course and outcome in panic disorder. Prog Neuropsychopharmacol Biol Psychiatry 17: 551–570

Kessler RC et al. (1994) Lifetime and 12–month prevalence of DSM-III-R psychiatric disorders in the United States: Results from the National Comorbidity Survey. Archives of General Psychiatry 51: 8–19

Kulenkampff C, Bauer A (1960) Über das Syndrom der Herzphobie. Nervenarzt 31: 443–454; 496–507

Langs G, Zapotoczky HG (1995) Neuere Entwicklung der Terminologie von Angststörungen. In: Kasper S, Möller HJ (Hrsg) Angst- und Panikerkrankungen. Fischer, Jena Stuttgart

Margraf J, Schneider S (1989) Angstanfälle und ihre Behandlung. Springer, Berlin

Marks IM (1970) Fears and phobias. Academic Press, New York

Marks IM (1987) Fears, phobias, and rituals. Oxford University Press, New York Oxford

Pekrun R (1990) Emotion: Klassifikation und Diagnostik. In: Baumann U, Perrez M (Hrsg) Klinische Psychologie, Bd 1. Huber, Bern Stuttgart Toronto

Rief W, Fichter MM (1995) Verhaltenstherapie von Angsterkrankungen. In: Kasper S, Möller HJ (Hrsg) Angst- und Panikerkrankungen. Fischer, Jena Stuttgart

Roscher WH (Hrsg) (1897–1902) Ausführliches Lexikon der griechischen und römischen Mythologie. Teubner, Leipzig

Tyrer P (1989) Classification of Neurosis. Wiley, Cichester

Wieselmann G et al. (1994) Angststörungen und ihre praktischen Implikationen. Die Medizinische Welt 45: 550–552

Wittchen HU et al. (1992) Lifetime and 6 month prevalence of mental disorders in the Munich Follow-up Study. Eur Arch Psychiatry Clin Neurosci 41: 247–258

# Der Zwangskranke

*Hans Georg Zapotoczky und Karin Fabisch*

## Einleitung

Lange Zeit wird der Zwangskranke nicht auffällig erscheinen; sein Verhalten wird im allgemeinen auch nicht als krankhaft bezeichnet. Vielleicht wird er wegen seiner Genauigkeit sogar geschätzt und gelobt. Erst wenn die Irritierung der Umwelt ein gewisses Ausmaß überschreitet, wird die Umwelt des Patienten auf ihn aufmerksam und vielleicht von Krankheit sprechen. Ob er es selbst so empfindet, mag zweifelhaft bleiben. Meist kommt er zum Arzt, wenn die Störung schon weit fortgeschritten ist und Verhaltensmuster, die jahrelang entwickelt wurden, festgefahren sind. Dann sind meist die Behandlungschancen vergleichsweise gering. Daher ist eine frühzeitige Erfassung von Zwangskranken und eine baldige Therapieeinleitung von ausschlaggebender Bedeutung.

## Der Begegnungsmodus

Der Begegnungsmodus Patient-Arzt wird sich unter diesem Aspekt abspielen: selten kommt der Patient freiwillig; entweder wird er von den Angehörigen dazu veranlaßt oder von bedrohenden äußeren Umständen: Verlust des Arbeitsplatzes, bevorstehende Scheidung etc. Er wird von seinen eigenen Formalismen geschlagen. Oder kommt, weil er außer an Zwängen auch noch an depressiven Beeinträchtigungen leidet.

Der Patient trifft entweder zum vereinbarten Zeitpunkt in der Ordination ein, meist sogar überpünktlich frühzeitig, oder zu spät. Seine Entschuldigung bezieht sich auf unnötige Details, die aber für das Verständnis des Patienten nicht unwichtig sind. Sie stellen bereits die

Eingangspforten für jene gedanklichen Labyrinthe dar, in die er sich zurückgezogen hat und immer wieder verkriecht. Man merkt dies lange Zeit nicht. Auch deswegen nicht, weil der Patient seine Situation verharmlost und beschönigt. Er schätzt sich selbst als durchschnittlich kontrolliert ein (*Güttel* und *Radbauer*, 1988); d.h., er empfindet sein tatsächliches kontrollierendes Verhalten als durchaus angemessen. Der Patient versteht es sogar, den Therapeuten in Sicherheit zu wiegen, es sei alles ohnehin nicht so arg.

Der Zwang minimiert die Angst des Patienten und vermindert gleichzeitig auch die Besorgnis beim Therapeuten. Erst eine gezielte Außenanamnese öffnet dem Therapeuten die Augen; oft wird sie vom Patienten sabotiert, es werden Terminkollisionen angegeben, bzw. seine zwanghafte Art gestattet ihm die Vermittlung der Terminvereinbarung nicht. Der Zwangspatient läßt den Therapeuten in der Luft hängen, macht ihn hilflos. Erst allmählich versteht man die Überkontrolle, die der Patient vornimmt: alles wird ständig registriert – es gibt keine Spontaneität. Dies kann den unerfahrenen Therapeuten verunsichern oder in falscher Sicherheit wiegen. Oder sogar aggressiv gegen den Patienten werden lassen. Doch der Patient wirkt trotz der überkontrollierten Haltung nicht souverän – oder gerade deswegen nicht. Als Außenstehender merkt man lange nicht, was den Patienten betroffen macht, was ihn kalt läßt. Seine Aufmerksamkeit wirkt ungezielt, sie ist auf alles gerichtet; die Reaktion auf ein Ereignis läßt oft lange auf sich warten. Man hält dies lange für bedeutungslos, was falsch ist. Ein Zwangspatient überstrapaziert den Therapeuten. Und in der Regel ist er sogar ausdauernder als dieser.

**Rein phänomenologisch** kann man Zwangshandlungen von Zwangsimpulsen und Zwangsgedanken unterscheiden. Zwangshandlungen betreffen Wasch-, Putz- und Kontrollzwänge, die oft durch Zwangsbefürchtungen begründet, gegen den Willen des Betroffenen durchgeführt werden müssen, von ihm als unsinnig eingeschätzt selbst einer starken Kontrolle unterliegen und deshalb einem Wiederholungszwang unterworfen werden. Zwangsimpulse bestehen in Antrieben zu bestimmten Handlungen, die gegen den Willen des Patienten auftreten wie z. B. jemandem aggressiv zu begegnen. Sie führen zu großer Selbstpeinigung und Angst. Zwangsgedanken treten gleichfalls gegen den Willen des Betroffenen auf und bestehen in Zwangsideen, Zwangsvorstellungen, Zwangserinnerungen. Sie treten selten isoliert ohne gleichzeitige Manifestation von Zwangsimpulsen und Zwangshandlungen auf. Die Grenze zum normalpsychologisch-pedantischen Verhalten, zum krankhaft Übersteigerten ist fließend. Die von *Westphal* (1877) kreierte Definition von Zwangsvorstellungen gilt noch heute: „Unter Zwangsvorstellungen verstehe ich solche, welche, bei übrigens intakter Intelligenz und ohne durch einen gefühls- oder affektartigen Zustand bedingt zu sein, gegen und wider den Willen des betreffenden Menschen in den Vordergrund des Bewußtseins treten, sich nicht verscheuchen lassen, den normalen Ablauf der Vorstellungen hindern und durchkreuzen, welche der Befallene stets als abnorm, ihm fremdartig anerkennt und denen er mit seinem gesunden Bewußtsein gegenübersteht."

Aus dieser Definition ist erkennbar: der Zwangskranke berichtet von seinem Zwang, der ihn veranlaßt, bestimmtes zu denken oder durchzuführen. Er wehrt sich dagegen – versucht dagegen Widerstand zu leisten und sieht das Unsinnige dieser Gedanken bzw. Handlungen ein.

Davon spricht der Betroffene zunächst lange nicht. Im Erstgespräch hält der Zwangspatient den Dialog lange an der Oberfläche des Nichtigen.

Daher ist eine **Fremdanamnese** bedeutsam. Meist kontaktieren die Angehörigen den Therapeuten früher als der Patient selbst. Das ist schlecht, denn der Therapeut ist zwar vorinformiert, kann aber mit diesen Vormitteilungen schlecht agieren. Der Zugang zum Patienten ist dann vorbelastet. Besser ist es schon, die Angehörigen in Gegenwart des Patienten anzuhören. Meist wird sich dann bei dem Patienten eine Haltung einstellen, derart daß er die Angaben seiner Angehörigen entweder sofort in Frage oder nachher in Abrede stellt. Der beste und therapeutisch am ehesten gerechtfertigte Zugangsweg ist wohl der, zunächst mit dem Patienten allein zu arbeiten und eventuell später die Anverwandten mit einzubinden, falls der Patient damit einverstanden ist. Dabei sei darauf hingewiesen, daß es in der Therapie selten auf die „tatsächlichen Ereignisse" ankommt, welche die Angehörigen im Sinne ihrer scheinbar „objektiven" Sachverhaltsdarstellung vorbringen wollen sondern darauf, was der Patient erlebt und wie er selbst die Dinge sieht. Gerade im Umgang mit den Angehörigen des Patienten sollten systemische Blickpunkte nicht außer acht gelassen werden: oft hält die Sorge und die Störung des Patienten eine Familie zusammen; dadurch kann die Beeinträchtigung des Patienten durch die Zwangssymptomatik aufrechterhalten werden. Diese Überlegungen haben eine Relevanz für den Aufbau und die Durchführung der Therapie. Wird der Patient stationär aufgenommen, kann dies dazu führen, daß die Familie aus Angst vor der drohenden Desintegration den Patienten wiederum zu sofortiger Rückkehr in den familiären Verband veranlassen will und sich mit diesem Anliegen nicht selten auch durchsetzt.

Die Partnerproblematik des Zwangskranken spielt also für die Genese wie Aufrechterhaltung der Störung eine Rolle. Der Zwangskranke erlebt sich nicht selten als jemand, der in seinen sozialen Beziehungen durchaus „potent" ist (*Güttel* und *Radbauer*, 1988) dies könnte unter anderem damit zusammenhängen, daß sich der Zwangskranke jene Beziehungspersonen, jene Umwelt heraussucht, die ähnlich durch Zwang beeinträchtigt sind wie er, die ähnlich beziehungsgestört ihm nicht zu nahe kommen, wodurch ein nicht zu herausforderndes, geordnetes „geregeltes" Verhältnis zu den ihn umgebenden Menschen gewährleistet ist. Alles bewegt sich beruhigt im Durchschnitt. Andererseits fühlt sich der Zwangskranke von seiner Umwelt nicht akzeptiert. Er interpretiert sich als jemand, der in seiner sozialen Interaktion behindert ist.

Der **äußere Eindruck**, den der Zwangspatient erweckt, ist wenig hinweisend – oft unbedeutend bis zur Selbstverleugnung. Selten wirkt der Patient besonders gepflegt. In der Regel ist er unscheinbar. Seine Haltung ist eher steif; das Vorliegen eines Waschzwangs kann beim Händedruck an der rissigen spröden und trockenen Haut erkannt werden. Die Sprache ist meist umständlich, am Detail orientiert. Auf präzise Fragestellung erfolgt oft lange keine klare Antwort, Entscheidungsfragen bleiben unbeantwortet oder werden unzureichend beantwortet. Dies kann unter Umständen zu Fehldiagnosen führen. Im Therapeuten kann der Eindruck entstehen, daß hier von seiten des Zwangskranken Denkstörungen im Sinne von Sperrungen (Abbrechen des Gedankenduktus, Wiedereinsetzen mit einem anderen Inhalt) oder Faseln vorliegt. Die nosologische Zuordnung wird dadurch erleichtert, daß verschiedene andere Symptome einer Psychose entweder vorliegen oder nicht nachgewiesen werden können.

## Welche Gefühle löst ein Zwangskranker bei seinem Gegenüber aus?

Während sich ein Therapeut von einem Phobiker oder Hysteriker eher angezogen fühlt und ihm beistehen will, tritt einem Zwangskranken gegenüber ein ganz anderes Gefühl in den Vordergrund: man fühlt sich eher distanziert, rückt ab, ist innerlich eher wenig beteiligt, spürt etwas Unheimliches, ja Abstoßendes zwischen sich und dem Patienten: eine Kluft.

Vielleicht wird dies durch die mangelnde Flexibilität des Patienten bedingt, daß er sich nicht einstellen kann, sondern im Formalen verharrt, vielleicht spürt man auch die Unentschlossenheit, Unentschiedenheit des Patienten, der selbst in der Schwebe bleibt und den Therapeuten damit in der Schwebe hält. Dies kann unter Umständen oft zu profunden Mißverständnissen führen; etwa im Verhalten eines Zwangskranken einer Respektsperson (Autoritätsperson) gegenüber, die sich dadurch verunsichert fühlt und sich zu heftigeren Gegenreaktionen veranlaßt sieht als notwendig.

Beim Phobiker wird durch die Zuwendung das Symptom im Sinne des operanten Lernens aufrechterhalten und verstärkt. Den Zwangskranken verstärkt die Distanz, die er zwischen sich und den anderen Menschen legt und die vom Therapeuten bemerkt und respektiert wird, in seiner Symptomatik. Dementsprechend gehen therapeutische Richtlinien dahin, die Symptomatik bei Phobikern dadurch zu beeinflussen, daß man sie nicht durch Zuwendung verstärkt, sondern sie durch neutrales Verhalten zu löschen versucht; beim Zwangskranken scheint gerade das Gegenteil vorzuliegen: durch Distanzhalten wird das zwängliche Verhalten verstärkt. Man müßte als Therapeut an den Zwangspatienten herangehen, ihm auf die Schulter klopfen, ihn umarmen und auf solche Weise die dem Zwang zugrundeliegende Beziehungsangst löschen.

Dieses Gefühl, man möchte mit dem Zwangskranken keine Beziehung, keinen Kontakt unterhalten, hat jeder verspürt, der einem zwänglich-pedantischen Menschen gegenübergesessen ist. Jedes Quästchen der Tischdecke ist ausgerichtet, die Obstschale samt den darin befindlichen Äpfeln und Birnen glänzend poliert, sodaß kaum zu unterscheiden ist, welcher Apfel aus Porzellan, welche Birne Natur ist, auf Plüschsesseln liegen gehäkelte Deckchen, und man setzt sich auf diese Stühle gar nicht mit dem vollen Gewicht, sondern verharrt auf der Sitzfläche eines Viertels des Stuhls, um am liebsten sofort flüchten zu können. Man spürt Erleichterung, wenn der Zwangspatient den Raum verlassen hat. Und gerade das ist eine schlechte therapeutische Haltung, welche die Beziehungsstörung des Zwangspatienten noch verstärkt, zumindest nicht vermindert und somit aufrecht erhält.

## Objektivierende Tests und Skalen

Heute verfügen wir über Fragebögen und Testskalen, die der Erleichterung der Anamneseerhebung dienen und zur Objektivierung der tatsächlichen psychischen Beeinträchtigung beitragen. Diese objektivierenden Skalen können am Beginn der Therapie nach dem Erstgespräch erhoben und mit dem Patienten besprochen werden, dienen also als Grundlage für die weitere Therapieplanung. Selbstverständlich muß das Therapieprogramm bisweilen nachgestellt und überarbeitet werden. Im Laufe der Behandlung stellt sich nicht selten heraus, daß manche Angaben des Patienten ungenau und verschwommen waren, daß Ängste und Bereiche von Behinderungen erst allmählich deutlich werden, sodaß Korrekturen des Therapieangebots notwendig wären. Die Erhebungen durch Tests stellen also guidelines dar.

Die Auswertung der verwendeten Selbst- und Fremdbeurteilungsskalen sollte bei Zwangskranken unter Beachtung folgender krankheitspezifischer Charakteristika erfolgen:

Besonders Selbstratingskalen sind in ihrer tatsächlichen Aussagekraft sowohl von den Fähigkeiten des Patienten zu genauer Selbstwahrnehmung als auch von dessen Bereitschaft abhängig, vorhandene Problembereiche gemäß der Realitit abzubilden. Bei Patienten mit Zwangserkrankungen sind vielfach gerade diese beiden Voraussetzungen für eine verläßliche Selbsteinschätzung des Ausmaßes an psychopathologischer Symptomatik nur bedingt gegeben. Emotionale und kognitive Fehleinschätzungen – bedingt durch Selbstzweifel, Gefühle der Unvollkommenheit und Angst vor Kritik und Ablehnung – können zu einer unrichtigen oder zumindest ungenauen Einschätzung der eigenen Symptomatik und der damit verbundenen Beeinträchtigungen führen, wodurch der Aussagekraft eines solchen Fragebogens Grenzen gesetzt sind (*Pato* et al., 1994).

Auch bei Fremdratingskalen, in denen der Diagnostiker auf der Grundlage des klinischen Interviews seinen Eindruck vom Patienten wiedergibt, kann es auch aufgrund einer in Richtung sozialer Erwünschtheit verlagerten Selbstdarstellung des Patienten anfänglich zu Fehleinschätzungen kommen.

Aus diesen Gründen empfiehlt sich von testpsychologischer Seite eine kontinuierliche Diagnostik im Verlaufe der Behandlung („therapiebegleitende Diagnostik", *Reinecker*, 1991).

In der Diagnostik und im Rahmen wissenschaftlicher Arbeiten waren das Leyton Obsessional Inventory (LOI, *Cooper*, 1970), das Maudsley Obsessive Compulsive Inventory (MOCI, *Hodgson* et al., 1977) sowie die Hopkins Symptom Checklist (HSCL, *Derogatis*, 1974), alle drei sind Selbstbeurteilungsinstrumente, die häufigsten Verfahren.

Für den deutschsprachigen Raum ist derzeit das Hamburger Zwangsinventar (HZI, *Zaworka* et al., 1983; *Klepsch* et al., 1991) das testpsychologisch am besten abgesicherte Selbstratingverfahren. Das HZI bildet unabhängig von Symptomdauer und Patientenalter das Vorhandensein von Denk- und Handlungszwängen über sechs Subskalen differenziert ab.

International gilt zur Zeit die Yale-Brown-Obsessive-Compulsive-Scale (YBOCS, *Goodman*, 1989) als „gold standard" (*Pato* et al.,1994). Dieses Fremdratingverfahren (in deutscher Übersetzung von *Hand* und *Büttner Westphal*, 1991) wird ebenso in der Forschung wie auch zum Zweck der Diagnostik und zur Beurteilung medikamentös und/oder psychotherapeutisch bedingter Veränderungen eingesetzt. Es erfaßt den Schweregrad von Denk- und Handlungszwängen in bezug auf den Zeitaufwand, die Beeinträchtigungen im Alltagsleben, den empfundenen Leidensdruck, den eingesetzten Widerstand gegen und die tatsächlich ausgeübte Kontrolle über die Symptomatik.

Die **Gefahrenmomente des Erstgesprächs** mit Zwangspatienten sind im Grunde nur einige wenige: der Patient versucht, seine Störung zu verharmlosen. Oft bleibt es unklar, inwieweit bei dem Patienten überhaupt ein Leidensdruck besteht. So schwankt der Untersucher oft zwischen der Überzeugung, es liegt Dissimulation vor, und dem Eindruck, das Ausmaß der Störung bei dem Patienten ist tatsächlich gering, hilflos hin und her. Zwang ist ein von Patienten oft seit langem eingesetztes Mittel, speziell Annäherungs-und Beziehungsprobleme zu bewältigen. Will er diese Strategie überhaupt aufgeben? Kann er soviel Energie einsetzen? Er verschanzt sich hinter dem Zwang, sieht in ihm gar kein psychopathologisches Ereignis. Verspürt der Patient nun, daß ihm der Therapeut bereitwillig folgt und die Situation gleichfalls verharmlost, gewinnt er Oberwasser und beherrscht die weiteren therapeutischen Ansätze seines Behandlers. Daher sollte der Therapeut strikt und genau sein, ein fast perfektes Behandlungskonzept vorlegen, einfach und präzise, sodaß der Patient gar keine andere Möglichkeit sehen kann als dieses in toto anzunehmen oder in toto abzulehnen.

Der Therapeut sollte dem Zwangspatienten keine Möglichkeit zu Entscheidungsveränderungen, Entscheidungsverzögerungen geben. Die Präzision des Therapeuten sollte die Zwangshaltung des Kranken übertreffen.

**Zur Sicherung der Diagnose** sollten folgende Überlegungen herangezogen werden. Zwang ist als Superstruktur aufzufassen, die sich bei vielen psychischen Störungen entwickeln kann: allgemein bekannt ist die Komorbidität-Kosymptomatik bei depressiven Störungen. Dabei kann zwischen primären und sekundären depressiven Beeinträchtigungen unterschieden werden, je nachdem, ob das depressive Syndrom vor oder nach Beginn der Zwangssymptomatik aufgetreten ist. Die Komorbidität-Kosymptomatik verschlechtert jedenfalls von sich aus die Prognose der Störung.

Weiters sind Komorbidität-Kosymptomatik mit schizophrenen Störungen beschrieben worden. Eggers hat hervorgehoben, daß Zwangsphänomene bei Jugendlichen am Beginn einer schizophrenen Störung auftreten können; sie stellen offenbar Bewältigungsmöglichkeiten der Angst dar, die dadurch zunächst gebannt erscheint. Zwangssyndrome wurden auch als Vorpostensyndrome im Verlaufe schizophrener Störungen beschrieben (*Groß*, 1969; *Huber*, 1985).

Auch im späteren Verlauf einer schizophrenen Erkrankung wurden Zwangsphänomene beobachtet; die psychotischen Symptome können dadurch maskiert werden (*Süllwold*, *Herrlich*, *Volk*, 1994). Zwangssymptome bei Schizophrenen sind meist durch Manierismen und Bizarrerien gekennzeichnet; abgesehen davon, daß die Kernsymptomatik einer Schizophrenie – also Denkstörungen – erhebbar sind. Dadurch dekompensieren diese Patienten früher in ihren intellektuellen wie sozialen Leistungen, während Zwangskranke auf Basis einer neurotischen Störung oft unwahrscheinlich lange ihr ursprüngliches Funktionsniveau beibehalten können (*Süllwold* et al., 1994).

Auch hirnorganische Störungen können mit Zwangserscheinungen einhergehen. Bekannt sind Zwangsdenken und Zwangshandlungen bei der Encephalitis lethargika und anderen postencephalitischen Endzuständen, bei CO-Vergiftungen, Schädel-Hirntraumata, Morbus Parkinson, Gilles de la tourette Syndrom und anderen. Auch bei Epileptikern kann eine Zwangssymptomatik ausgeprägt sein. Es lassen sich dann neben den Symptomen des Zwangs auch solche des organischen Psychosyndroms nachweisen. Zusatzuntersuchungen wie EEG, CT und andere bildgebende Verfahren sind angezeigt und können Klarheit verschaffen.

Es gibt auch Zwangskranke, bei denen keines der oben angeführten Syndrome nachweisbar, deren Symptomatik allein durch die psychogene Entwicklung, durch die Lerngeschichte erklärbar ist. Bei diesen Patienten finden sich in der Anamnese häufig Prozesse wie Modelllernen, traumatisierende Ereignisse in der frühen Kindheit, Entwicklungsperioden mit schwerer Angstbelastung etc., außerdem auch neurotische Prodromalsymptome (ängstliche Reaktionen, Nägel beißen, Pavor nocturnus etc.) die zur Diagnose hinführen. Man kann eine anankastische Persönlichkeitsentwicklung von einer Zwangsneurose abgrenzen. Auch vorübergehende anankastische Reaktionen mit günstiger Prognose werden beschrieben. Dadurch wird nicht nur die Symptomatik erfaßt sondern auch ein der Symptomatik zu Grunde liegender nosologischer Prozeß abgeklärt.

## Mit welcher Zielsetzung den Erstkontakt beenden?

Als Arzt wird es selbstverständlich erscheinen, den Erstkontakt nicht dabei bewenden zu lassen sondern zu einer Therapie zu motivieren. Die heute verfügbaren SSRI'S, die auf die Impulskontrolle einwirken und in höherer Dosierung einen antianankastischen Effekt haben können, werden diese kritische Situation erleichtern.

Sie vermögen die Ängste des Patienten zu reduzieren (und machen damit die angstbewältigenden Zwänge sozusagen unnötig); sie können auch den Kontakt zum Patienten bahnen, in dem sie von vornherein Erwartungen auf massivere Änderungen zerstreuen und einen allmählichen Änderungsprozeß ankündigen; das Angebot, man werde in einer Art „flooding" den Patienten veranlassen, alle Zwangshandlungen aufzugeben und sich mit Situationen ohne Zwangskontrollen, Zwangshandlungen zu konfrontieren, verursacht dem Patienten sicherlich größte Angst. Der Weg über das Medikament kann auch die Akzeptanz psychotherapeutischer Behandlungsvorschläge erleichtern. Einem Zwangskranken heute keine SSRI anzubieten, kann als Kunstfehler bezeichnet werden. Schwieriger wird es, wenn der Patient die Medikation ablehnt und auch von einer Konfrontation mit zwangsauslösenden Situationen Abstand nehmen will; wenn er höchstens in einige (meist belanglose) Gespräche einwilligt. Die Standardtherapie heute besteht in einer Kombinationsbehandlung von SSRI (Serotonin reuptake-Hemmer) und verhaltenstherapeutischen Methoden wie Reizüberflutung. Zur Akzeptanz dieser Kombination sollte der Patient motiviert werden.

Zielführend und erleichternd kann sein, wenn man sich dabei folgende Vorgangsweise vor Augen hält:

Den Patienten belasten nicht nur seine Symptome, sondern auch das mit ihnen verbundene Gefühl, daß man anders als die anderen, subjektiv unzulänglich sei, schwächer als die anderen etc., was zu einer selbstempfundenen „Demoralisierung" führt (*Frank*), und schließlich in der Scheingewißheit endet, niemand könne mehr helfen und eine Änderung der Situation sei nicht möglich, weil alle anderen einen im Stich lassen. Der zur Therapie motivierende Ansatzpunkt muß daher in der Botschaft an den Patienten bestehen, er stehe nicht allein mit seinem Symptom da, dieses betreffe auch andere Menschen, auch diesen sei geholfen worden, eine Änderung ihrer Situation und ihres Zustandes herbeizuführen. Dies sei möglich. Wichtig ist dabei auch, auf jene Möglichkeiten zu achten, die einer Motivation zur Therapie von seiten des Patienten entgegenstehen: da ist in erster Linie die Angst vor Veränderungen der gegenwärtigen Situation zu nennen, die schließlich auch Vorteile gebracht hat (z. B. es meidet mich jeder), die Gewohnheit des Verhaltens (es wurde immer so gemacht), die ungenügende Information (was geschieht wann wie?) oder die emotionale Ablehnung des Therapeuten. Gerade gegenüber dem Zwangskranken ist die Beachtung dieser Punkte ausschlaggebend, schon im Erstgespräch sollten daher diese Momente ausführlich diskutiert werden.

## Literatur


Cooper J (1970) The Leyton obsessional inventory. Psychological Medicine 1: 48–64

Eggers C (1969) Zwang und jugendliche Psychosen. Praxis Kinderpsychol 18: 202

Frank JD (1987) Psychotherapy, rhetoric and hermeneutics: implications for practice and research. Psychotherapy 24: 293–302

Goodman WK et al. (1989) The Yale-Brown Obsessive Compulsive Scale (Y-BOCS). Part I: Development, use and reliability. Arch General Psychiatry 46: 1006–1011. Part II: Validity. Arch General Psychiatry 46: 1012–1016

Gross G (1969) Prodrome und Vorpostensyndrome schizophrener Erkrankungen. In: Huber G (Hrsg) Schizophrenie und Zyklothymin. Thieme, Stuttgart

Güttel B, Radbauer L (1988) Persönlichkeitsmerkmale und Wahrnehmungen von Bezugspersonen von Zwangs- und Phobiepatienten. Psychother Psychol 38: 131–140

Hand I, Büttner-Westphal H (1991) Die Yale-Brown Obsessive Compulsive Scale (Y-BOCS). Ein halbstrukturiertes Interview zur Beurteilung des Schweregrades von Denk- und Handlungszwängen. Verhaltenstherapie 1: 223–225

Hodgson RJ, Rachman S (1977) Obsessional-compulsive complaints. Behav Res Therapie 15: 388–395

Huber G (1985) Basis-Stadien endogener Psychosen und das Borderline-Problem. Schattauer, Stuttgart New York

Klepsch R et al. (1991) Hamburger Zwangsinventar – Kurzform. Hogrefe, Göttingen

Pato MT, Eisen JL, Pato CN (1994) Rating scales for obsessive compulsive disorder. In: Hollander E et al. (eds) Current insights in obsessive compulsive disorder. Wiley, Chichester, pp 77–92

Reinecker H (1991) Zwänge. Diagnose, Theorien und Behandlung. Huber, Bern

Süllwold L, Herrlich J, Volk St (1994) Zwangskrankheiten. Psychobiologie, Verhaltenstherapie, Pharmakotherapie. Kohlhammer, Stuttgart Berlin Köln

Westphal C (1978) Über Zwangsvorstellungen. Arch Psychiatrie Nervenkrankheiten 8: 734–750

Zaworka W et al. (1983) Hamburger Zwangsinventar. Hogrefe, Göttingen

# Der aggressive Patient

*Rainer Lapornik*

## Vorbemerkung

Täglich werden wir in den Massenmedien mit Krieg, politischem Mord, Terrorismus, Kindesmißhandlung, Vergewaltigung, Vandalismus konfrontiert. Dies legt die Vermutung nahe, daß wir in einer Zeit leben, in der die menschliche Grausamkeit einen völlig neuen und bisher unvorstellbaren Grad erreicht hat.

Aber schon eine kurze Untersuchung von Ereignissen der gleichen Art in der Vergangenheit läßt Zweifel an dieser These aufkommen. In 5600 Jahren dokumentierter Geschichte hat es 14.600 Kriege gegeben – etwa 2,6 pro Jahr –, und von 185 Generationen, die in dieser Zeit gelebt haben, hatten nur 10 das Glück, in ungestörtem Frieden zu leben.

Angesichts dieser Fakten ist es schwer, weiterhin überzeugend die Ansicht zu vertreten, daß Gewalt hauptsächlich eine Ausgeburt des 20. Jahrhunderts sei. Es scheint eher so zu sein, daß jede Epoche ihren Teil zur Vermehrung der Gewalt beigetragen hat.

## Ärger – Aggression

Einige Autoren unterscheiden Ärger und Aggression kaum oder gar nicht. Dies läuft nicht nur auf eine Verarmung der Sprache hinaus (der wissenschaftlichen, wie der Umgangssprache), sondern auch auf eine undifferenzierte Erfassung dieser Phänomene.

Denn bei näherem Hinsehen gibt es sowohl Ärger ohne Aggression als auch Aggression ohne Ärger. Man kann Ärger als aggressives Gefühl bezeichnen, aber das gilt auch für Unmut, Wut, Zorn, Grimm, Groll, Haß, Schadenfreude etc.

Unter Ärger wird eine Emotion verstanden, die als aggressionsverwandt gelten darf.

Ärger soll eine Klasse von untereinander subjektiv ähnlichen, unlustbetonten emotionalen Reaktionen bezeichnen, die auf Störungen, auf aversive Erlebnisse hin auftreten können. Ärger ist objektbezogen, insofern ärgert man sich über jemanden oder über etwas. Dieses Objekt wird als Hindernis erlebt, das man beseitigen, zumindest aber überwinden möchte.

Wut gilt im allgemeinen eher als Primitivaffekt; die Erregung ist höher als bei Ärger. Wut kann „blind machen".

## Ärger-Aggressions-Verknüpfung

Eine Frustration führt zunächst zu einer Erregung und zu einer Interpretation des Ereignisses. Je mehr dieses als willkürlich und unfair erscheint, desto eher wird Ärger entstehen.

Ob Ärger auch zu einer Aggression führt, hängt von der Lerngeschichte der Person und ihrer Beurteilung der Kräfteverhältnisse in der Situation ab:

Hat man genügend positive Erfahrungen mit Aggressionen gesammelt oder hat man Hemmungen gegen Ärger und Aggression aufgebaut? Sind aggressionsauslösende Reize gegeben?

Ohne Ärger und leicht aggressiven Ärgerausdruck wäre unsere Welt recht farblos. Als Kind spielt man „Mensch ärgere dich nicht" in der Hoffnung auf Freude über den Sieg, wohl wissend, daß dafür auch Ärger durchlebt werden muß.

Bei allem notwendigen Respekt vor der Philosophie der Stoiker: Für ihren Krieg gegen die Affekte schlechthin finden sie keine Soldaten mehr (*Seneca*, o. J.), andererseits dürfen wir nicht blind dafür sein, daß Ärger-Wut-Affekte unangemessen werden können.

## Therapie von Ärger?

Ärger wird vielfach als ein eher „normales", alltägliches Gefühl angesehen, das nicht „therapiert" werden muß. Ärger gehört zum Alltag jedes Menschen, er stellt eine universelle Erfahrung dar (*Stearns*, 1972; *Völker*, 1980).

Ärger wird von den Individuen im Alltag meist bewältigt, ohne daß er zu einem Problem wird. Nur wenige Menschen scheinen so unter der eigenen Reizbarkeit, unter häufigem Ärger und Wutausbrüchen zu leiden, daß sie sich deshalb in eine Therapie begeben. Umgekehrt dürfte es weit mehr Menschen geben, die, da sie unter den Folgen des Ärgerausdrucks ihrer Mitmenschen zu leiden haben, diesen eine entsprechende Therapie anempfehlen bzw. sich eine solche für sie wünschen würden.

## Definition von Aggression

Begibt man sich auf die Suche nach einem medizinisch brauchbaren Aggressionsbegriff, so besitzt die von *Selg* (1968) vorgeschlagene Definition noch immer Gültigkeit: „Eine Aggression besteht in einem gegen einen Organismus oder ein Organismussurrogat gerichteten Austeilen schädigender Reize."

Eine Aggression kann offen (körperlich, verbal) oder verdeckt (phantasiert), sie kann positiv (von der Kultur gebilligt) oder negativ (mißbilligt) sein. Dem Kriterium der „Gerichtetheit" kommt dabei große Bedeutung zu. Es schließt zufälliges Schädigen aus, gleichzeitig wird vermieden, den Begriff „Absicht" in die Definition einzuführen.

Von der motivationalen Seite her kann man bei Aggression folgende Teilklassen unterscheiden:

- expressive (ärgerlich/wütende),
- feindselige (hostile),
- instrumentelle Aggression.

Mit expressiver Aggression ist die durch Ärger/Wut bedingte bzw. von Ärger/Wut begleitete Aggression gemeint, die so interpretiert werden kann, daß sie primär eine Störung beseitigen und somit eine erlebte Spannung aufheben soll.

Eine feindselige (hostile) Aggression will primär den Schmerz oder den Schaden des Opfers; gelegentlich kann sadistische Lust durchschimmern.

Die instrumentelle Aggression schließlich soll helfen, ein Ziel zu erreichen, wenn ein besser erscheinender Weg zum Ziel nicht erkannt wird. Eine instrumentelle Aggression ist primär ein Versuch, mit dem „Instrument" Aggression eine Aufgabe oder ein Problem zu lösen (*Feshbach*, 1964).

## Aggressionstheorien

In den letzten Jahrzehnten wurde eine Reihe von Theorien entwickelt, die jeweils andere Aspekte des komplexen Phänomens Aggression in den Vordergrund stellen.

Die Theorie *Sigmund Freuds*: In seinen frühen Schriften hielt er in seiner ersten Theorie Aggression einzig als Abwehr oder Unterdrükkung der Libido fest. Nach Ende des Ersten Weltkrieges änderte Freud seine Einstellung zur menschlichen Aggressivität und nahm nun in seine Theorie einen zweiten Haupttrieb auf, den Todestrieb, dessen Energie auf die Zerstörung oder Beendigung von Leben gerichtet ist. Ein ungezügelter Todestrieb würde jedoch nach kurzer Zeit in Selbstzerstörung enden. Daher wird diese Energie durch andere Mechanismen, wie dem der Verschiebung, nach außen gelenkt und so eine Basis für die Aggressivität gegen andere geschaffen.

*Konrad Lorenz* hat eine zweite Erklärung menschlicher Aggressivität entwickelt, bei der er sich hauptsächlich auf angeborene Tendenzen konzentriert. Seiner Meinung nach entspringt jede Form der Aggression primär einem Kampfinstinkt. Lorenz ist wie Freud der Überzeugung, daß Aggressivität unvermeidbar ist, da sie hauptsächlich von angeborenen Kräften herrührt. Darüber hinaus ist er der Ansicht, daß positive Gefühle wie Liebe oder Freundschaft mit Aggressivität nicht vereinbar sind und daß diese deshalb häufig Ausbrüche von Aggressivität verhindern. Er tritt also dafür ein, daß Aggressivität umgelenkt oder kompensiert werden kann.

### Aggression im Lichte der Frustrationstheorie

1939 erschien von *Dollard* et al. das Buch „Frustration und Aggression", das die Aggressionsforschung nachhaltig beeinflußte. Nach dieser These führt Frustration – verstanden als Blockierung konsequent zielgerichteten Verhaltens – zur Entstehung eines Triebes, der hauptsächlich darauf abzielt, Personen zu verletzen oder Gegenstände zu zerstören. Es kommt zu Angriffen auf die verschiedensten Ziele, insbesondere aber auf die Ursachen der Frustration.

### Aggressivität als erlerntes Sozialverhalten

Seit der Arbeit von *Bandura* (1973) gelten Modellernen und Imitation als wichtige Bedingung der Aggressionsentstehung. Kinder sind sensibel gegenüber dem Angebot an Aggressivität, das wichtige Personen ihnen gegenüber zum Ausdruck bringen. Sie lassen sich gewissermaßen anstecken, selbst dann, wenn es sie verletzt.

Das heißt, diese Art der Reaktion wird genauso im Laufe des Lebens erlernt wie anderes Verhalten. Es ist eine Tatsache, daß Kinder wie Erwachsene für gewisse Formen der Aggressivität mit positiven Reaktionen anderer belohnt werden. Zum Beispiel erhalten in Kriegszeiten Soldaten Auszeichnungen und Medaillen für die Tötung einer großen Anzahl feindlicher Soldaten. Berufssportler werden mit dem „großen Geld" und kritikloser Bewunderung belohnt, wenn sie sich in ihrer Sportart in aggressiver Weise gegen andere durchsetzen.

Schließlich postuliert *Kornadt* (1982) im Unterschied zur sozialkognitiven Lerntheorie und den Handlungstheorien ein spezifisches Aggressionsmotiv und bezeichnet diese integrative Theorie als Motivationstheorie der Aggression.

## Aggression – Autoaggression

Bezieht man auch Autoaggression in das Aggressionskonzept mit ein, so sind die Phänomene von Suizidalität und andere Formen autoaggressiven Verhaltens (z. B. parasuizidales Verhalten, Selbstbeschädigungshandlungen) zu bedenken. Dafür sprechen einige neuere Befunde im Sinne einer Serotoninmangelhypothese bei gesteigertem aggressiven Verhalten (*Möller*, 1992).

Die Zusammenfassung von Aggression und Autoaggression unter ein Gesamtkonzept hat im psychologischen/psychodynamischen Bereich Tradition durch die theoretischen Ansätze der psychoanalytischen Theorie (*Menninger*, 1933).

## Psychische Störung und Aggression

Im folgenden Abschnitt werden psychische Störungen angeführt, welche mit Aggression einhergehen können (die Aufzählung erhebt keinen Anspruch auf Vollständigkeit.):

### Geistige Behinderung

Recht häufig treten bei geistiger Behinderung Verhaltenssymptome wie Aggressivität, reduzierte Frustrationstoleranz, geringes Selbstwertgefühl, gestörte Impulskontrolle und stereotype selbststimulierende und selbstschädigende Verhaltensweisen auf.

## Demenz

Im Rahmen der Demenz können paranoide Vorstellungen manchmal sehr ausgeprägt sein und zu falschen Anklagen und verbalen oder tätlichen Angriffen Anlaß geben.

## Delir

Störungen der Emotionalität sind sehr häufig und recht unterschiedlich. Sie schließen Angst, Reizbarkeit, Ärger, Apathie ein. In diesem Zusammenhang können aggressive Handlungen mitunter auftreten.

## Schizophrenie

Aufgrund einer großangelegten Untersuchung schätzten Boeker und Haefner, daß von 10.000 an Schizophrenie Ersterkrankten später etwa 5 eine schwere Gewalttat (Angriff, der zum Tode führt oder führen könnte) begehen. Die paranoide Form ist in diesem Zusammenhang überrepräsentiert. Die Taten werden häufig ohne wesentliche Sicherungs- und Verbergungstendenzen verübt.

Menschen mit einer schizophrenen Störung weisen mit 10% eine überdurchschnittlich hohe Suizidrate auf (*Wilkinson*, 1982). Ihre Lebenserwartung ist daher, u.a. wegen der hohen Suizidrate, deutlich niedriger als in der Allgemeinbevölkerung.

## Intermittierende explosible Störung

Hauptmerkmale dieser Störung sind umschriebene Episoden mit Verlust der Kontrolle über aggressive Impulse, die zu schweren Gewalttätigkeiten oder Zerstörung von Eigentum führen. Der Grad der Aggressivität während der Episoden steht in keinem Verhältnis zu irgendeinem auslösenden psychosozialen Stressor.

## Persönlichkeitsstörungen

*Paranoide Persönlichkeitsstörung*: Häufig fühlen sich diese Menschen leicht mißachtet oder reagieren schnell zornig oder starten einen Gegenangriff. Sie können lange einen Groll gegen andere Personen hegen und

Mißachtung, Beleidigung oder verletzende Äußerungen nie vergeben. Menschen mit dieser Störung sind meist streitsüchtig und übertreiben Schwierigkeiten, das heißt, sie machen „aus einer Mücke einen Elefanten“.

*Antisoziale Persönlichkeitsstörung*: Die Betroffenen können sich nicht an gesellschaftliche Normen anpassen, begehen wiederholt antisoziale Handlungen, aufgrund derer sie verhaftet werden. Personen mit antisozialer Persönlichkeitsstörung sind leicht reizbar und aggressiv und wiederholt in Schlägereien verwickelt.

## Borderline-Persönlichkeitsstörung

Die Betroffenen sind häufig übermäßig zornig oder können ihren Zorn nicht kontrollieren, was oft zu Wutausbrüchen oder Prügeleien führt. Es besteht vermehrt die Neigung zu Suiziddrohung, -versuchen oder anderen autoaggressiven Verhaltensweisen.

## Depression

Im Rahmen dieser Erkrankung sind Gedanken an den Tod häufig. Oftmals ist der Betroffene überzeugt, daß es für ihn und andere besser wäre, wenn er tot wäre. Es können Suizidgedanken, mit oder ohne festen Plan, oder Suizidversuche auftreten. Unter „Suizidalität“ versteht man das Integral aller selbstzerstörerischen und selbstaggressiven Kräfte, welche den eigenen Tod zum Ziel haben (*Pöldinger*, 1968).

## Sucht

Aus psychiatrischer Sicht kann ein weiteres Anwachsen der Gewaltbereitschaft in unserer Gesellschaft nur dann verhindert werden, wenn vor allem der Suchtproblematik – von allen Teilen unserer Gesellschaft! – mehr Aufmerksamkeit gewidmet wird. Dabei darf sich die Perspektive aber nicht auf die Rauschdrogen im engeren Sinne (von Heroin über Kokain bis hin zu den neuen Designerdrogen) einengen.

Gerade für das Phänomen der Gewaltbereitschaft spielt vor allem der Alkohol in seinen Funktionen vom akzeptierten Genußmittel bis hin zur „Rauschdroge“ (also als Suchtmittel) die größte Rolle.

Zusammenfassend gilt für psychisch Kranke immer noch die von *Boeker* und *Haefner* (1973) getroffene Feststellung, daß sich im Vergleich zur gesunden Durchschnittsbevölkerung bei psychisch Kranken keine deutlich erhöhte Gefahr für Gewalthandlungen finden läßt.

Die vergleichsweise kleine Gruppe der Kranken, die aufgrund ihres psychischen Zustandes ein erhöhtes Risiko für die Gesellschaft darstellen, kann aufgrund der bestehenden gesetzlichen Regelungen so lange untergebracht und behandelt werden, wie es zum Schutze der Allgemeinheit erforderlich ist.

## „Therapie von Aggression"

### *Psychotherapie*

Gezielte psychotherapeutische Interventionen können bei der Behandlung von Aggression eine wichtige Rolle spielen.

Die Verhaltenstherapie stellt diesbezüglich eine differenzierte Palette von Behandlungsinterventionen zur Verfügung (z. B. *Linden* und *Hautzinger* 1981; *Ullrich de Muynck* et al., 1980).

Dabei ist festzuhalten, daß sich die Pharmakotherapie und die Verhaltenstherapie bei entsprechender Indikation nicht ausschließen.

Als grundlegend bei der Therapie aggressiver Patienten betrachtet *Marohn* (1992) die Fähigkeit des Therapeuten zu empathischem Kontakt in einer sicheren und unterstützenden, jedoch strukturierten und grenzensetzenden Umgebung.

Zur Prävention aggressiver Verhaltensauffälligkeiten kommt in Washington D.C. derzeit ein großangelegtes standardisiertes Programm zum Einsatz. Dieses trainiert bei 11- bis 14-jährigen Jugendlichen aus dem Unterschichtsmilieu das soziale Problemlösen in Verbindung mit der Vermittlung von Risikofaktoren für die Auslösung von Gewalttätigkeit. Eine vorläufige Evaluation des an Schulen durchgeführten Programmes weist dieses Vorgehen als erfolgversprechend aus (*Gainer, Webster & Champion*, 1993).

### *Pharmakotherapie*

Es ist festzuhalten, daß es „die" Pharmakotherapie „der" Aggression nicht gibt. Die Auswahl der einzelnen Substanzen erfolgt nach pragmatischen Gesichtspunkten. Der Psychiater orientiert sich in der Regel an der psychischen Grunderkrankung.

**Neuroleptika** wirken nicht nur antipsychotisch, sondern auch antiaggressiv. Diese Substanzgruppe findet bei Patienten mit schizophrener Störung, aber z. B. auch bei Persönlichkeitsstörungen mit aggressiven Impulshandlungen Anwendung.

Dazu ist jedoch kritisch anzumerken, daß die antiaggressive Wirkung von Neuroleptika wohl unspezifisch ist und entsprechende Begleiteffekte impliziert.

**Benzodiazepine** haben nicht nur eine belegte, wenn auch wahrscheinlich unspezifisch antiaggressive Wirkung beim Menschen, sondern sie können, wie etwa Alkohol, aggressionssteigernd wirken. Diese aggressiogene Wirkung kann auch im Tiermodell unter entsprechenden Bedingungen gezeigt werden (*Olivier* et al., 1991).

Bemerkenswert erscheint die Anwendung von *β-Rezeptorenblokkern* bei Patienten mit behandlungsbedürftiger Aggression verschiedener Genese. Der Wirkungsmechanismus der β-Rezeptorenblocker ist in diesem Zusammenhang bislang nicht klar.

**Carbamazepin** ist relativ oft untersucht worden, es wirkt nach einigen Berichten deutlicher antiaggressiv bei Patienten mit ausgeprägten EEG-Veränderungen (*Mattes*, 1986).

**L-Tryptophan:** In einer placebokontrollierten Cross-Over-Studie von *Morand* et al. (1983) wurde unter L-Tryptophan im Vergleich zur Placeboperiode eine deutliche Aggressivitätsabnahme festgestellt.

**Lithiumsalze** haben aufgrund ihrer serotoninagonistischen Wirkungen ein antiaggressives Wirkprofil (*Wickham* und *Reed*, 1987). Auf der Verhaltensebene werden ein „direkter" Einfluß auf die Impulskontrolle sowie eine veränderte Wahrnehmung aggressionsauslösender Stimuli diskutiert.

**Serenika:** Mit der verbesserten Kenntnis von verschiedenen Serotoninrezeptortypen konnten in den letzten Jahren auch Substanzen entwickelt werden, die spezifisch agonistisch oder antagonistisch auf diese Rezeptortypen einwirken. Diese Substanzen zeigten im Tierversuch ein spezifisches antiaggressives Profil und zwar ohne Beeinträchtigung der sensorischen oder motorischen Funktionen. Darüberhinaus wurde das Verteidigungsverhalten nicht beeinträchtigt.

**Antidepressiva:** Zur suizidalen Einengung kommt es meist im Rahmen von depressiven Syndromen. Diese Störung erfordert eine akute psychopharmakologische Intervention. Meist werden sedierende trizyklische Antidepressiva und auch Serotonin-Reuptake-Hemmer verordnet.

Es muß jedoch stets beachtet werden, daß die psychopharmakologische Behandlung nur eine Facette des Behandlungsspektrums ist. Dabei muß sorgfältig abgewogen werden, ob und in welchem Umfang Psychopharmaka eingesetzt werden müssen.

## Gesetzliche Regelungen

Das österreichische Unterbringungsgesetz (UbG) geht davon aus, daß psychisch Kranke primär in ambulanten oder offenen stationären Einrichtungen ohne Einschränkung ihrer Persönlichkeitsrechte behandelt und betreut werden.

Gemäß § 3 UbG darf in einer Abteilung für Psychiatrie nur untergebracht werden, wer

1. an einer psychischen Krankheit leidet,
2. im Zusammenhang damit sein Leben oder seine Gesundheit oder das Leben oder die Gesundheit anderer ernstlich und erheblich gefährdet und
3. nicht in einer anderen Weise, insbesondere außerhalb einer psychiatrischen Abteilung, ausreichend ärztlich behandelt oder betreut werden kann.

Folglich ergibt sich, daß aggressives Verhalten allein keinen Aufnahmegrund an einer geschlossenen psychiatrischen Abteilung darstellen kann und darf.

In den meisten Ländern gibt es gesetzliche und institutionelle Vorkehrungen, um Menschen mit psychischen Störungen zu behandeln, die im Zustand der Zurechnungsunfähigkeit Straftaten begangen haben.

In Österreich wird dieser Bereich durch den seit 1975 geltenden § 21/1 des Strafgesetzbuches (StGB), der die Einweisung in eine Anstalt für sogenannte „geistig abnorme Rechtsbrecher“ verfügt, geregelt.

## Schlußbemerkung

Gesteigerte soziale Konfliktbereitschaft und Aggressivität fallen nur in Ausnahmefällen in nervenfachärztliche Kompetenz. Sozial störende Aggressivität aber auch politisch motivierte Gewaltakte bleiben in erster Linie ein gesellschaftspolitisches Phänomen.

Nur bei psychopathologisch relevanten Veränderungen des geistig-seelischen Gefüges lassen sich medizinische und psychiatrische Modelle zur Erklärung und Behandlung pathologisch gesteigerter Aggressivität anwenden.

## Literatur

Averill JR (1982) Anger and aggression. Springer, New York

Bandura A (1973) Aggression, a social learning analysis. Prentice-Hall, Englewood Cliffs

Baron R (1994) Aggression. In: Freedman AM (Hrsg) Psychiatrie in Praxis und Klinik. Thieme, Stuttgart New York

Böker W, Häfner H (1973) Gewalttaten Geistesgestörter. Springer, Berlin Heidelberg New York

Dollard J (1939) Frustration and aggression. Yale University Press, New Haven

Feshbach S (1964) The function of aggression and the regulation of aggressive drive. Psychological Review 71: 257–272

Foregger E, Serini E (1988) Strafgesetzbuch, 4. Aufl. Manz, Wien (1. Aufl 1975)

Freud S (1920) Jenseits des Lustprinzips. Gesammelte Werke, Bd XIII. Imago Publishing Co, London

Gainer P, Webster D, Champion H (1993) A youth violence prevention program. Arch Surgery 128(3): 303–308

Kornadt H-J (1982) Grundzüge einer Motivationstheorie der Aggression. In: Hilke R, Kempf W (Hrsg) Aggression. Huber, Bern Stuttgart

Linden M, Hautzinger M (1981) Psychotherapie-Manual. Springer, Berlin Heidelberg New York

Lorenz K (1963) Das sogenannte Böse. Borotha-Schöber, Wien

Marohn R (1992) Management of the assaultive adolescent. Hospital and Community Psychiatry 43(6): 622–624

Mattes JA (1986) Psychopharmacology of temper outbursts. J Nerv Ment Dis 174(8): 622–624

Menninger KA (1933) Psychoanalytic aspects of suicide. Int J Psychoanal 14: 376–390

Möller HJ (1992) Ansätze zu einer medikamentösen Behandlung autoaggressiven Verhaltens. In: Gaebel W, Laux G (Hrsg) Biologische Psychiatrie, Synopsis 1990/91. Springer, Berlin Heidelberg New York

Morand C, Young SN, Ercin FR (1983) Clinical response of aggressive schizophrenics to oral tryptophan. Biol Psychiatry 18(5): 575–578

Müller-Örlinghausen B (1992) Pharmakotherapeutische Ansätze bei Aggression. In: Möller HJ, van Praag HM (Hrsg) Aggression and Autoaggression. Springer, Berlin Heidelberg New York

de Muynck R et al. (Hrsg) (1980) Soziale Kompetenz. Pfeiffer, München

Nolting HS (1987) Lernfall Aggression. Rowohlt, Reinbek

Olivier B, Mos J, Miczek KA (1991) Ethopharmacological studies of anxiolytics and aggression. Eur Neuropsychopharmacol 1(2): 97–100

Pöldinger W (1968) Die Abschätzung der Suizidalität. Huber, Bern Stuttgart

Selg H (1968) Diagnostik der Aggressivität. Hogrefe, Göttingen

Selg H (1992) Ärger und Aggression. In: Mees U (Hrsg) Psychologie des Ärgers. Hogrefe, Göttingen Toronto Zürich

Seneca (o. J./1986) Brief 116. In: Endres HM (Hrsg) Seneca. Goldmann, München

Stearns FR (1972) Anger: psychology, physiology, pathology. Thomas, Springfield

Unterbringungsgesetz (UbG), BGBl 1990/155

Volker U (1980) Vom Umgang mit einem verbotenen Gefühl: Ärgerhygiene. Psychologie heute 71: 257–272

Wickham EA, Reed JV (1987) Lithium for the control of aggressive and self mutilating behaviour. Int Clin Psychopharmacol 2(3): 181–190

Wilkinson DG (1982) The suicide rate in schizophrenia. Br J Psychiatry 140: 138–141

# Der manische Patient

*Götz F. Bertha*

## Einleitung

Der manische Patient ist in seinem Grundgefühl euphorisch, es besteht ein exaltiertes Lebensgefühl in Verbindung mit einer gesteigerten Psychomotorik. Der Bezug zur Realität ist nahezu verloren, soziale Konsequenzen werden im Handlungsbereich nicht bedacht. Durch das relativ plötzliche Auftreten der manischen Störung kann sie die Lebenssituation des Erkrankten, seinen Familienzusammenhang und sein Berufsleben erheblich belasten. Da ein Krankheitsgefühl nicht besteht, werden besonders bei Erstmanifestation der manischen Störung ärztliche Kontakte vorwiegend durch nahestehende Personen aus der Umgebung des Patienten hergestellt. Kommt es im manischen Tatendrang zu fragwürdigen Unternehmungen oder waghalsigen Handlungen, die ein allgemeines Aufsehen erregen, sind auch direkte Einweisungen in psychiatrische Einrichtungen nach Einschreiten von Exekutivorganen nicht selten. Im Rahmen der Affektstörungen kann die Manie als Spiegelbild der Depression aufgefaßt werden, doch gibt es auch manische Zustände im Gefolge anderer Krankheiten oder Gesundheitsprobleme.

## 1. Manische Episoden im Rahmen von affektiven Störungen

Die Internationale Klassifikation psychischer Störungen ICD-10 beschreibt unter einer manischen Episode eine Störung mit den Charakteristika der gehobenen Stimmung und der gesteigerten körperlichen und psychischen Aktivität. Je nach Schweregrad wird eine Hypomanie, eine

Manie ohne psychotische Symptome und eine Manie mit psychotischen Symptomen unterschieden. Bei Vorliegen einer klassischen manischen Episode wird die diagnostische Zuordnung keine Schwierigkeiten bereiten. Probleme ergeben sich aber, wenn Symptomausgestaltungen stark variieren und sich Merkmale atypisch präsentieren bzw. wenn bei einem sehr ausgeprägten manischen Krankheitsbild eine nur querschnittsmäßige Beurteilung der Störungen möglich ist und die Krankheitsentwicklung nicht erhoben werden kann.

Eine genaue Kenntnis der einzelnen Symptome und Störungen im Krankheitsverlauf sind notwendig und werden im Folgenden daher beschrieben:

## *Stimmung*

Bei gehobener Stimmung präsentiert sich der Maniker heiter, uneingeschränkt optimistisch, enthusiastisch, sorglos, draufgängerisch, mitreißend bis verführerisch. Diese dargebotene unangemessene positive Lebenseinstellung kann aber wenig gefestigt sein und plötzlich in Reizbarkeit, Wut und Traurigkeit mit provokantem Einschlag übergehen. Solche Gemütsschwankungen sind häufig bei der Manie anzutreffen – aus einer gehobenen Stimmungslage kann der manische Patient in eine kurz dauernde dysphorische, tränengerührte Stimmungslage verfallen, in welcher auch suizidale Einengungen möglich sind. Wird der manisch Kranke während eines solchen Stimmungsumschwunges von einem Arzt erstmals untersucht, kann dieser in der diagnostischen Zuordnung der Störung irregeleitet werden. Die euphorische Stimmung kann während einer manischen Episode auch nur am Beginn vorhanden sein und dann mit Zunahme der Krankheitssymptome in eine gereizte, dysphorische Stimmung mit paranoidem Einschlag übergehen. Solche Patienten können dann fälschlich als depressiv oder als schizophren diagnostiziert werden. Bei Bekanntwerden des gesamten Krankheitsverlaufes ist aber die richtige diagnostische Zuordnung in der Regel möglich. Beim Umgang mit manischen Patienten, die sich in einer ausgesprochen dysphorisch-gereizten Stimmung mit erhöhtem Antrieb befinden, ist zu beachten, daß diese sich häufig sehr streitsüchtig verhalten. Vieles ist dabei als Reaktion auf die Verhaltensweisen der Umgebung mit dem Drängen auf Behandlung und die Einleitung von oft unumgänglichen beschränkenden Maßnahmen zurückzuführen. Die Behandlung kann durch ständige Androhung von Anzeigen und gerichtlichen Verfolgungen erschwert werden. Bei entsprechender Antriebslage und Mißachtung der persönlichen Grenzen des Kranken sind auch Aggressionsakte gegen die Umgebung möglich und erfordern daher von der behandelnden Seite viel Geschick und Einfühlungsvermögen im kommunikativen Umgang mit diesen Patienten.

## *Selbsteinschätzung*

Der manische Patient hat eine ausgeprägt übersteigerte Selbsteinschätzung, er fühlt sich als grandioser Alleskönner, nichts ist ein Problem, alles ist machbar. Diese Selbstüberschätzung kann bis zur Wahnhaftigkeit gesteigert sein, etwa der Größte zu sein, spezielle Kräfte zu besitzen oder „der allmächtige Engel“ zu sein.

## *Antrieb*

Der Antrieb ist häufig erheblich gesteigert, wobei subjektiv eine erhöhte Energie und ein Tatendrang verspürt werden. Durch diese übersteigerte Aktivität kommt es in der Manie zu problematischen Interaktionen im sozialen, beruflichen und familiären Bereich, wobei zum Beispiel im eigenen Wohnbereich durch die Überaktivität in kurzer Zeit eine chaotische Unordnung erzeugt werden kann. Es werden sinnlose Planungen durchgeführt und Geldausgaben getätigt, die das ökonomische Vermögen des Patienten weit übersteigen und zum sozialen Ruin führen können. Bei bipolarem Krankheitsverlauf können in der manischen Phase getätigte Handlungen, die zu erheblichen finanziellen Verlusten geführt haben, in einer nachfolgenden depressiven Phase durch die negative Sichtweise der Folgen einen Suizid bedingen.

## *Denkstörungen*

Das Denken des Manikers ist durch seine Beschleunigung charakterisiert und erreicht bei stärkerer Ausprägung den Grad einer Ideenflucht. Erinnerungen und Gedankenverbindungen werden rasch vollzogen, der Gedankenzusammenhang ist stark gelockert, der Maniker kommt vom Hundertsten ins Tausendste und ist unfähig, die Assoziationen logisch zu ordnen und eine Denkziel einzuhalten. Damit verbunden sind Aufmerksamkeitsstörungen, der Ideenflüchtige ist hochgradig ablenkbar, zufällige optische oder akustische Eindrücke werden rasch erfaßt und in die gerade bestehenden Gedankengänge einbezogen, Klangassoziationen treten auf („Sie können mir hakenkreuz-schweizerkreuzweise den Buckel herunterrutschen"), zeitweilig erreicht das Reden einen amüsanten Zug. Eine weitere Steigerung der Ideenflucht kann den Grad einer Verworrenheit erreichen, der Untersucher vermag die assoziativen Verbindungen nicht mehr zu erkennen, das Denken erscheint zerfahren.

## *Sprache*

Die Ideenflucht ist mit der Antriebssteigerung in Form des Rede und Schreibdranges eng verbunden. Die Sprache ist oft laut, der Sprachfluß ist rasch und schwer zu unterbrechen. Der Untersucher muß trachten, die Aufmerksamkeit des Patienten zu erreichen und Fragen kurz, langsam und klar zu stellen.

## *Psychotische Symptome*

Psychotische Symptome in Form von Wahnhaftigkeit oder Halluzinationen können im Verlauf einer manischen Episode in Erscheinung treten, viele davon sind stimmungskongruent, sie leiten sich aus der Grundstimmung ab und haben nicht wie beim echten Wahn die unkorrigierbare Gewißheit (Größenideen können in Wahn einmünden, Argwohn und erhöhte Irritabilität können in einen Verfolgungswahn übergehen). Der Inhalt und die Ausgestaltung solcher psychotischen Symptome erlaubten es jedoch nicht, die diagnostische Zuordnung zur Manie oder Schizophrenie zu treffen. Zur Verworrenheit gesteigerte Ideenflucht und Rededrang führen dazu, daß der Kranke nicht mehr verstanden wird. Wenn auch angenommen wird, daß das Bewußtsein bei den endogenen Psychosen klar ist, können Orientierungsstörungen und Bewußtseinsbeeinträchtigungen im Verlauf von manischen Zuständen gefunden werden.

## *Körperlich-vegetative Störungen*

Der manische Patient gibt sich übermäßig vertraulich, agiert verführerisch und hat verminderte soziale Hemmungen. Durch die oft bestehende erhöhte Libido sind daher sexuelle Abenteuer mit wahllosen Partnerwechsel und den Folgen von Infektionen und Schwangerschaften häufig zu erheben. Das Schlafbedürfnis ist einheitlich stark vermindert. Da Ermüdungsgefühl nicht besteht, wird auch nicht über Schlafstörungen geklagt. Bei ausgeprägten manischen Störungen kann das Schlafdefizit Tage betragen. Durch die bestehende Überaktivität kann es trotz bestehenden Appetites zu einer Vernachlässigung der Nahrungsaufnahme mit Gewichtsverlust und gefährlicher Dehydratation kommen. Durch das Fehlen eines Krankheitsgefühles können Körperbeschwerden vom Patienten mißachtet und so andere organische Krankheiten übersehen werden.

### *Mischzustände*

Während affektiver Störungen können Syndrome auftreten, in welchen sich manische und depressive Symptome finden. Sie treten im Übergang von manischen zu depressiven Zuständen und umgekehrt auf. Kennzeichnend sind das Bestehen von Denkhemmung und Erregung (Rededrang) sowie von heiterer und ängstlicher oder trauriger Verstimmung.

### *Verlauf, Epidemiologie und Erblichkeit*

Ausschließlich manische Episoden im Verlauf einer affektiven Störung sind sehr selten. Üblicherweise treten manische Zustände im Rahmen von bipolaren affektiven Störungen auf mit Perioden von normaler Befindlichkeit. Selten kann eine manische Störung chronisch und resistent gegen Therapien bestehen; herrschen psychotische Symptome vor, spricht man von einer schizoaffektiven Krankheit. Eine manische Episode kann selten innerhalb von Stunden auftreten, meist entwickelt sie sich aber innerhalb von Tagen bis Wochen, wobei vor Auftreten des Vollbildes über längere Zeit hindurch Symptome einer Manie in abgeschwächter Form (Hypomanie) bestehen. Die Symptome sind dabei nicht so stark ausgeprägt, daß sie zu einem Abbruch der Berufstätigkeit oder zu einer sozialen Ablehnung führen. Eine manische Episode kann auch einer depressiven Störung folgen oder einer solchen vorausgehen. Die Prävalenz der bipolaren affektiven Störungen und damit auch der manischen Episoden beträgt etwa 1%, die Geschlechtsverteilung ist gleich. In der Mehrzahl manifestiert sich die Krankheit zwischen dem 15 und 60 Lebensjahr. Das durchschnittliche Manifestationsalter liegt zwischen 30 und 35 Jahren, ein Drittel der Erkrankungen tritt schon vor dem 20. Lebensjahr auf. Eine familiäre Belastung mit depressiven oder bipolaren affektiven Störungen ist oft vorhanden. Schizophrene Erkrankungen sind ebenfalls in der Familienanamnese erhebbar. Diese Diagnosen sollten aber wenn möglich durch die nochmalige Erhebung der Krankheitssymptome überprüft werden, da nach den neuen Diagnosekriterien unter Umständen eine Änderung in Richtung einer affektiven Störung mit psychotischen Symptomen erfolgen kann.

### *„Rapid cycling"*

Unter „rapid cycling" versteht man bipolare Störungen, die vier oder mehr Episoden einer Depression oder Manie innerhalb eines Jahres haben. „Rapid cycling" spricht weniger gut auf eine Lithiumtherapie an. Es hat sich erwiesen, daß besonders trizyklische Anitdepressiva bei therapierefraktären bipolaren Affektstörungen manische Episoden auslösen können und „normal" schwingende bipolare Störungen in „rapid cycler" umwandeln können. Bei der Behandlung einer depressiven Phase mit trizyklischen Antidepressiva im Rahmen einer bipolaren Störung ist daher eine gewisse Vorsicht geboten. Eine solche Behandlung soll bald nach Abklingen der Depression abgesetzt werden.

## 2. Manische Störungen im Verlauf von anderen Erkrankungen

### *Organische affektive Störung*

Eine manische Störung als Syndrom (sekundäre Manie, maniform) kann im Rahmen von verschiedenen Krankheiten auftreten. Die Internationale Klassifikation psychischer Störungen ICD-10 klassifiziert dabei unter den organischen affektiven Störungen eine organische manische und eine organische bipolare Störung. Diese Störungen sind durch eine Veränderung der Stimmung oder des Affektes charakterisiert. Im Vergleich zu den bipolaren Störungen finden sich bei den organischen manischen Syndromen häufiger Gereiztheit, drohendes Verhalten und Wahnhaftigkeit, leichte kognitive Störungen sind meist nachweisbar.

**Tabelle 1.** Organische Ursachen für ein manisches Syndrom (sekundäre Manie)

| | |
|---|---|
| Medikamente | Glucocorticoide, ACTH, L-Dopa, Isoniazid |
| Alkohol und Drogen | Cocain, Amphetamin |
| Toxisch-metabolische Störungen | Hepatische Encephalopathie, Nephropathien, Hyperthyreose, Morbus Addison, Morbus Cushing, Intoxikationen |
| Neurologische Krankheiten | Encephalitis, MS, transiente ischämische Episode, primär degenerative Demenz, intracranielle Expansionen, komplexe partielle Epilepsie |

Sie werden durch eine zerebrale oder andere körperliche Störung verursacht, diese muß durch eine körperliche oder Laboruntersuchung belegt oder aufgrund einer Krankengeschichte vermutet werden. Die affektive Störung muß der angenommenen organischen Störung folgen. Die Möglichkeit einer organischen Ursache einer manischen Störung ist immer in Betracht zu ziehen. Eine eingehende Erhebung der Krankengeschichte einschließlich der Angaben über aktuelle und in der Vergangenheit eingenommene Medikamente sowie Angaben über einen Drogenkonsum ist erforderlich. Weiter ist eine allgemeine körperliche und neurologische Untersuchung notwendig.

Einige wesentliche Ursachen für eine organisch verursachte manische Störung sind in der Tabelle 1 angeführt.

## *Schizophrenie*

Die differentialdiagnostische Abgrenzung einer manischen Störung gegenüber einer akuten paranoiden schizophrenen Episode ist bei ausschließlicher Betrachtung der phänomenologischen Kriterien schwer. Assoziationslockerungen, paranoide Ideen und Wahnhaftigkeit kommen sowohl bei der Schizophrenie als auch bei bipolaren Affektstörungen vor. Eine depressive Depersonalisation und Anhädonie kann als eine schizophreniebedingte Affektversandung fehlgedeutet werden. Eine verworrene Manie kann einer schizophrenen Denkzerfahrenheit gleichen. Die genaue Beobachtung des Krankheitsverlaufes ist daher wichtig. Die schizophrene Störung ist eine chronische Erkrankung und dauert Monate, eine familiäre Belastung mit affektiven Störungen und eine relativ ungestörte Befindlichkeit zwischen den Krankhheitsphasen spricht eher für eine affektive Störung.

Phasen gehobener Stimmung (Hypomanie) treten auch bei der Zyklothymie und bei Persönlichkeitsstörungen mit affektiver Instabilität auf.

## 3. Therapie

Da ein Krankheitsgefühl oder Leidensdruck beim manischen Patienten nicht vorhanden ist, fehlt jede Krankheitseinsicht, ärztliche Hilfe wird daher nicht in Anspruch genommen. Hypomanische Patienten, die hochgestimmt, unbeschwert und fröhlich sind, können in der Regel die beruflichen Tätigkeiten fortsetzen und werden sozial nicht abgelehnt. Aus ihrer persönlichen Umgebung erfahren sie kaum ein Drängen zur Behandlung. Ist die manische Störung voll ausgebildet und überwiegt eine gereizte und zornige Stimmung mit begegnungsverwerfendem Kommunikationsstil, kommt es zu Schwierigkeiten mit der Umgebung. Von der Umgebung ständig geforderte Behandlung kann die Erregung und Aggressionsbereitschaft des Patienen bis zu Tobsucht steigern. In solcher Situation ist akuter Behandlungsbedarf mit meist notwendigen beschränkenden Maßnahmen (Zwangsunterbringung) nicht zu umgehen. Da solche Patienten alle Behandlungsmaßnahmen ablehnen, ist zur Beruhigung bei der akuten manischen Störung die Behandlung mit Neuroleptika die Therapie der Wahl. Einige Vertreter mit gut beruhigender Wirkung sind in Tabelle 2 angeführt.

**Tabelle 2**

| Chemische Kurzbezeichnung | Tagesdosis |
|---|---|
| Chlorprothixen | 50–300 mg |
| Dixyrazin | 30–150 mg |
| Haloperidol | 10–20 mg |
| Levomepromazin | 75–300 mg |
| Melperon | 75–300 mg |
| Prothipendyl | 80–320 mg |
| Thioridazin | 75–400 mg |
| Zuclopenthixol | 30–150 mg |

Eine zusätzliche Beruhigung kann mit kurz- bis mittellang wirkenden Benzodiazepinderivaten durchgeführt werden.

## Lithium

Obwohl Lithium als Langzeitbehandlung der Manie das Mittel der Wahl ist, spielt es wegen des langsamen Wirkungseintrittes für die Behandlung der akuten Manie eine untergeordnete Rolle. Sie soll aber unter Beachtung der Kontraindikationen und Nebenwirkungen eingeleitet werden, wobei aufbauend ein Serumspiegel von 1,0–1,5 mg/L anzustreben ist. Bestand bereits vor Ausbruch einer manischen Episode eine Lithiumbehandlung, so ist diese unter Kontrolle des Lithiumspiegels unter der Zusatzbehandlung mit Neuroleptika und Sedativa fortzusetzen.

## Carbamazepin

Spricht ein Patient mit bipolaren affektiven Störungen nicht auf eine Lithiumtherapie an, kann alternativ die Behandlung mit Carbamezepin durchgeführt werden. Carbamazepin wirkt sowohl in der Akut- als auch in der Langzeittherapie, wobei mit einer Tagesdosis von 400 mg begonnen werden soll, Dosierungen bis 1200 mg täglich sind möglich. Patienten mit bipolaren Störungen, ausgeprägten manischen Symptomen, „rapid cycling" sowie das Fehlen einer familären Belastung scheinen besser auf Carbamazepin anzusprechen. In der letzten Zeit wird auch Valproinsäure (Tagesdosis bis 2000 mg) in der Behandlung von bipolaren affektiven Störungen, die nicht auf eine Therapie mit Lithium oder Carbamazepin ansprechen, eingesetzt.

## Kombinationsbehandlung

Carbamazepin ist mit Lithium und Neuroleptika kombinierbar. Die Wirkstoffe können sich wegen ihrer verschiedenen Kontraindikationen und Nebenwirkungen wechselseitig gut ergänzen. Sie sind in dieser Kombination aber niederer zu dosieren als bei der jeweiligen Monotherapie.

## Therapieunterstützende Umfeldbedingungen

Der manisch erregte Patient soll in eine möglichst ruhige Umgebung gebracht werden, auf keinen Fall soll er das Krankenzimmer mit einem anderen erregten oder psychotischen Patienten teilen. Gefahrvolle Gegenstände dürfen sich nicht im Raum befinden. Eine ständige, den Patienten aber nicht stimulierende Überwachung muß gewährleistet sein, dabei ist auf die Respektierung des „persönlichen Raumes" des Patienten zu achten. Lange Diskussionen mit dem Patienten sind wenig hilfreich, zumindest muß er über die bei ihm angenommene Krankheit in verständlicher Form aufgeklärt werden, die therapeutischen Anweisungen und auferlegten Grenzen sollen dem Patienten klar, kurz und verständlich mitgeteilt werden. Es muß versucht werden, eine tragfähigen Arzt-Patientbeziehung herzustellen, wobei der Maniker Personen eher akzeptiert, die nicht starr und restriktiv sind, die auf seine Wünsche eingehen und im Gespräch hoffnungsgebend sind. Gesprächskontakte sollen öfter, aber kürzer gepflogen werden. Angehörige sind in die Therapie unbedingt einzubeziehen und müssen ebenfalls über die Krankheit aufgeklärt werden. Gemeinsam mit dem Patient können die weiteren ambulanten Behandlungsmaßnahmen abgesprochen werden. Häufig sind Hilfestellungen in rechtlichen Fragen erforderlich (z. B. Bereinigung von in der Manie abgeschlossenen Rechtsgeschäfte). Patienten mit wiederkehrenden manischen Episoden lernen durchaus mit ihrer Krankheit umzugehen, besonders wenn sie erkennen, daß durch die Intervallbehandlung Rückfälle seltener auftreten bzw. auch verhindert werden können.

## Literatur

### 1. Symptomatologie und Diagnostik

Kisker KP et al. (Hrsg) (1987) Psychiatrie der Gegegenwart 5. Affektive Psychosen, 3. Aufl. Springer, Berlin Heidelberg New York Tokyo

Freedmann AM et al. (Hrsg) (1984) Psychiatrie in Praxis und Klinik, Bd 1. Schizophrenie, affektive Erkrankungen, Verlust und Trauer. Thieme, Stuttgart

Goodwin FK, Jamison KR (eds) (1990) Manic-depressive illness. Oxford University Press, New York Oxford

Hales RE, Yudofsky StC (eds) (1987) Textbook of neuropsychiatry. The American Psychiatric Press, Washington

Das A, Khanna R (1993) Organic manic syndrome: causative factors, phenomenology and immediate outcome. J Affective Disorders 27: 147–153

Deutsches Institut für medizinische Dokumentationen und Information (DIMDI) (1994) ICD-10, Internationale statistische Klassifikation der Krankheiten und verwandter Gesundheitsprobleme, Bd 1. Systematisches Verzeichnis. Urban & Schwarzenberg, München Wien Baltimore

Wittchen HU et al. (1991) Diagnostisches und statistisches Manual psychischer Störungen DSM-III-R. 3. Aufl. Beltz, Weinheim Basel

## 2. Therapie

*Neuroleptika*

Adler L et al. (1996) Die stationäre medikamentöse Akutbehandlung von Manien. Nervenarzt 67: 235–243

Reetz-Kokott U, Müller-Oerlinghausen B (1996) Hat sich die medikamentöse Behandlung der Manien im klinischen Alltag verändert? Nervenarzt 67: 229–234

Licht RW (1994) Treatment of manic episodes in Scandinavia: the use of neuroleptic drugs in a cilinical routine setting. J Affective Disorders 32: 179–185

*„Rapid cycling" und trizklische Antidepressiva*

Altshuler LL et al. (1995) Antidepressant-induced mania und cycle acceleration. A controversy revisited. Am J Psychiatry 152: 1130–1138

Gorman JM (1992) The essential guide to psychiatric drugs. St. Martin's Press, New York

*Carbamazepin*

Müller-Oerlinghausen B, Haas St, Stoll KD (1989) Carbamazepin in der Psychiatrie. Thieme, Stuttgart New York

*Lithium*

Müller-Oerlinghausen B, Greil W (Hrsg) (1986) Die Lithiumtherapie. Springer, Berlin Heidelberg New York Tokyo

*Arzt-Patienten-Beziehung*

Dubin WR (1988) Patient violence: prediction and intervention. Medical Aspects of Human Sexuality 22: 36–46

Mitterauer B (1992) Der Maniker. Praktischer Arzt 46: 5–13

# Begegnung mit dem „Hysterischen“

## Professionelles Leiden, scheinbar sinnlos, und dessen Bewältigung – unter Einbeziehung des hingerissenen und angewiderten Publikums!

*Günter Herzog*

Löst in Ihnen diese Überschrift nicht auch dieses zwiespältige Gefühl aus, es könne sich bei dem Titel dieses Beitrags um etwas handeln, dessen Bedeutung irgendwie im unklaren liegt, aber es doch etwas Tiefgründiges beinhaltet, so wie ein „Berührtsein von Sinnschwangerem“ einerseits, bar jeder festhaltbaren Substanz, andererseits etwas, das einfach falsch klingt, wie ein „falscher“ Jazzakkord, so daß Sie mit zunehmender Zeilenlänge ungeduldig werden, fast vielleicht etwas wütend, schließlich hat Ihnen dieses Buch viel Geld gekostet und da sind ja auch Erwartungen, die erfüllt werden wollen, und Sie so nach einem Punkt, also dem Satzende suchen, der überleitet in die Thematik Begegnung mit dem „Hysterischen“; dann verharren Sie noch ein wenig in diesem Zustand; kosten Sie diesen noch aus, bevor Sie sich dem Thema des Hysterischen ausliefern …; Sie sind nämlich bereits mitten drin: so empfinden viele, die gewollt oder ungewollt mit diesen schwierigen Menschen und ihren abstrusen Beschwerden und Bedürfnissen konfrontiert werden.

Dabei weiß doch jeder intuitiv, was Hysterie ist, hat andere Menschen, meist intendiert abwertend, irgendwann als hysterisch bezeichnet und nimmt Position ein: hysterisch sind nervenschwache, aufbrausende und reizbare Gegenüber, sehr oft Frauen, sie sind auf Dauer „nervig“ und anstrengend.

In dieser Arbeit wird versucht einen Einblick in krankhaft hysterische Phänomene zu geben. Krankhaft meint hier Phänomene, die beträchtlichen Leidensdruck im Patienten und seiner Umwelt erzeugen, Arbeitsfähigkeit und persönliche Entfaltung deutlich beeinträchtigen und eine Reihe von Experten (Allgemeinärzte, Kinderärzte, Internisten, Psychiater, Psychologen genauso wie Sozialarbeiter, Juristen, Exekutive und Nofallmediziner) immer wieder beschäftigen. Der Leser soll Einblick und **Verständnis** für diese Zustände bekommen, für eine ausführliche Darstellung der Hysterie wird auf die Übersicht von *Zapotoczky* und *Herzog* (1994) verwiesen. Besonderer Schwerpunkt wird in dieser Arbeit auf die Darstellung **akuter Krisen und deren Bewältigung** gelegt, dabei wird aber auch über weiterführende **therapeutische Möglichkeiten** informiert. Ausgeklammert werden in dieser Arbeit Massenhysterie und transkulturelle Aspekte der Störung, die den Rahmen sprengen, aber zum umfassenden Verständnis des Hysterischen dazugehören.

## Zum Verständnis hysterischer Phänomene

### *Somatoform, psychogen und hilflos in eigene Beschwerden gekettet*

Das Vorherrschende dieser sogenannten somatoformen Störungen in allen Varianten ist die Entwicklung organisch-funktioneller Beschwerden ohne entsprechende oder ausreichende organische Symptomatik. Dabei sind unspezifische somatische Beschwerden in der Allgemeinbevölkerung weitverbreitet; zwischen 20–84 % der Patienten niedergelassener Ärzte zeigen derartige Körperbeschwerden ohne ausreichenden Befund (*Kellner*, 1985).

Zum Vollbild der somatoformen Störung treten nach DSM-IV (APA, 1994) folgende Charakteristika auf: Beginn der Störung vor dem 30. Lebensjahr, jahrelanger Verlauf und in Folge der Störung deutliche Einschränkung in der Lebensführung. Folgende Symptomkomplexe müssen im Verlauf der Störung identifizierbar sein:

- vier unspezifische Schmerzsymptome,
- zwei Symptome gastrointestinaler Beschwerden,
- eine Beeinträchtigung im sexuellen Bereich und
- ein „pseudoneurologisches“ Symptom

Die Patienten müssen allgemeinmedizinisch abgeklärt sein, die einzelnen Beschwerden dürfen in keiner Relation zu eventuellen Organbefunden stehen.

Bei einer anderen Variante dieser Störung kommt es zu einem ausgeprägten Defizit (meist mit Funktionsausfall) im motorischen oder sensorischen Bereich oder zu einem funktionellen Anfallsgeschehen, man spricht von **Konversionsstörung**. Beispiele dafür sind mehr oder wenig ausgeprägte Lähmungen der Extremitäten inklusive Schmerzverlust (Analgesie), Ataxien (Gangstörungen), Aphonien (Stimmverlust oder Beeinträchtigung) und die psychogene Erblindung. Häufig findet sich eine Reihe von verschiedenartigen Anfällen und Koordinationsstörungen. Die Neigung zu Konversionssymptomen bildet eine selbständige orthogonale Dimension und ist nicht notwendig mit dem zentralen Merkmalskomplex der hysterischen Persönlichkeit verknüpft. Die Zuordnung von Konversionsstörungen unterscheidet sich im ICD-10 und im DSM-III-R (vgl. *Garcia*, 1990; *Wölk*, 1992), bzw. DSM-IV. Im ICD-10 (*Dilling* et al., 1991) werden sie den dissoziativen Störungen zugeordnet.

In die Gruppe somatoformer Störungen fallen auch Patienten mit funktionellen Schmerzbeschwerden und Patienten mit vermeintlichen Beeinträchtigungen des äußeren Erscheinungsbildes (körperdysmorphe Störung). Ein Beispiel einer körperdysmorphen Störung (= Dysmorphophobie) soll dies veranschaulichen:

Eine 29jährige Patientin kam zur psychiatrischen Ambulanz mit der Zuweisungsdiagnose „Depression“. Die Anamnese ergab, daß sie ihre derzeitigen Beschwerden in Zusammenhang mit ihrem vermeintlich zu kleinen Busen brachte. Bei der Patientin handelte es sich um eine attraktive, großgewachsene Frau. Ihre Eltern stammen aus bäuerlichem Milieu. Der Bruder ist zwei Jahre älter, ein weiterer Bruder verstarb aufgrund eines angeborenen Herzfehlers früh. Ihre Kindheit war für die Patientin sehr problematisch: der Vater terrorisierte die Familie und wurde gegenüber seiner Frau und den Kindern fallweise körperlich gewalttätig. In der Schule beschreibt sie sich als eher zurückgezogenes Mädchen und hatte Schwierigkeiten mit der Sozialisation. Mit 12 Jahren kam ihr in den Sinn, daß ihre Brust kleiner, als die ihrer Schulfreundinnen war, sie fühlte sich sozial den anderen Mädchen gegenüber benachteiligt. Auch ihre ersten Beziehungen (erster Freund mit 15 Jahren) brachten Probleme, sie fühlte sich von ihrer Mutter nicht akzeptiert, alles was sie damals machte, wurde kritisiert.

Mit 21 bekam sie ihr Kind, blieb aber mit dem Kindesvater nicht zusammen. Ihr derzeitiger Ehepartner bereite ihr ebenfalls Probleme. Die Beziehung, anfangs harmonisch, wurde durch finanzielle Probleme des Mannes stark belastet. Darüber hinaus kam es immer öfters zu Auseinandersetzungen, die Sexualität der beiden wurde ebenfalls problematischer, die Frau klagte über steigende Lustlosigkeit.

Obwohl die Patientin ihre depressive Verstimmung in Zusammenhang mit den aktuellen Schwierigkeiten brachte, sah sie die Lösung in der operativen Brustvergrößerung, dadurch würde sich ihre Stimmung deutlich verbessern und sie hätte Kraft und Motivation für die Bewältigung der derzeitigen Krise.

Momentan aber eskalierten Schlafstörungen, Stimmungseinbrüche, Selbstmordideen, sowie fortgesetztes Grübeln über ihre vermeintliche körperliche Unzulänglichkeit. Die psychologische Untersuchung mittels MMPI (einem psychologischen Test zur Erfassung von Beschwerden und Merkmalen psychiatrischer Erkrankungen, deutsch von *Gehring* et al; 1982) zeigte extrem erhöhte Werte im Depressionsscore, flankiert von eben solchen Erhöhungen in der Hypochondrie und Hysterieskala, weiters eine klinisch auffällige Erhöhung der „Psychopathie-Skala" (Störungen der Aggressionskontrolle) bei extrem introvertierter Persönlichkeit. Einschränkend, aber für Menschen mit hysterischen Störungen nicht untypisch ist ein auffälliges Kontrollskalenprofil, was die Verläßlichkeit der Interpretation der Antworten in Zweifel zieht.

Eine andere Gruppe von Patienten leidet an der Vorstellung erkrankt zu sein. Diese Form der Störung, weithin als **Hypochondrie** bezeichnet, entwickelte sich historisch als „Hysterie bei Männern" im Altertum (vgl. Überblick in *Zapotoczky* und *Herzog*, 1994) und löste sich begrifflich davon ab. Heute gibt es keine Hinweise auf eine Geschlechtsdominanz dieser Beschwerden (APA, 1994). Hypochondrie ist ein mehrfaktorieller Begriff, gekennzeichnet durch dauernde und hochgradige Besorgtheit, krank zu sein oder zu werden. Es kommt zu verstärkter Selbstbeobachtung und Selbstkontrolle mit zwanghaften Zügen, sowie zu einer hochgradigen Sensibilität und Suggestibilität in bezug auf Symptome schwerer Erkrankungen. Hypochondrie korreliert hoch mit Ängstlichkeit, Neurotizismus, Depressivität, Gehemmtheit und Psychasthenie und geht einher mit negativem Selbstkonzept. Mit zunehmendem Lebensalter nimmt die Hypochondrie zu (*Süllwold*, 1987, 1990).

Alle diese „pseudokörperlichen Beschwerden" sind nicht nur an sich schon schwer zu behandeln, sie stehen meist in Verbindung mit anderen psychischen Störungen und Befindlichkeitsbeinträchtigungen: *Cloninger* et al. (1984) streichen in der empirischen Klassifikation zwei Typen hervor: Die eine Gruppe hat eine große Vielfalt unspezifischer körperlicher Beschwerden, die andere Gruppe leidet zusätzlich an psychischen Befindlichkeitsstörungen bzw. auch an psychiatrischen Beschwerdekomplexen. So kommt es bei Patienten mit somatoformen Störungen zu einer Häufung psychischer Beschwerden und interpersonellen Schwierigkeiten. Man findet eine behandlungsbedürftige Komorbidität vor allem mit Angsterkrankungen und affektiven Störungen (*Barsky* et al., 1992; *Rief* et al., 1992; *Roy*, 1982; *Wilson-Barnett* et al., 1985). *Wetzel* et al. (1994) vergleichen eine Gruppe Frauen mit primär affektiver Erkrankung mit Patienten mit multiplen somatoformen Beschwerden (Briquet's Syndrom) mittels des MMPI. Patienten mit somatoformen Störungen waren generell variantenreicher in den Skalenkonfigurationen, zeigten also in quantitativer und qualitativer Hinsicht ein vielfältigeres Bild als die affektiv Erkrankten.

Aus klinischer Sicht imponiert schließlich über eine Fixierung in die „Pseudo-Körpersymptomatik“ das Fehlen von Bewältigungsstrategien, beschränkte Einsichts- und Sprachfähigkeiten, sowie eingeschränktes Problemerfassungs- und Problemlösungspotential. So ist es auch nicht verwunderlich, daß diese Beschwerden seit Beginn unseres Jahrhunderts auf der Basis der Arbeiten von Charcots, Janets und vor allem Freuds (vgl. Überblick in *Zapotoczky* und *Herzog*, 1994) als körpersprachlicher Ausdruck unbewußter Konflikte gesehen wird, in deren Folge es zu einer Fixierung in regressivem, hilfesuchendem Verhalten und Ersatzlösungen kommt.

Für somatoforme Störungen insgesamt (vgl. *Schwarz* et al., 1986; *Liskow* et al., 1986 und *Brown* et al., 1990) und die Hypochondrie im speziellen (*Barsky* et al., 1992) finden sich hohe Komorbiditäten mit Depression und Angst.

Einen detaillierteren Überblick über somatoforme Störungen veröffentlichen kürzlich *Rief* und *Hiller* (1992), der jedem mit diesem Krankheitsbild Beschäftigten näher ans Herz zu legen ist.

## *Dissoziativ, dämonisch und vom Vergessen getragen*

Unter Dissoziation versteht man Phänomene, die Veränderungen des Denken, Fühlens und Handelns einer Person (insbesondere deren Integration) darstellen, die charakteristischerweise von einer Amnesie (Gedächtnisverlust) begleitet werden. Diese Amnesie ist meist zeitlich begrenzt. Obwohl bei den dissoziativen Störungen diese Amnesie schwer nachvollziehbar ist, findet man sie im Alltag bei psychisch unauffälligen Menschen immer wieder; typische Beispiele dafür sind das „Tagträumen“ oder „selbstvergessenes Fernsehen“. Kurzfristige psychogene Amnesien kennt man auch bei Erleben intensiver Gefühle,

z. B. während des Orgasmus oder sog. „out-of-body-experience" (*Ross*, 1989; *Cardeña*, 1994). Des weiteren gelingt es bei suggestiblen Menschen immer wieder, dissoziative Phänomene mittels hypnotischen Techniken zu induzieren. Dabei wird das Vorkommen dissoziativer Erfahrungen im Normalpsychologischen unterschätzt (*Putnam*, 1991; *Vanderlinden*, 1991; *Ray* et al., 1992; *Ross* et al., 1990; *Ray* et al., 1995).

Auch im Rahmen normaler biologischer Phänomen kommt es zu Amnesien (z. B. Vergessen von Handlungen während Schlafphasen).

Bei einer Reihe biologischer Alterationen und Erkrankungen kommt es ebenfalls zu dissoziativen Phänomenen: Frontallappenepilepsien, Hemineglect, aber auch in Zusammenhängen mit Unfällen, Vergiftungen (Drogenmißbrauch) und anderen Hirnerkrankungen usw. Dieselben Symptome können aber auch gänzlich ohne entsprechende Genese und Substanzschädigung auftauchen, man spricht dann von dissoziativen Störungen (*Cardeña*, 1994). Meist läßt sich die Amnesie aus dem Wissen um die Biographie des Patienten in ihrer psychosozialen Bedeutung aufklären und meist resultiert durch das Krankheitsverhalten ein sekundärer Krankheitsgewinn. Zentral in der Konzeption des Störungsbildes sind nach *Carlson* et al. (1994) neben der Amnesie ein Wechsel zwischen Bewußtseinsebenen, eine (psychovegetative) Übererregbarkeit und selbst hypnotisierendes Verhalten. Es lassen sich bei Patienten eine Reihe von Phänomene beobachten:

- teilweise unabhängige Bestandteile der Identität der Patienten, die nicht zugänglich oder in die Gesamtpersönlichkeit integrierbar sind. Die daraus resultierenden Störungen und Verhaltensweisen sind ebenfalls nicht bewußt;
- eine Bewußtseinsveränderung, bei der Teile der Identität oder des Verhaltens losgelöst von der Person und deren Umwelt sind, bei der also eine Person verschiedene „Identitäten" voneinander losgelöst besitzen kann;
- eine psychische Abwehrfunktion, die sich in Phänomenen wie Amnesie ohne organische Grundlagen äußert, dabei werden physische oder emotionale Schmerzen abgewehrt, im Sinne einer fehlenden Bewußtseinsintegration (vgl. *Taylor*, 1986; *Cardeña*, 1994).

Die populärste Erscheinungsform, aber auch die umstrittenste ist die „**multiple Persönlichkeit**" (oder besser „Störung mit multipler Persönlichkeit", im DSM-IV wird jetzt von dissoziativer Identitätsstörung gesprochen!) für die nach *Ross* (1989) folgende Merkmale charakteristisch sind: Anamnese von kindlichem sexuellen Mißbrauch und/oder körperlicher Mißhandlung; vorwiegend Frauen (9:1!), Alter bei Behandlung zwischen 20–40 Jahren. Die Patienten leiden an ungeklärten amnestischen Perioden, bei genauerer Exploration lassen sich Stimmenhören oder andere produktiv-psychotische Symptome identifizieren; häufig wird die Diagnose einer Borderline Störung gestellt und es kam zu ergebnislosen Therapieversuchen. Während man keine formalen Denkstörungen im Sinne des Schizophrenen findet, kommen selbstzerstörende Verhaltensweisen vor. Zusätzlich berichten die Patienten oft über Kopfweh. Trotz des großen Publikumsinteresses kommt es zu einer Ablehnung dieser Diagnose in der europäischen Psychiatrie (vgl. *Dittmann*, 1996), bei Befürwortern und Ablehnern wird die Diskussion eher polemisch als wissenschaftlich geführt, so daß die endgültige Beurteilung der Störung eigentlich noch aussteht, obwohl es unbestritten scheint, daß solche Phänomene in der Psychopathologie vorkommen.

Bei Patienten mit dissoziativer Amnesie kommt es zu einer Unfähigkeit, wichtige persönliche Information zu erinnern, bei der **dissoziativen Fugue** kommt es zu einer zeitlichen Verwirrung und plötzlichen planlosen Reiseaktivitäten. Diese Form der Dissoziation ist selten, aber weniger umstritten als die dissoziative Identitätsstörung. Mit **Depersonalisationssyndromen**, einem anderen dissoziativen Phänomen, gehen seltsame Entfremdungsempfindungen einher.

Die Vielfalt der Ausgestaltung dieser Störungsgruppe soll folgende Vignette illustrieren:

Eine seltenere Form der dissoziativen Störung stellt **Besessenheit (ICD-10, F 44.3)*** dar (*Ross*, 1989). Obwohl in Europa heute kaum diagnostiziert, ist dies geschichtlich schon immer und neuerdings in Südasien verstärkt beschrieben (*Castillo*, 1994; *Chakraborty*, 1993). *Ross* (1989) nimmt an, daß dabei negative Anteile der eigenen Identität abgespalten und auf einen Dämon, Teufel zugeschrieben werden. Dabei kann dieser „Teufel“ skurrile Verhaltensweisen setzen, die nicht als Beweis für seine Identität an sich gesehen werden können, denn „psychological entity will play its role correctly“.

Der 1959 geborene Patient litt erstmals 1989 unter unspezifischen somatischen Beschwerden, deren Überprüfung keinen Befund erbrachten. In Zusam-

* Die Diagnose wird kaum gestellt; die Diagnostik ist hier nicht einheitlich: man neigt hier eher das Zustandsbild als affektive Psychose oder manchmal auch als psychogene Psychose zu bewerten. Wie auch immer genügte der Patient den im ICD-10 vorgegebenen Kriterien.

menhang mit diesen Beschwerden fühlte er sich zunehmend verfolgt, versuchte aber diesen Gedanken zu ignorieren. 1993 während der sehr religiöse Patient in einem Wallfahrtsort einem Gottesdienst beiwohnte, bemächtigte sich seines Körpers ein „seltsames" Gefühl. Seither bereitete sich eine Schwere in Körper und Geist aus, der Patient fühlte sich zusehends von etwas Fremdem beherrscht. Schließlich hätte er einmal, während eines Gebetes, plötzlich mit einer fremden Stimme Verfluchungen von sich gegeben und so ist er endgültig der Idee verfallen, das Böse hätte ihn in Besitz genommen. Er vermeint die Kraft des Teufels zu spüren, die ihn in den Abgrund stürzen wolle. Der Mann ist von Beruf Gastwirt in einem ländlichen Gebiet, das vor Jahrhunderten wegen der Hexenverfolgung bekannt war, er ist nur einfach gebildet, aber durchaus gut sozialisiert. Magische Denkinhalte spielen allerdings eine entscheidende Rolle. Trotzdem waren keine Denkstörungen im Sinne des Psychotischen explorierbar. Er erschien auf seine Besessenheitsideen nicht wahnhaft fixiert, konnte aber seine Beschwerden nicht rationaler erklären. Affektiv war eine ausgeprägte dysthyme Stimmung erkennbar, während der dissoziativen Erlebnisse berichtete er, unter starken Angstgefühlen und subjektivem Kontrollverlust zu leiden. Anamnestisch gab es einen permanenten Konflikt mit dem Vater, der eine drakonische Erziehung vertrat. Kontingent mit dem Auftreten der Beschwerden kam es zum endgültigen Bruch zwischen Vater und Sohn. Der Vater, der getrennt vom Sohn und von seiner Mutter lebt, betreibe selbst Satansanbetung und schwarze Magie. Die Ehe des Patienten bezeichnet er als gut, mit seinen beiden Kindern gäbe es keine Probleme. Sein Gasthaus führe er mit viel Engagement, er erschien deutlich überarbeitet. Die Behandlung mit Amitrypitilin und eine über Jahre variierende Zahl von Neuroloeptika brachte eine teilweise Verbesserung vor allem der affektiven Symptomatik, so konnte der Patient bis auf einen $1^1/_2$ monatigen Aufenthalt 1994 (den er wegen dramatischer Stimmungsverschlechterung und verstärkter halluzinatorische Körpermißempfindung antrat) ambulant versorgt werden. Die Behandlung allerdings erbrachte nicht den entscheidenden Durchbruch. Das vermeintlich Böse blieb in ihm, er konnte sich nicht befreien. Trotz der Versuche sich von den Ideen zu distanzieren, passierten ihm öfters Erlebnisse (wie Reden mit fremden Stimmen; einmal glaubte er Teufelshaare auf seinem Bett zu finden; oder er verübte unter scheinbarem Kontrollverlust „pseudoreligiöse" Rituale, die seine Überzeugung besessen zu sein, nährten). Er habe auch an Exorzismus gedacht, sein Pfarrer, mit dem er viele Gespräche auch über seine Symptomatik führte, riet ihm davon ab. Schließlich unterließ er es, seinen Mitmenschen über die Phänomene zu berichten, was aber zu keiner Besserung der Symptomatik, aber zu stärker werdenden Erschöpfung führte. Ein Angebot, zusätzlich psychotherapeutische Hilfe in Anspruch zu nehmen, lehnte der Patient ab („Gespräche führe ich in meinem Gasthaus eh genug"). Trotzdem kam er immer wieder und suchte die psychologische Beratung fallweise zur medikamentösen Therapie auf.

Mit *Ross* (1989) wird das Verständnis für die Funktion der sogenannten „Besessenheit" im Patienten als wichtig erachtet. Es handelt sich um eine Aufspaltung „guter und böser" Charakteranteile. Der negative Teil ist bedrohend und bestrafend, hindert den Patienten an der Ausübung seiner Gebete und religiösen Rituale und den Besuch des Gottesdienstes. Daß darüber hinaus in diesem Fall eine Reihe tiefenpsychologischer Konflikte und Themata (z. B. Ödipuskomplex, Vater-Sohn-Problematik) genauso wie kognitive Dysfunktionen (= irreführende Bewertungen und Vorstellungen) eine Rolle spielen, liegt auf der Hand und böte genügend Stoff für psychotherapeutische Interventionen.

Anzufügen sei noch, daß diese Art von Besessenheit abzugrenzen ist von anderen paranormalen Phänomen. Genauso wie es, alleine aus der Existenz von Besessenen und ihrer ungewöhnlichen Verhaltens- und Erlebensweisen keinen Hinweis auf das tatsächliche Vorhandensein von Dämonen gibt, kann man ihre Existenz in gängigen Wissenschaftssystemen und beim Stand der Forschung nicht verneinen. Eine Einbeziehung spiritueller Therapien (wie Exorzismus) kann im Einzelfall hilfreich sein, ist aber ebenfalls kein Beweis für oder gegen die Existenz von Dämonen (*Ross*, 1989). Zudem erscheint eine Spiritualisierung von dissoziativen Bewußtseinszuständen weder im kirchlich/religiösen noch im medizinisch/gesundheitspsychologischen Sinne vorteilhaft.

## *Histrionisch, inszeniert; der teure Preis für ständige Bewunderung*

In der nüchternen taxionomischen Ausdrucksweise von Psychologen, die Persönlichkeitsunterschiede erforschen, versteht man unter hysterisch „das abnorm gesteigerte Bedürfnis nach Beachtung, gekoppelt mit psychischer Unechtheit; also starke Affekterregbarkeit bei geringer Nachhaltigkeit der Gefühle, sowie Erlebnishunger bei geringer Erlebnisfähigkeit" (*Süllwold*, 1987, 1990). Aufgrund der negativen Implikation des Begriffs (vgl. Übersicht in *Zapotoczky* und *Herzog*, 1994; *Chodoff* und *Lyons*, 1958) ersetzte man „hysterisch" durch „histrionisch". Histrione waren ursprünglich Tänzer und Sänger im alten Rom.

Unter Persönlichkeit meint man mit *Fiedler* (1994, S. 3) „charakteristische Verhaltensweisen und Interaktionsmuster, mit denen er gesellschaftlich-kulturellen Anforderungen und Erwartungen zu entsprechen und seine zwischenmenschlichen Beziehungen auf Suche nach einer persönlichen Identität mit Sinn zu füllen versucht". Unter einer Persönlichkeitsstörung versteht man dementsprechend eine bedeutende Verletzung sozialer oder gesellschaftlicher Erwartungen und Regeln durch Interaktion und/oder ausgeprägte Unzufriedenheit über die eigene Person, ihr Verhalten und Erleben. Erwartet werden dabei überdauernde, siutationsunabhängige und inflexible, bzw. inadäquate Verhaltensmuster. Da Menschen in der ständigen Interaktion mit sich und ihrer Umwelt stehen, verhärten sich diese Persönlichkeitseigenheiten mit zunehmender Entwicklung; man spricht von einer Diathese (vgl. *Fiedler*, 1994). Gelingt den so vorgeprägten Menschen ein relatives Ausmaß an Eingliederung, spricht man mehr oder weniger geneigt im Alltag von Sonderlingen, Dorfdeppen, Sandlern, Aggressivlingen und eben auch Hysterikern. Kommt es aber zu Diskrepanzen zwischen bewältigbaren und zu bewältigenden Anforderungen, eskaliert die Situation, es entsteht eine Wechselwirkung zwischen Diathese und Streß, in deren Folge die Menschen „krank oder gestört“ erscheinen.

Bei histrionischen Persönlichkeitsstörungen steht die exzessive Suche nach Aufmerksamkeit im Vordergrund. Körperliche Attraktivität und Erscheinung werden dabei oft bewußt eingesetzt und die Beschäftigung mit diesen Aspekten ist überwertig. Genauso aber richtet sich auch verbales Interaktionsverhalten zur Erlangung von Aufmerksamkeit. Die Sprache ist außergewöhnlich impressionistisch, es fehlt ihr aber der Detailreichtum. Es kommt oft zu einer „Erotisierung“, ohne daß tatsächlich diesbezügliche Interessen verfolgt werden, größere Intimität im Kontakt wird angedeutet, als tatsächlich vorhanden ist. Die Emotionen wirken, obwohl mächtig aufgebläht, hohl und verändern sich rasch. Bei Ablehnung durch die Gesprächspartner erfolgen übertriebene, heftige Reaktionen. Patienten mit dieser Störung zeigen eine hohe Suggestibilität und Beeinflußbarkeit. Laut DSM-IV (APA, 1994) ist die Störung assoziiert mit Schwierigkeiten in Intimbeziehungen, was für sexuelle Aktivität (Pseudo-Hypersexualität und sexuelle Gehemmtheit können vorkommen) genauso gilt wie für die Austarierung gegenseitiger emotionaler Bedürfnisse (Autonomie/Abhängigkeitskonflikt, vgl. *Fiedler*, 1994). Starkes persönliches Engagement für (berufliche) Aktivität läßt rasch nach, beim Aufbau von dauerhafter und konstanter Aktivität kommt Langweile und Frustration auf. Trotzdem kann auch eine mehr oder weniger positive Anpassung passieren, so gibt es sicherlich Berufe, in denen diese Charakterzüge von Vorteil sind.

Geraten Histrioniker in schwierigere Lebenssituationen, stellen sich Interaktionsprobleme, psychische Belastungen und Traumata ein, liefern sie eine vielfältige Ansammlung schwer diagnostizier- und behandelbarer psychischer Störungen (vgl. *Thompson* und *Goldberg*, 1987; *Wilson-Barnett* und *Trimble*, 1985). Es besteht eine höhere Wahrscheinlichkeit für die Entwicklung somatoformer Störungen, aber auch von Depressionen. Aus klinischer Erfahrung besteht auch ein erhöhtes Risiko für Suizid und für Anpassungsstörungen (*Tyrer*, 1989). Oft steht diese Störung auch in Verbindung mit der Entwicklung antisozialer, narzißtischer Persönlichkeitszüge, sowie der Diagnose einer Borderline Störung (*Mentzos*, 1980; *Kernberg*, 1991) oder der einer dependenten Persönlichkeit (Regression in die „klammernde Abhängigkeit“, *Kernberg*, 1991, S. 121). Eine eindrucksvolle und ausführliche Darstellung dieser Störung ist an anderer Stelle bereits veröffentlicht (*Zapotoczky* und *Herzog*, 1995, S. 164 ff).

Schließlich sollte noch betont werden, daß das auffällige Interaktionsverhalten nicht nur inszeniert wird, sondern direkt mit Wahrnehmungs- und Erlebnisweisen korrespondiert, so beschreibt *Shapiro* (1991) und neuerdings auch *Sigmund* (1994) die Unfähigkeit zur andauernden und intensiven Konzentration; Ablenkbarkeit und Beeindruckbarkeit; das Erleben ist von unzureichend strukturierten Inhalten gekennzeichnet. So sehr das Verhalten von affektiver Explosivität begleitet ist, steht der Patient sich selbst in einer seltsamen Gleichgültigkeit gegenüber (la belle indifference); eine Spaltung also von Selbstgefühl und Selbstdarstellung, *Mentzos* (1980) spricht von einer „Selbstinszenierung“.

## Der Notfall *Hysterie*

Hysterische Zustandsbilder können in ihrer Inszenierung zu dramatischen Situationen eskalieren, wobei sich die „Übererregbarkeit“ des Patienten auf die Umwelt überträgt, nicht selten werden Exekutive, Arzt und Rettung in das Geschehen involviert:

Ein Notarztrettungswagen wird zu einem Notfallgeschehen entsandt: „Epileptischer Anfall“ hieß die Ferndiagnose des Telefonisten der Einsatzzentrale. Aufgrund des kurzen Anfahrtsweges erreichte das Fahrzeug innerhalb von 10 Minuten nach der telefonischen Verständigung den Notfallsort. Der 25jährige Patient lag krampfend am Boden in seiner Wohnung, von seiner Familie (Freundin und Eltern) umringt. Diese bestürmten das Notfallteam, erzählten, der Patient sei plötzlich umgefallen und krampfe seit 20 Minuten.

In der ersten Beurteilung schien es sich um einen tonisches Krampfgeschehen zu handeln. Dabei imponierte der hochrote Kopf des Patienten. Daraufhin sprach die Notärztin den Patienten energisch an. Wider Erwarten der Umstehenden sistierte der Krampfanfall, der Patient war wieder voll ansprechbar. Die Exploration der Notärztin ergab, daß der Patient mit seiner Partnerin unmittelbar vorher eine heftige Auseinandersetzung hatte, wobei der Konflikt zwischen den beiden bereits länger andauerte. Bereits eine Woche zuvor hatte er auf der Straße einen ähnlichen Anfall erlitten und wurde trotz 50 mg Diazepam i.v. krampfend auf die neurologische Klinik geführt. Eine diesbezügliche Untersuchung erbrachte keinen Befund.

Schließlich gestand die Mutter noch, daß der Patient bereits an der psychiatrischen Ambulanz vorgestellt worden war. Dort hatte man die Diagnose eines funktionellen Anfallgeschehens gestellt.

Hysteriker imponieren im ersten Moment und für die im Notfall Beteiligten wie Zustandsbilder akuter physischer Erkrankungen. Schlimmer noch, selbst bei fehlender organischer Mitbeteiligung und offensichtlich hysteriformer Ausdrucksweise müssen andere psychische Störungen in Erwägung gezogen werden:

Um $^1/_2$ 6 h früh schreit ein etwa 20jähriger Mann am zentralen Umsteigeplatz der öffentlichen Verkehrslinien. Er bekomme angeblich keine Luft und werde ersticken. Dem von den Passanten verständigten Rettungspersonal begegnet ein akut erregter, fast randalierender Patient, der aber sofort bereit ist, in das Rettungsfahrzeug zu steigen, ohne jedoch seinem Schreien ein Ende zu bereiten. Blickdiagnostisch zeigen sich weder Symptome für Atemnot (keine zyanotische Färbung der Haut) noch typische Symptome für ein Hyperventilationssyndrom. Vorerkrankungen sind keine explorierbar, auch kein Alkohol- oder Drogenmißbrauch. Der Patient wird immer unruhiger, schreit immer lauter um Hilfe. Alle Versuche ihn zu beruhigen, durch positiven, beruhigenden Zuspruch, wie auch durch schroffe, harte Ansprache waren zwecklos. Auf die unklare Symptomlage hin, wird der Notarzt mit einem Notarzteinsatzfahrzeug dazu geholt. Mit Erscheinen der „weißbemantelten" Ärztin wird der Patient plötzlich schlagartig ruhiger. Er läßt von seinem randalierendem Verhalten ab und wird in die interne Klinik transferiert. Die Notärztin schafft routinemäßig einen venösen Zugang, sieht aber von einer Medikation ab. Schließlich wird er nach einer ergebnislosen Durchuntersuchung entlassen. Drei Tage später wiederholt sich der Vorfall, an demselben Ort zur selben Zeit. Diesmal wird der Patient in psychiatrische Behandlung überwiesen. Die Analyse des Problemverhaltens ergab, daß der Patient derzeit seinen Präsenzdienst ableistete und daher um 6 h morgens pünktlich in seiner Kaserne sich einzufinden hätte. Dies wäre an beiden Tagen nicht möglich gewesen, und so simulierte der Patient die Symptome, um einer Bestrafung zu entgehen. Diagnostisch handelt es sich dabei um eine vorgetäuschte Störung, da die Simulation intentional und nachweisbar war. Eine weitere Analyse erbrachte den Verdacht einer antisozialen Persönlichkeitsentwicklung: der Patient kam aus gutem Elternhaus, der Vater Universitätsprofessor. Neben der Simulation kam es gelegentlich zu Diebstählen und deutlichem Oppositionsverhalten den Eltern gegenüber.

Dissoziative Störungen sind verbunden mit Störungen des Wachbewußtseins und der integrativen Funktion des Bewußtseins. Im Akutfall können diese Erscheinungen nicht von schizophrenen Zustandsbildern unterschieden werden, die Patienten zeigen bizarres Verhalten, sie können Halluzinationen und Wahnideen berichten. Affektiv herrscht ein ängstlich depressives Zustandsbild vor, fallweise können auch aggressiv-raptische Zustände vorkommen. Überraschende Verhaltensweisen sind zu erwarten.

Eine nicht ansprechbare Person wurde von einer psychiatrischen Ambulanz in ein etwas entlegenes psychiatrisches Krankenhaus transferiert. Die Patientin reagierte auf verbale Ansprache nicht, auf Schmerz zeigte sie unspezifische Abwehrhandlungen. Auf dem Weg in das Krankenhaus fing die Patientin plötzlich zu hyperventilieren an, ohne daß es zu einer Veränderung der Bewußtseinslage kam, die man als traumähnlichen Zustand (Oneiroid; vgl. *Schmidt-Degenhard*, 1992) bezeichnet. Durch die plötzliche Veränderungen beunruhigt, wendete das Rettungsfahrzeug. Bis es jedoch zur Einfahrt in die Universitätsklinik kam, beruhigte sich die Patientin wieder, bis sich das Rettungspersonal entschloß, den vorgesehen Transport doch planmäßig durchzuführen. Wieder von der Uniklinik entfernt, wiederholte sich die Inszenierung. Einer über Funk eingeholten Information zufolge, versicherte der Psychiater der psychiatrischen Ambulanz, daß der Transport planmäßig durchgeführt und das Verhalten ignoriert werden sollte. Bald beruhigte sich die Atmung und der Transport schien ordnungsgemäß zu verlaufen. Plötzlich bekam die Patientin einen Raptus, öffnete den losen Gurt der Krankentrage und stürzte sich mit einem Schrei auf die beiden Rettungssanitäter. Der Fahrer des Einsatzwagens brachte diesen zum Stillstand, der unerfahrene Kollege im Krankenraum öffnete die Tür, während es dem erfahrenen Sanitäter gelang, unter Vermeidung eigener Verletzung die raptische Patientin einfach festzuhalten und zu sichern. Innerhalb kurzer Zeit beruhigte sich diese, war dann normal ansprechbar. Sie berichtete, während der ganzen Zeit bei Bewußtsein gewesen zu sein, aber keine Willkürkontrolle gehabt zu haben, sich selbst beobachtet und hilflos und bewegungsunfähig den Gesprächen der Sanitäter gelauscht zu haben. Selbst über den Raptus hatte sie keine Kontrolle, im Gegenteil, es war ihr danach furchtbar peinlich, und sie war froh, keinen Schaden angerichtet zu haben. Die Patientin machte eine längere ambulante Therapie im Anschluß an die Geschehnisse durch. Sie hatte eine belastende Kindheit und litt seit ihrer Pubertät unter fallweiser Konversionssymptomatik in verschiedener Ausgestaltung. Inzwischen konnte sie ihr Medizinstudium beenden, die Konversionsymptome waren zurückgegangen.

## Der Umgang mit „akuter Hysterie“

Aufgrund der Dramatik wird dem oft ungewöhnlichen Erscheinungsbild zuviel „falsche“ Beachtung geschenkt. Die Übererrgbarkeit des Patienten breitet sich oft auf das Umfeld aus. Auch die beigerufene Exekutive und/oder Rettung und Notarzt können davon leicht „angesteckt“ werden. Übertriebene notärztliche und intensivmedizinische

Maßnahmen verstärken die Überzeugung „schwer organisch krank zu sein". Hier sollte einer soliden, pragmatischen Ausschlußdiagnostik vor einer puren „Apparatemedizin" der Vorzug gegeben werden, da die Gefahr der Verstärkung der Fixierung in die Körpersymptomatik sehr hoch ist.

Wie sollte man konkret vorgehen?

- Das **Vorgehen der Notfallhelfer** sollte unbeeindruckt von der Krankheitsinszenierung passieren, der gespannten Atmosphäre am Notfallsgeschehen sollte keine übertriebene Aufmerksamkeit geschenkt werden. Störende Umweltaktivitäten (hysterisch agierende Verwandte, Fernseher, Radio) ausblenden.
- Ins Auge stechende „**Ungereimtheiten**" mit klassischen organischen Notfällen mit ähnlicher Symptomatik sollten zwar registriert, aber nicht vorschnell bewertet werden, oder den routinemäßig durchgeführten Notfallcheck (Bewußtsein, Vitalparameter, EKG, Blutzuckerschnelltest und neurologischer Kurzstatus) unterbrechen.
- Wenn das Zustandsbild und die Ergebnisse des Routinechecks den Verdacht einer psychischen Störung wahrscheinlich machen, ist die Erhebung ausführlicher **anamnestischer Daten** (frühe Behandlungen, Konfliktsituationen) wie die eingehende Untersuchung des Notfallortes (z. B. Hinweise auf möglichen Suizidversuch) zur Beurteilung des Zustandsbildes (besonders Fremd- und Selbstgefährdung) entscheidend.
  Ein Spezialfall stellen (vor allem dissoziative, aber auch somatoforme) Beschwerden von **Kindern** dar. Hier ist an die Möglichkeit von Kindesmißhandlung zu denken, ungewöhnliche Verletzungen der jungen Patienten, extreme Vernachlässigung (Unterernährung, Hygiene usw.) sowie Auffälligkeiten in der Wohnung der Patienten sollten registriert und entsprechende Maßnahmen unter besonderer Berücksichtigung der Sicherheit des Kindes eingeleitet werden.
- Selbst- und Fremdgefährdung bei hysterischen Patienten wird oft unterschätzt. In der persönlichen Verzweiflung können hysterische Patienten ihre Drohungen durchaus realisieren, ein Herunterspielen der Gefahr aufgrund der fragwürdigen Inszenierung des Notfalls ist nicht angebracht. Bei **Fremdgefährdung** ist davon auszugehen, daß nicht das Notfallteam Ziel der Aggression ist. Meist ist der beruhigende Einfluß der Notfallhelfer günstiger als der Einsatz von Maßnahmen der Exekutive, dies ist aber im Einzelfall abzuwägen und mit den zuständigen Exekutivbeamten günstigerweise abzusprechen. Wenn es gelingt den Patienten vom Notfallsort zu entfernen (z. B. in das Sanitätseinsatzfahrzeug), kommt es meist zu einer Beruhigung. Aggressive Zustandsbilder korrespondieren sehr oft mit erhöhter innerer Angst und persönlicher Verzweiflung, die es ebenfalls zu beruhigen gilt. Gewalt gegen Notfallhelfer ist nach *Kaplan* und *Sadock* (1993, S. 7) sehr oft ein Produkt von Mißverständnissen des Patienten, oder aber eine Reaktion auf gewalttätige, unsensible oder aber indifferente/provozierende Notfallhelfer.

- **Selbstgefährdung** in Form von angedrohten Suizidhandlungen sind jedenfalls ernstzunehmen. Bei depressiv anmutenden Patienten sollte eine diesbezügliche Absicht, ob hysterisch oder nicht exploriert werden. Ein besonderes Problem stellen plötzliche unangekündigte selbstgefährdende Handlungen dar. Oft passiert diese bei Veränderungen des Wachbewußtseins: z. B. nach dem „Aufwachen“ aus der Fugue können Patienten, vor allem wenn sie vorher gefährdet waren plötzlich suizidal werden (*Kaplan* und *Sadock*, 1993).
- In weiterer Folge sollte das Notfallteam auf den Patienten weiter entsprechend der **psychischen Symptomlage** einwirken:
  - **Affektive Beeinträchtigungen** (Angst, Depression) erfordern beruhigenden, stützenden und entlastenden Zuspruch.
  - Patienten mit **regressiven Zuständen** und leichtem beeinträchtigten Wachbewußtsein sind in der Notfallsituation oft ungewöhnlich offen. Aktives Zuhören, was eigentlich zu der ärztlichen Grundausbildung gehören sollte, eröffnet oft ungewollt längerfristig wirkendes therapeutisches Potential und die Übergabe an weiterbetreuende Kollegen passiert optimaler.
  - **Dissoziative Zustände**, bei denen die Patienten, wie bei Psychosen oder Verwirrtheitszuständen, Schwierigkeiten mit der Verarbeitung der Situation haben, verlangen einen klaren, einfach strukturierten Umgang, nicht weitere Überforderung.

Die Gabe von Benzodiazepinen (vor allem Diazepam) in der Nofallmedizin ist häufig. Der Mißbrauch dieser Substanzen in der Allgemeinbevölkerung nimmt gleichfalls zu. Die akute anxiolytische Wirkung ist sowohl für Behandler, als auch für den Patienten im Notfall angenehm, die Gefahr zumindest psychischer Abhängigkeit groß, weiters verstärkt die Gabe von Medikamenten den Irrglauben einer organischen Genese der Störung. Des weiteren ist die Gabe von Diazepam i.v. auch verbunden mit einer mehrstündigen ärztlichen Observanz, die nicht immer möglich ist. Deshalb erscheinen psychologische Maßnahmen zur Beruhigung und Entängstigung besser geeignet, der Erfolg aber abhängig von Erfahrungen der Behandler, Eigenheiten der Situation und der Patienten. Deshalb gehört Diazepam als Notfallsubstanz erster Wahl für die akute Reduktion von Hypererregungszuständen nach wie vor zur Grundausstattung von Notfallmedizinern, aber der Einsatz sollte doch kritisch erwogen werden.

Kontraindiziert erscheinen neben einer übertriebenen Medikation und notärztlicher Intervention die Bagetellisierung, Beschimpfung oder die Verspottung des Patienten. Patienten mit hysterischen Störungen sind Kranke, wenngleich die subjektive Darstellung der Beschwerden nicht dem Substrat ihrer Grundstörung entspricht.

Generell erfordern hysterische Notfälle mit deutlicher organischer und psychischer Funktionsbeeinträchtigung eine klinische Routinediagnostik, bevor schließlich der Psychiater konsultiert werden sollte. Dieser Prozeß soll für amnestische Störungen beispielhaft dargestellt werden.

Organische Differentialdiagnostik amnestischer Zustände nach *Kaplan* und *Sadock* (1993, S. 107):

1. **Neurologisch**: Erheben des neurologischen Status inklusive apparative Diagnostik (CT, MRI, EEG). Leidet der Patient unter Anfällen (Temporallappenepilepsien)? Gibt es Hinweise auf Neoplasien oder cerebrale Infektionen? Ausschluß einer cerebrovaskulären Störung!
2. **Toxiologisch**: Hinweise auf Substanzmißbrauch? Insbesonders psychotrope Medikamente, Alkohol und Drogen; Gasunfälle (z. B. $CO_2$) ⇒ Drogenharnscreening.
3. **Traumatisch**: Gibt es Hinweise auf Schädel-Hirnverletzungen, lagen chirurgische Eingriffe vor (DD: organische Durchgangssyndrome)?
4. **Metabolisch**: gibt es Hinweise auf Zustände wie Urämie, Hypoglykämie, hypertensive Enzephalopathie?
5. **Sonstiges**: Schlafähnliche Störungen wie Somnabolismus.

Schließlich soll hier noch abschließend kurz umrissen werden, welche Behandlungsansätze es heute für hysterische Störungen gibt:

## Die „Behandlung" der Hysterie

Hysterische Störungen gehören zu den eher schwer behandelbaren Störungen im psychischen Bereich. Durch das eindrucksvolle und schwer verständliche Verhalten und Erleben der Patienten haben sich schon immer Ärzte um die Behandlung bemüht und die Beschwerden vor allem organischen Ursachen zugeschrieben. Erst in den letzten 100 Jahren würdigte man die Psychogenität hysterischer Beschwerden.

### *Psychotherapie und Psychologische Behandlung*

Durch die Therapie einer Frau mit hysterischer Störung erkannte Freud Kommunikationsphänomene, die sich in der therapeutischen Auseinandersetzung mit der Patientin ergaben, aus denen Konzepte wie Abwehr,

Widerstand, Verdrängung, Abspaltung entstanden (vgl. *Freud*, 1895). Konzepte also, die jeder durchschnittliche Mittelschüler kennt und die bereits in die Alltagssprache aufgenommen wurden. Heute, 100 Jahre später spalten sich moderne **psychoanalytische** Therapeuten vom Gründungsvater ab, haben Konzepte und auch Therapieprinzipien verfeinert und weiterentwickelt, oder haben diese überhaupt erst in Opposition zu Freud gefunden. Der Überblick für Laien ist schwer. Kennzeichen der Therapie ist aber heute noch eine lange Dauer, der Versuch ein vertieftes Verständnis mit dem Patienten für sein „So-Sein“ zu entwikkeln und letztlich eine (Nach)Reifung der Persönlichkeit anzustreben, so daß innere Konflikte transparent werden und die „Verschiebung auf die Symptome“ nicht mehr notwendig ist (vgl. *Mentzos*, 1980). Demnach ist die Bearbeitung von Gefühlen, die der hysterische Patient im Therapeuten auslöst (Gegenübertragung), von ausschlaggebender Bedeutung. Das Heilende kann im richtigen Reagieren des Therapeuten im Rahmen von Übertragung und Gegenübertragung gesehen werden (*Haas*, 1987).

Eine weitere wichtige therapeutische Schule stellt die „**kognitive Verhaltenstherapie**“ dar. Mit der Bewährung von Therapieprinzipen dieser Schule zur Behandlung von Angststörungen, Depression, Sexualstörungen und auch im Bereich psychotischer Störungen, die derzeit in der internationalen Forschungsgemeinschaft ein starkes Gewicht einnimmt, werden diese Wirkungsprinzipen auch auf hysterische Störungsbilder angewendet (vgl. *Rief* und *Hiller*, 1992; *Beck* et al., 1993; *Fiedler*, 1994).

## Kognitiv-verhaltenstherapeutische Vorgangsweise in der Hypochondriebehandlung

Exemplarisch sollen neuere Ansätze in der Hypochondrie aufgezeigt werden (detaillierter dargestellt in *Hilary* et al., 1990; vgl. auch *Rief* und *Hiller*, 1992).

Hier wird Hypochondrie als Syndrom verstanden, das auf mehreren Ebenen beschreibbar ist: **Verhalten** (Vermeidung von Aktivität, intensives Konsumieren von Ärzten und Untersuchungen), **Affekt** (Angst, Depression, Ärger), **Physiologie** (erhöhte Aktivierung und Bereitschaft für sympathikotone Übererregung, Schlafstörungen) und **Kognition** (Aufmerksamkeitsfokusierung auf den Körper und Körperveränderungen, kognitive Dysfunktionen wie Überschätzung von Erkrankungsrisken, Tendenz diesbezüglich negative Information überzubewerten, Hilflosigkeit). Im Laufe der Therapie wird die individuelle Entwicklung des problematischen Verhaltens, sowie die Ausprägung auf den einzelnen Beschreibungsebenen mit dem Patienten erörtert. Danach werden gemäß dieser Analyse gezielt problemorientiert Veränderungen auf den einzelnen Ebenen angestrebt (z. B. mit Hilfe von Übungen zur Verstärkung oder Entspannung physiologischer Aktivierung, kognitive Identifizierung und Umstrukturierung dysfunktionaler Kognitionen bezüglich der eigenen Gesundheit, Reduktion von Arztbesuchen über Verhaltensverträge und operanter Verstärker, Streßmanagementtraining und Ärgerbewältigung). Der Patient lernt im günstigsten Fall seine Symptome nicht als Ausdruck seiner Organinsuffizienz zu sehen, sondern versteht diese als Hinweis auf eine insuffiziente Lebensführung und Problembewältigung.

Einen wichtigen Impuls für die Therapie stellen **feministische** Ansätze dar. Diese versuchen das Umfeld der Patientinnen stärker zu berücksichtigen, indem versucht wird, konkrete aufrechterhaltende Bedingungen für die Störung zu erkennen, die sehr oft mit einer Inbalance physischer und psychischer Ressourcen (Macht, Geld, Pflichten und Rechte, sowie die Verfügbarkeit über Freizeit) entstehen. Die hysterischen Beschwerden werden weniger als Krankheit verstanden, als als Barometer für bestehende Konfliktsituationen in der Gesellschaft, bekommen also eine politisch/emanzipatorische Dimension (vgl. *Burgard*, 1993; *Huber*, 1995).

Ähnlich versuchen auch **Familien-** oder **systemische Therapeuten** weniger den Patienten als seinen Lebensraum zu therapieren.

**Hypnose und Hypnotherapie** kommen immer wieder bei der Therapie dissoziativer Störungen zum Einsatz. Hierbei wird versucht in einem „alternativen Bewußtseinszustand" Lernprozesse zu initiieren, die helfen sollen, die verschiedenen „Zustände" miteinander in Verbindung zu bringen.

**Kreative Therapien** wecken ebenfalls verborgene Emotionen und bieten einen spielerisch/aufdeckenden wie bewältigenden Zugang zu den Zuständen, während **Körpertherapien** den Patienten helfen, ein besseres Verständnis und Akzeptanz für die eigene Person zu entwickeln.

Es gibt eine Vielzahl von weiteren therapeutischen Schulen, deren Erwähnung hier den Rahmen sprengt, und den Leser eher verwirren als informieren. Jedenfalls steht jedem seriös arbeitenden Therapeuten ein Spektrum wissenschaftlich untersuchter, in ihrer Wirksamkeit belegter Methoden zur Verfügung, Betroffenen zu helfen. Das Hauptaugenmerk der therapeutischen Anstrengungen sollte sich auf die Entwicklung der Fähigkeit, Konflikte zu erkennen und günstiger mit ihnen umzugehen, richten.

Gegenwärtig als problematisch scheint eher der Weg zum „richtigen Therapeuten“, es erinnert manchmal in den Lebensgeschichten von Patienten mit hysterischen Störungen an eine Herbergssuche. Diagnostisch beratende Tätigkeiten im Rahmen psychiatrischer Ambulanzen und psychosozialer Versorgungseinrichtungen werden wahrscheinlich in Zusammenhang mit fehlender Akzeptanz in der Bevölkerung, aber auch in der „Organmedizin“ zu wenig genutzt. Wichtig erscheint auch noch zu bemerken, daß es auch psychologische Behandlungsverfahren für Patienten ohne „überdurchschnittliche Bildung oder Introspektionsfähigkeit“ gibt und diese Therapien mit der Etablierung von psychosozialen Einrichtungen (Beratungsstellen, Ambulanzen usw.) auch für mittellose Patienten finanzierbar werden, so daß Psychotherapie und psychologische Behandlung kein Privileg der Oberschicht bleibt muß.

## *Medikamentöse Therapie*

Generell haben sich Psychopharmaka als Monotherapie bei hysterischen Störungen als nicht therapeutisch effizient erwiesen. Allerdings ist eine symptomorientierte psychopharmakologische Zusatztherapie durch den Psychiater für schwere hysterische Störungen, oder bei Dominanz sekundärer psychischer Störungen (Depression) fast unumgänglich. Mit der Entwicklung immer selektiverer Substanzen (SSRI, niederpotente Neuroleptika) wird eine gezielte, nebenwirkungsarme Behandlung vieler psychischer Störungen möglich. Medikamente wirken gegen Ängste, Depressionen und gegen destruktive Überaktivität und Übererregbarkeit. Hysterische Störungen werden von einer Reihe dieser pathologischen Zustände begleitet, die eine sinnvolle psychotherapeutische Bearbeitung ohne pharmakologische Unterstützung erschweren. Der Einsatz medikamentöser Therapien muß aber wohl überlegt werden, jahrelanger Tranquillizermißbrauch und Abhängigkeit produzieren genau die Angstsymptomatik, die die Substanzen ursprünglich unterdrücken. Probleme bei der Adaptierung und Dosierung von Neuroleptika machen den Patienten zu „dem Zombie“, gegen den er ankämpft. Die häufigere Konsultation von Fachärzten für Psychiatrie oder/und die bessere Ausbildung von Allgemeinärzten auf diesem Gebiet ist zu fordern, genauso wie eine bessere Zusammenarbeit zwischen Institutionen, niedergelassenen Ärzten und auch nichtärztlichen Therapeuten günstig wäre, betroffene Patienten sollten dies ebenso wie Fachleute fordern.

## *Stationäre Therapie*

Stationäre Aufnahme im Krankenhaus erfüllt einerseits die Funktion einer umfassenden diagnostische Abklärung des Patienten, aber auch eine Einleitung und Koordinierung der nach dem Aufenthalt laufenden Therapien. Krankenhausaufenthalte sollten so kurz wie notwendig gehalten werden, da gerade bei machen chronisch hysterischen Patienten die Gefahr psychischer Hospitalisierung groß ist, was auch im volkswirtschaftlichen Sinne nicht wünschenswert ist. Ein „Für und Wider" stationärer Aufnahme sei in Anlehnung an *Kaplan* und *Sadock* (1993,S. 138) aufgelistet:

| *Pro* stationäre psychiatrische Aufnahme | *Kontra* stationäre psychiatrische Aufnahme |
|---|---|
| • Aufgrund der Notwendigkeit im Rahmen des Therapiekonzepts<br>• Eskalierende Suizidäußerungen und Gesten<br>• Sekundäre psychische Störungen eskalieren (Angst, Depression, Substanzmißbrauch)<br>• Psychotische Eskalation bzw. Erstmanifestation<br>• Drohende schwerwiegende Verhaltensexzesse: Fremd- oder Selbstgefährdung<br>• Schwerwiegende Veränderungen in dem sozialen Netzwerk, wie Todesfälle, Scheidungen usw. | • Mehr vom selben, ohne Aussicht auf Erfolg<br>• Aufenthalt, weil sonst nichts mehr hilft<br>• Strafmaßnahmen für den Patienten (sowohl von Umwelt als auch von Therapeuten)<br>• als Versuch, „den Charakter zu verändern"<br>• Therapeut oder Betreuungsperson gehen in den Urlaub<br>• Aufenthalt aufgrund fehlender psychosozialer Rehabilitationsmaßnahmen |

## *Sonstige Maßnahmen*

Eine wichtige Intervention bei der Behandlung erscheint die Einbeziehung **physiotherapeutischer und logopädischer Maßnahmen** im Sinne des Trainierens des funktionsbeeinträchtigten Organs sowie **soziotherapeutischer** Maßnahmen, da viele Konflikte in Beschränkungen in der Lebensführung begründet sind, die konkrete soziale Veränderungen für den Einzelnen erforderlich machen und fallweise auch gezielte **ergotherapeutischer** Maßnahmen.

Auch heute noch ist die Behandlung chronischer, hysterischer Alterationen sehr schwierig, da mit *Slavney* (1990) Hysterie als Ausdruck von dem, „was jemand zum gegenwärtigen Zeitpunkt **ist**“ zu verstehen sei und nicht „was jemand **hat**“. Hysterie ist nicht nur eine **Krankheit**, sie ist eine **Dimension** mit Blockierungen in der Selbstorganisation und unrealistischen Zielperspektiven (*Zapotoczky* und *Herzog*, 1994), ebenso **Verhalten** und Interaktion. Schließlich ist Hysterie auch Produkt **biographisch** ungünstiger, oft traumatischer **Entwicklung**. Teilt man hysterische Zustandsbilder in **akute** und **chronische** Verläufe ein, so ergeben sich bezüglich der Behandlungsmöglichkeiten und Hilfen bei akuter Hysterie unter adäquater Behandlung eine günstige Prognose, bei chronischem Verlauf angesichts neuer Entwicklungen im Psychotherapeutischen (z. B. *Beck* et al., 1993) wie auch im Pharmakologischen (z. B. niederpotente Neuroleptika und SSRI) gemäßigter Optimismus.

## Literatur

American Psychiatric Association (APA) (1994) Diagnostic and Statistical Manual of Mental Disorders, Fourth Edition (DSM-IV). APA, Washington DC

Barsky AJ, Wyshak G, Klerman GL (1992) Psychiatric Comorbidity in DSM-III-R Hypochondriasis. Arch General Psychiatry 49: 101–108

Beck AT et al. (1989) Cognitive therapie of personality disorders. Gilford Press, New York (dt: Kognitive Therapie bei Persönlichkeitsstörungen. Psychologie Verlags Union, Weinheim 1993)

Brown FW, Golding JM, Smith G (1990) Psychiatric comorbidity in primary care somatization disorder. Psychosomatic Medicine 52: 445–451

Burgard R (1993) Wie Frauen verrückt gemacht werden. Diskriminierung in Alltag, Psychiatrie und Psychotherapie. Heyne, München

Cardeña E (1994) The Domain of Dissociation. In: Lynn SJ, Rhue JW (eds) Dissociation.Clinical and theoretical perspectives. Guilford Press, New York, pp 15–31

Carlson EB, Armstrong J (1994) The diagnosis and assessment of dissociative disorders. In: Lynn SJ, Rhue JW (eds) Dissociation. Clinical and theoretical perspectives. Guilford Press, New York, pp 159–173

Castillo RJ (1994) Spirit possession in South Asia, dissociation or hysteria? II: Case histories. Culture, Medicine and Psychiatry 18 (2): 141–162

Chakraborty A (1993) Possessions and hysterias: What do they signify? Transcultural Psychiatric Res Review 30 (4): 393–399

Chodoff P, Lyons H (1958) Hysteria, the hysterical personality, and hysterical conversion. Am J Psychiatry 114: 734–740

Cloninger R, Sigvardsson S, von Knorring AL, Bohman M (1984) An adoption study of somatoform disorders. II: Identification of two discrete somatoform disorders. Arch Gen Psychiatry 41: 863–871

Dilling H, Mombour W, Schmidt MH (Hrsg) (1991) Internationale Klassifikation psychischer Störungen: ICD-10, Kapitel V (F), klinisch-diagnostische Leitlinien, Weltgesundheitsorganisation. Huber, Bern Göttingen Toronto

Dittmann V (1996) Die 100 Gesichter der Hysterie – Ein Interview. Psychologie Heute 23 (4): 34–40

Fiedler P (1994) Persönlichkeitsstörungen. Beltz, Weinheim

Freud S (1895/1969) Studien zur Hysterie. S. Fischer, Frankfurt am Main

Garcia FO (1990) The concept of dissociation and conversion in the new edition of the International Classification of Diseases (ICD-10). Dissociation, Progress in the Dissociative Disorders 3 (4): 204–208

Gehring A, Blaser A (1982) Minnesota multiphasic personality inventory: MMPI. Huber, Bern

Haas JP (1987) Bemerkungen zum sogenannten „Hysterie-Gefühl". Nervenarzt 59: 92–98

Hilary MC, Warwick HMC, Salkovskis PM (1990) Hypochondriasis. Behaviour Research and Therapy 28: 105–117

Huber M (1995) Multiple Persönlichkeitsstörung in Deutschland. Hypnose und Kognition 12: 2–12

Kaplan HI, Sadock BJ (1993) Pocket handbook of emergency psychiatric medicine. Williams & Wilkins, Baltimore

Kellner R (1985) Functional Somatic Symptoms and Hypochondriasis. A Survey of Empirical Studies. Arch Gen Psychiatry 42: 821–833

Kernberg OF (1991) Schwere Persönlichkeitsstörungen – Theorie, Diagnose, Behandlungsstrategien. Klett-Cotta, Stuttgart

Liskow B et al. (1986) Is Briquet's syndrome a heterogeneous disorder? Am J Psychiatry 143: 626–629

Mentzos S (1980) Hysterie – zur Psychodynamik unbewußter Inszenierungen. Geist und Psyche. Kindler, München

Putnam FW (1991) Dissociative Phenomena. In: Tasman A, Goldfinger SM (eds) Review of Psychiatry 10. American Psychiatric Press, Washington, pp 145–160

Ray WJ, Faith M (1995) Dissociative experiences in a college age population: follow-up with 1190 subjects. Personality and Individual Differences 18 (2): 223–230

Ray WJ et al. (1992) Dissociative experiences in a college age population: a factor analytic study of two dissociation scales. Personality and Individual Differences 13 (4): 417–424

Rief W, Hiller W (1992) Somatoforme Störungen. Huber, Bern

Rief W et al. (1992) Lifetime diagnoses in patients with somatoform disorders: which came first? European Arch Psychiat Clin Neuroscience 241: 236–240

Ross CA (1989) Multiple personality disorder. Diagnosis, clinical features, and treatment. Wiley, New York

Ross CA, Josh S, Currie R (1990) Dissociative experiences in the general population. Am J Psychiatry 147: 1547–1552

Roy A (ed) (1982) Hysteria. Wiley, Chichester

Schmidt-Degenhard M (1992) Die oneiroide Erlebnisform. Zur Problemgeschichte und Psychopathologie des Erlebens fiktiver Wirklichkeiten. Springer, Berlin Heidelberg New York Tokyo

Schwartz M, Blazer D, George L, Landerman R (1986) Somatization disorder in a community population. Am J Psychiatriy 143: 1403–1409

Shapiro D (1991) Neurotische Stile. Vandenhoeck und Ruprecht, Göttingen

Sigmund D (1994) Die Phänomenologie der hysterischen Persönlichkeitsstörung. Nervenarzt 65: 18–25

Slavney PR (1990) Perspectives on „hysteria“. John Hopkins University Press, Baltimore London

Süllwold F (1987) Hypochondrie und Hysterie als pschodiagnostische Kategorien. Z experimentelle und angewandte Psychologie 34 (3): 453–473

Süllwold F (1990) Zur Struktur der hypochondrischen und der hysteroiden Persönlichkeit. Z experimentelle und angewandte Psychologie 27 (4): 642–659

Taylor DC (1986) Hysteria, play-acting and courage. Br J Psychiatry 149: 37–41

Thompson DJ, Goldberg D (1987) Hysterical personality disorder – the process of diagnosis and experimental settings. Br J Psychiatry 150: 241–245

Tyrer P (1989) Classification of neurosis. Wiley, London

Vanderlinden J et al. (1991) Dissociative experiences in the general population in the Netherlands and Belgium: a study with the dissociative questionaire (Dis-Q). Dissociation 4: 180–184

Wetzel RD, Guze SB, Cloninger CR, Martin RL (1994) Briquet's syndrome (hysteria) is both a somatoform and a „psychoform“ illness: a Minnesota Multiphasic Personality Inventory study. Psychosomatic Medicine 56 (6): 564–569

Wilson-Barnett J, Trimble, MR (1985) An investigation of hysteria using the illness behaviour questionaire. Br J Psychiatry 146: 601–608

Wölk W (1992) Vergangenheit und Zukunft des Hysteriekonzepts. Nervenarzt 63: 149–156

Zapotoczky HG, Herzog G (1994) Hysterische Störungen. In: Reinecker H (Hrsg) Lehrbuch der Klinischen Psychologie. Hogrefe, Göttingen, S 327–362

Zaptoczky HG, Herzog G (1995) „Hysterische“ Störung bzw. histrionische Persönlichkeitsströung. In: Reinecker H (Hrsg) Fallbuch der klinischen Psychologie. Hogrefe, Göttingen, S 151–178

# Der alkoholisierte Patient

*Herwig Scholz*

Das Erscheinen eines alkoholisierten Patienten in Praxis oder Krankenhaus kann schlagartig alle üblichen Routinen außer Kraft setzen und rasch zu einem emotionsgeladenen Ereignis werden. Bei den daraus häufig resultierenden Auseinandersetzungen gibt es keinen eigentlichen Gewinner, wenn es nicht gelingt, einen zumindest rudimentären therapeutischen Kontakt anzubahnen.

Da die Mißverständnisse und Aggressionen offensichtlich nicht nur vom alkoholisierten Patienten allein ausgehen, scheint es sinnvoll, auch einige **verbreitete therapeutische Vorurteile** und die daraus folgenden Standardfehler anzusprechen:

- *„Mit Alkoholisierten kann man nicht reden":* Bei aller Berechtigung dieser Ansicht bei sehr aggressiven und schwer Betrunkenen gilt das nicht bei allen Patienten. Besonders sozial ängstliche Alkoholabhängige benötigen oft sogar eine gewisse Menge Alkohol um überhaupt den Mut zum Aufsuchen eines Therapeuten aufzubringen. Begegnet man ihnen ohne eigene Aggressionen, kann sich durchaus eine erste Grundlage für weitere Behandlungskontakte ergeben.
- *Persönliche Betroffenheit und Kränkung der Therapeuten durch unkooperatives Verhalten:* Dahinter stehen die oft sehr gezielt wirkenden Aggressionen und vor allem das ungewohnte Gefühl „als Therapeut nicht ernst genommen zu werden". Gelingt es dem Therapeuten dennoch, keine Verunsicherung entstehen zu lassen, wird bald deutlich, daß es sich um eine unspezifische und keinesfalls persönlich zu nehmende Verhaltensschablone unter Alkoholeinfluß handelt.
- *Assoziation zwischen Alkoholisierung und therapeutischer Aussichtslosigkeit:* Die verbreitete Tendenz, Alkoholkranken besten-

falls ein Minimum an Therapie im Sinne der Behandlung der Entzugssymptome und Organschäden anzubieten, muß zwangsläufig zu negativen Resultaten führen. Naturgemäß verleugnen gerade diese Instanzen die bei ausreichendem Therapieangebot heute eindeutig erwiesenen guten Chancen Alkoholkranker. Wird der Alkoholfaktor aber übersehen oder ignoriert, muß schon durch den fortgesetzten toxischen Schaden mit einer Eskalation von Funktionsstörungen im Sinne einer chronisch fortschreitenden Erkrankung gerechnet werden (*Mackenzie* et al., 1986). Somit werden auch die aufwendigsten sonstigen Therapien ohne gezielter Behandlung des Alkoholproblems letztlich kein brauchbares Resultat erzielen können.

- *Eigene Ängste und Aggressionen der Therapeuten gegenüber der Alkoholproblematik:* Zu den bisher genannten Faktoren kommt noch dazu, daß auch Therapeuten unter dem Eindruck persönlicher traumatischer Erlebnisse und Vorbehalte gegenüber Alkoholisierten stehen können. Diese sollten, vor allem wenn sie sehr emotionsgeladen sind, durch kritische Eigenbeurteilung, Selbsterfahrungsarbeit oder Teilnahme an Balintgruppen erkannt und relativiert werden.

Naturgemäß stellt sich die **Frage nach einer optimalen Reaktion der Therapeuten gegenüber alkoholisierten bzw. alkoholkranken Patienten.** Die Erfahrung hat gezeigt, daß es im Fall einer direkten Alkoholisierung meist sinnvoll ist, nachstehende Aspekte zu berücksichtigen:

- *Zu vermeiden* sind Gegenaggressionen oder Gefühlsausbrüche, da sie bei den meist wenig belastbaren Patienten die Stimmung meist noch mehr anheizen. Das gilt ganz besonders für strafende oder verurteilende Aussagen. Darüber hinaus ist es meist nicht sinnvoll, auf alle, oft sehr vordergründigen Argumente der Patienten einzugehen, weil diese meist von der wirklichen Problematik ablenken. Auch Überforderung sollte vermieden werden, da vor allem massiv Alkoholabhängige durch die Kombination einer Alkoholisierung mit kognitiven Störungen extrem wenig belastbar sind.
- Als *zweckmäßigste Einstellung* hat sich eine ruhige, empathievolle Haltung erwiesen, die dem Alkoholisierten die Angst vor kompletter Ablehnung nimmt. Besonders muß darauf geachtet werden, daß der Therapeut die Gesprächsführung in der Hand behält und dem Patienten trotz Abwehrhaltung ein Minimum notwendiger Informationen verständlich macht.

- Wenn trotz dieser Bemühungen *kein ausreichender Kontakt* zustandekommt, sollte anstelle weiterer fruchtloser Versuche mit dem Patienten oder Angehörigen ein späterer Gesprächstermin, möglichst unter Alkoholkarenz vereinbart werden.
- Auf jeden Fall ist eine Alkoholisierung *ein ausreichender Anlaß zur Abklärung* und Bewertung mehr oder weniger tiefgreifender Alkoholfaktoren, deren Ausmaß von einer gelegentlichen Alkoholisierung über permanenten Mißbrauch bis zur manifesten Abhängigkeit reichen kann.

## Fragen beim Erstkontakt

Wenn sich aus Vorgeschichte, Befunden oder bei aktuellen Hinweisen auf Alkoholisierung bzw. Entzugssymptome Verdachtsmomente auf Alkoholfaktoren ergeben, stellen sich vorerst naturgemäß Fragen nach ihrer Wertigkeit und Ausprägung. Insbesonders ist zu klären:

- Liegt tatsächlich ein behandlungsbedürftiges Alkoholproblem vor?
- Handelt es sich um eine sporadische Intoxikation, um Alkoholmißbrauch oder besteht bereits eine zusätzliche Abhängigkeit?
- Existieren organische, psychosoziale Begleitstörungen oder Folgeerkrankungen, die in das Therapiekonzept einbezogen werden müssen?
- Ist mit Einsichtsmängeln, Verleugnung, Abwehr und Motivationsproblemen zu rechnen?
- Welche optimale Behandlungsform bietet sich im gegenständlichen Fall an?

## Identifizierung von Alkoholfaktoren aus Vorgeschichte und aktuellem Befund

In diagnostischer Hinsicht unproblematisch sind Patienten mit absolut vordergründigen Zeichen von Alkoholisierung, chronischem Alkoholmißbrauch wie Facies äthylica und zusätzlichen auffälligen Leberfunktionswerten sowie anderen überwiegend alkoholtypischen Auffälligkeiten.

Daneben existieren zahlreiche Zweifelsfälle mit weniger ausgeprägten Bildern und Verleugnung eines Alkoholüberkonsums. Ihre diagnostische Abklärung gelingt aber vielfach doch, wenn anstelle der Wertung von Einzelbefunden eine *synoptische Erfassung von Hinweisen auf Alkoholfaktoren aus verschiedenen Lebensbereichen* ausgewertet wird (*Scholz*, 1996). Darüber hinaus kann eine mit Einverständnis des Patienten durchgeführte Untersuchung des *Blutalkoholspiegels* weitere wertvolle Informationen bringen. In Erweiterung der üblicherweise verwerteten Sammlung alkoholtypischer Organsymptome richtet sich dabei die diagnostische Aufmerksamkeit auf ein gleichzeitiges Vorhandensein von zusätzlichen, möglicherweise alkoholbedingten psychischen, familiären und sozialen Problemen (Tabelle 1).

Charakteristisch für eine Alkoholproblematik ist somit die Verflechtung einzelner oder mehrerer somatischer Auffälligkeiten (A) mit neuropsychiatrischen Symptomen (B) und verschiedenen psychosozialen Problemen (C).

**Tabelle 1.** Häufige Einzelsyptome oder Symptomkonstellationen, die auf das Vorliegen von Alkoholfaktoren hinweisen

*A. Somatische Befunde*

Äußere Inspektion: Fötor Alkoholicus, charakteristische Hautveränderungen wie spider Naevi, ikterische Hautverfärbung, Behaarungsverlust, Gynäkomastie, palmare Erytheme, multiple ungeklärte Verletzungsfolgen und Hämatome, Aszitеshinweise, pathologische Leberbefunde, Pankreas-Erkrankungen, häufige oder protrahierte Gastroenteritiden, Kreislaufregulationsstörungen, Hinweise auf Kardiomyopathie, Fettstoffwechselstörungen, Blutbildveränderungen z. B. Makrozytose u.a.m.

*B. Neuropsychiatrische Auffälligkeiten*

Ungeklärte Polyneuropathien, Hirnatrophie, vegetative Fehlsteuerungen, Tremor, Schweißausbrüche, ätiologisch unklare zerebrale Anfälle, ungeklärte psychoorganische (kognitive) Leistungsstörungen: Konzentrationsleistungsstörungen, situative Anpassungsschwierigkeiten, entdifferenzierter, vergröberter Verhaltensstil, Neurasthenische Beschwerden, Spannungsintoleranz, Stimmungslabilität, Depressivität, Schlafstörungen, Nachtschweiß, morgendliche Übelkeit, Irritabilität und Tremor etc.

*C. Psychosoziale Probleme*

Erhebliche familiäre Auseinandersetzungen mit vergröberten Interaktionsstil im Zusammenhang mit seinem Alkoholkonsum, Schwierigkeiten am Arbeitsplatz, häufiger Arbeitsplatzwechsel, erhöhte Unfallanfälligkeit, Führerscheinverluste, zunehmende Isolierung auch im Freundeskreis

## „Objektivierung“ von Alkoholfaktoren durch Fragebogentests und biologische Marker

Konnte nach den bisher aufgezeigten Kriterien noch keine endgültige Klarheit über die Existenz einer Alkoholabhängigkeit erreicht werden, besteht die Möglichkeit einer „Objektivierung“ des Alkoholproblems durch biochemischen Nachweis von alkoholtoxisch veränderten Blut- und Stoffwechselbefunden sowie durch standardisierte Patientenbefragungsbögen.

**Biochemische Testverfahren im Sinne von „Marker-Tests“** sind aus der Erfahrung heraus entstanden, daß beim chronischen Alkoholismus bestimmte klinisch chemische und hämatologische Befundveränderungen besonders häufig zusammentreffen (*Stann* et al., 1984). Dabei handelt es sich bei Männern um die Kenngrößen: Gamma-GT, GOT, GPT, MCV, Harnstoff und Kreatinin. Bei Frauen um Veränderungen von Gamma-GT, GOT, Erythrozyten und Kreatinin. Auf Alkoholmißbrauch wird geschlossen, wenn bei Männern 4 oder 5 positive Befunde vorliegen, bei Frauen 3 oder 4 positive Befunde (*Küfner*, 1989).

Selbstverständlich können diese biochemischen Befunde einschließlich des CDT-Test (Carbohydrate defizient Transferin – *Stibler*, 1991), nur als Indikatoren für körperliche Veränderungen durch erhöhten Alkoholkonsum gewertet werden. Deshalb können sie zwar zur Überprüfung der Angaben der Trinkgewohnheiten herangezogen werden, erlauben aber keine Aussagen über das Vorliegen einer Abhängigkeit oder psychischer Begleitphänomen.

Unter den **Alkoholfragebögen** hat sich für praktisch diagnostische Zwecke im deutschen Sprachraum vor allem der Münchner Alkoholismustest MALT (*Feuerlein* et al., 1977, 1979) bewährt, da er neben einer Selbstbeurteilung auch einen ärztlichen Befundbogen enthält. Ein positives Resultat läßt nach verschiedenen Validierungsuntersuchungen mit einer Wahrscheinlichkeit um und über 90% auf einen Alkoholismus schließen. Naturgemäß kann eine Kombination von klinischen Hinweisen, positiven biochemischen Befunden und Fragebogenergebnissen die Wahrscheinlichkeit einer Alkoholismusdiagnose erheblich steigern (*Leouffre* et al., 1990).

Als nächster Schritt ergibt sich die Aufgabe, das Ausmaß und den speziellen Charakter der Alkoholproblematik durch ein **Gespräch mit**

**den Betroffenen und ihren Bezugspersonen** näher zu identifizieren. Dabei ist auch zu klären, ob es sich um eine einmalige Intoxikation, einen Alkoholmißbrauch, um eine Alkoholabhängigkeit oder eine Mehrfachabhängigkeit z. B. von Alkohol und Tranquilizern handelt.

## Gesprächsführung zur weiteren Identifizierung von Mißbrauch und Abhängigkeit

Direkte Fragen nach Trinkmenge und Trinkgewohnheiten bringen erfahrungsgemäß meist falsche Resultate, besonders wenn sie in einer für den Patienten vermeintlich vorwurfsvollen oder anklagenden Form gestellt werden. Zusätzlich zu diesen Verleugnungstendenzen ist bei massiveren Alkoholproblemen mit einer erheblich verminderten emotionalen und kognitiven Belastbarkeit zu rechnen. Aus allen genannten Gründen ist es sinnvoll, Alkoholfaktoren in einer ruhigen, empathievollen Atmosphäre zu klären, wobei sich die nachstehenden **Grundregeln der Gesprächsführung** bewährt haben:

- Verständliche, für die Patienten nachvollziehbare Fragestellungen. Keinesfalls Schuldzuweisungen, Anklagen oder Verhörstil.
- Wenn möglich, Vermeiden komplizierter Streitgespräche, etwa über Trinkmengen oder Trinkalibis etc.
- Klare Präsentation der eigenen diagnostischen und therapeutischen Überlegungen, soweit sie zur Abklärung und Motivation beitragen können.

Insgesamt sollte man sich vor allem bei kognitiven Leistungseinschränkungen vorerst nur auf die wesentlichsten Fragen zur Abgrenzung zwischen Mißbrauch und Abhängigkeit beschränken. Zu den **Fakten**, die im Gespräch mit dem Alkoholabhängigen konkret zu klären sind, zählen:

- Individuelle *Alkoholeffekte-Funktionalität des Alkohols*: z. B. „Was empfinden Sie durch Alkoholtrinken, was bringt Ihnen Alkohol?“
- *Individueller Trinkstil*: „Wann im Tagesverlauf konsumieren Sie Alkohol, bzw. zu welchen Tageszeiten trinken Sie selten oder nie?“
- *Die Frage nach der Trinkmenge*: Anstelle der an und für sich naheliegenden Fragen „Wieviel trinken Sie?“ oder „Welche Alkoholmengen geben Sie zu?“ sollten eher positive Formulierungen

gewählt werden. Erfahrungsgemäß kann bei positiver Umdeutung dieser Fragen etwa in „Wieviel vertragen Sie denn?“, „Wieviel, glauben Sie, kann man am Tag trinken?“ eine höhere Relevanz der Angaben erhofft werden.

- *Änderungen des Trinkverhaltens durch Toleranzentwicklung:* Können Sie mehr vertragen?“, „Müssen Sie mehr trinken, um den möglichen Effekt zu erreichen?“
- *Hinweise auf Abhängigkeitsphänomen und Kontrollverlust*: „Brauchen Sie in bestimmten Situationen Alkohol, kann es geschehen, daß Sie trotz fester Vorsätze viel zu viel trinken?“
- *Mißbräuchliche Einnahme anderer Substanzen* mit eigenem Abhängigkeitspotential wie z. B. Benzodiazepine, andere Tranquilizer, Appetitzügler, Schmerzmittel, illegale Drogen.
- *Reaktion der Angehörigen*: „Weiß Ihre Umgebung, wieviel Sie trinken?“, „Macht man Ihnen Vorwürfe?“

Soweit möglich, sollten *Bezugspersonen* in den diagnostischen Prozeß und die ersten Schritte der Motivationsarbeit einbezogen werden. Durch ihre Informationen kommt es fast immer zu Korrekturen der angegebene Trinkmengen und der Dauer der vorhergehenden Alkoholproblematik. Zusätzlich ergibt sich eine erste Übersicht über die aktuelle familiäre und soziale Situation und die Einstellung der Bezugspersonen zur Alkoholproblematik und Therapie. Allerdings muß man bei der Bewertung der Aussagen naher Angehöriger den Einfluß der vorhergegangenen jahrelangen Auseinandersetzung mit Krisen, Enttäuschungen und gegenseitigem Vertrauensverlust berücksichtigen. Das Resultat dieser Entwicklung ist meist eine sehr kritische Haltung gegenüber dem Patienten sowie eine eher negative Beurteilung seiner therapeutischen Chancen.

## Erster Entscheidungsprozeß: Liegt einmalige Alkoholintoxikation, protrahierter Alkoholmißbrauch oder Abhängigkeit vor?

Für das Vorliegen einer **einmaligen Alkoholisierungsepisode** spricht ein sonst eher unauffälliges Trinkverhalten in der Vorgeschichte sowie das Fehlen von psychischen und organischen Hinweisen auf Alkoholmißbrauch und Abhängigkeit. Als Hintergründe figurieren vor allem bei jüngeren Konsumenten nicht selten soziale Gründe wie Feiern, Profilierungssucht oder Trinkwetten. Andere Auslöser finden sich in psychischen Krisen, gravierenden Toleranzminderungen, etwa durch Erkrankungen oder Medikamente mit alkoholpotenzierender Wirkung u.a.m.

*Diagnostisch-therapeutische Aktivitäten* werden vor allem bei schweren Intoxikationen, zunehmender Symptomatik, Komplikationen wie Atemlähmung, Aspiration, Träumen oder zusätzlichen Hinweisen auf Mischintoxikation notwendig.

*Ganz besonders gefährlich* wird es, wenn durch eine vordergründige Alkoholisierung alarmierende Zeichen akuter Komplikationen, z. B. einer traumatisch bedingten subduralen oder epiduralen Blutung, verschleiert werden!

Deshalb sollte in jedem unklaren Fall neben dem Blutalkoholspiegel auch ein Notfallabor und wenn nötig eine internistische, neurologische und radiologische Abklärung durchgeführt werden. Die *therapeutischen Maßnahmen* reichen von ruhigem Gespräch und Entfernung massiverer Außenreize in leichten Fällen bis zu intensivmedizinischen Maßnahmen bei massiver Eskalation oder Komplikationen. Als *flankierende Maßnahmen im Vorfeld* gelten bei massiverer Berauschung je nach aktuellem Befund pharmakologisch indiziertes Erbrechen oder Magenspülung, Glukose Infusionen bei Volumenmangel oder Hypoglykämie, Azidoseausgleich mit Natriumbikarbonat und bei Exzitation ev. Haloperidol 5–10 mg 1–2 Ampullen langsam i.v. (*Schäffler* et al., 1993). Die Frage nach der Sinnhaftigkeit einer psychopharmakologischen Ruhigstellung etwa mit parenteralem Benzodiazepinen kann nur in sorgfältiger Abwägung zwischen Nutzen z. B. bei massiver Aggressivität und Risiko, z. B. durch Verstärkung der Alkoholwirkung beantwortet werden.

**Alkoholmißbrauch** kann, abhängig von äußeren oder psychischen Gegebenheiten, in mehr oder weniger flüchtigen Episoden ablaufen oder als permanenter Prozeß zu den bereits angesprochenen Schäden führen. Eine für jeden Einzelfall gültige Angabe, ab welcher Trinkmenge ein Alkoholmißbrauch vorliegt, scheitert an der sehr unscharfen Grenze zum „*Normalkonsum*", der in unterschiedlichen Kulturen ebenfalls uneinheitlich definiert wird. Darüber hinaus können auch Vorerkrankungen z. B. der Leber oder des Nervensystems schon bei geringen Alkoholmengen außergewöhnlich starke alkoholtoxische

Schäden bewirken. Dementsprechend kritisch zu bewerten sind die als Orientierungswert immer wieder zitierten maximal bekömmlichen Mengenangaben von regelmäßig konsumierten 60–80 Gramm Alkohol bei Männern und etwa der halben Dosis bei Frauen. Sie beziehen sich ausschließlich auf Veränderungen leicht meßbarer Leberfunktionswerte, ermöglichen aber keine Aussage über die schon bei wesentlich geringeren Dosen zu erwartende Schäden des Nervensystems oder die Potenzierung von Vorschädigungen. Die therapeutischen Konsequenzen bei Alkoholmißbrauch variieren je nach Schadensmuster und individueller Situation zwischen einer Konsumeinschränkung und zeitlich begrenzten Abstinenzpausen. Bei schweren Organschäden oder direkter Gefahr der Abhängigkeitsbildung kann auch völlige Alkoholkarenz notwendig werden. In jedem Fall sollte ergänzend zur Therapie der organischen Folgestörungen eine Klärung und Beseitigung individueller konsumsteigernder Hintergründe angestrebt werden.

Naturgemäß existieren zahlreiche fließende Übergänge zwischen Alkoholmißbrauch und bereits manifest gewordener Alkoholabhängigkeit, die eine sichere Trennung nicht immer zulassen.

**Alkoholabhängigkeiten** entstehen, wie bereits erwähnt, nicht schlagartig sondern entwickeln sich mehrheitlich nach bestimmten retrospektiv nachvollziehbaren Gesetzmäßigkeiten. Sie müssen grundsätzlich als fortschreitender Prozeß angesehen werden, der unweigerlich zu charakteristischen psychischen, körperlichen und sozialen Folgeschäden führen muß. *Positive Hinweise auf das Vorliegen einer Abhängigkeit* ergeben sich naturgemäß weniger aus den Mengenangaben, sondern vielmehr aus den Zeichen psychischer oder körperlicher Abhängigkeit. Für eine *psychische Abhängigkeitsentwicklung* sprechen vor allem permanent oder periodisch angestrebte Erleichterungseffekte der Alkoholwirkung, suchtartige Änderungen des Trinkstils mit gierigem Trinken und Beschaffungsdenken, Verheimlichungsversuche sowie Mengenkontrollverluste.

*Körperliche Abhängigkeit* signalisieren Angaben über, meist morgendliche, Entzugsbeschwerden sowie Änderungen von Trinkmengen und Trinkstil durch Toleranzveränderungen. Im weiteren Verlauf muß als Grundlage für eine differenzierte Therapieplanung der individuelle Abhängigkeitstyp (*Jellinek* et al., 1996) und therapeutisch relevante psychische Begleitaspekte ermittelt werden.

## Erfassung therapierelevanter psychischer Hintergrund- und Begleitstörungen

Gerade im Lichte der zunehmenden Akzeptanz der häufigen Koppelung zwischen Abhängigkeitserkankungen und psychischen Störungen kann eine Diagnostik erst als abgeschlossen gelten, wenn derartige Querverbindungen aufgeklärt sind. Andernfalls kann bei Wegfall des Alkoholfaktors gelegentlich sogar eine Verschärfung der psychischen Situation und damit auch erhöhte Rückfallsgefahr eintreten. Nicht selten werden psychischen Hintergrundstörungen während des manifesten Trinkens soweit verdeckt, daß sie erst nach Abstinenzbeginn in ihrer eigentlichen Form hervortreten. Dies gilt besonders für phasenhafte affektive Störungen, deren Ausdruckscharakter und Symptomatologie durch die in derartigen Phasen gehäuften Alkoholisierungen bzw. Entzugssymptome über lange Zeit verwischt sein können.

Ein 52jähriger Patient mit einer deutlich episodisch abgelaufenen Symptomatik eines „Quartalstrinkens" entwickelte im vierten Monat seiner Alkoholabstinenz eine massive Antriebssteigerung mit Kritikminderung: Anläßlich eines Wochenendurlaubs fiel er in seinem Wohnblock durch lautes Singen um 5 Uhr morgens auf und war sehr erstaunt, als man ihn deswegen kritisierte. Zusätzlich lud er die Bevölkerung ohne entsprechenden organisatorischen Hintergrund durch selbstfabrizierte Plakate zu einer Großveranstaltung mit Festgottesdienst und anschließendem Wettmähen. Kurze Zeit später entwickelte sich eine ausgeprägte depressive Verstimmungsphase.

Gerade *zwischen Depressionen und Alkoholismus* bestehen vielfältige kausale und konsekutive Verflechtungen (*Olbrich*, 1989). Einerseits kann sich auf dem Boden depressiver Störungen Erleichterungstrinken entwickeln. Alkohlbedingte Schädigungen im limbischen Funktionsbereich können aber auch ihrerseits durch eine organische depressive Symptomatik beantwortet werden. Darüberhinaus fungieren die psychosozialen Auswirkungen der Abhängigkeit ebenfalls als Verstärker bzw. Auslöser eines depressiven Verarbeitungsmodus. Häufigere Querverbindungen zu Alkoholabhängigkeiten finden sich u.a. auch bei *schizophrenen Psychosen, Oligophrenien und Demenzen, Eßstörungen und sexuellen Störungen*. Besondere Bedeutung kommt darüber hinaus der Identifizierung von *Persönlichkeitsstörungen* zu, da deren oft sehr fixierte und voraussehbare Verhaltenschablonen in der Therapieplanung berücksichtigt werden müssen. Ganz besonders gilt das für die in einem weiteren Kapitel ausführlicher beschriebene *abhängige Persönlich-*

*keitsstruktur*. Darüber hinaus ist mit *reaktiv bedingten psychischen Folgesymptomen* zur Bewältigung von Folgen des Alkoholproblems zu rechnen, die sich häufig als reaktive Ängste, Eifersuchtsentwicklung oder Aggressionen manifestieren. Dazu kommen noch Tendenzen zu Verheimlichung, Uneinsichtigkeit und andere Abwehrmuster. Zu den *abhängigkeitsspezifischen kognitiven Merkmalen des Alkoholismus* zählt neben den charakteristischen Rückfallsträumen vor allem das oft überfallsartig einsetzende Alkoholverlangen, das durch zunehmende Verminderung der Impulskontrolle in verschiedenen Lebenssituationen an Wirksamkeit zunimmt. Eine weitere oft unterschätzte Dimension psychischer Veränderungen bei chronischem Alkoholismus liegt in der Neurotoxizität des Alkohols bzw. mancher Zusatzstoffe in den verschiedenen Getränken („Congener"). Analog zu anderen Organschäden können die daraus entstandenen *psychoorganischen Folgeschäden des Alkoholismus* in Ausprägung und Schwerpunktbildung individuell erheblich variieren, bis sie in fortgeschrittenen Verläufen der Abhängigkeiten schließlich ein recht uniformes Bild annehmen. Ihre Einschätzung zu Behandlungsbeginn dient vor allem zur Vermeidung von Überbelastung und therapeutischer Überforderung. Nach der Identifizierung einer Alkoholabhängigkeit und ihrer psychischen Hintergründe richten sich die nächsten Fragen vor allem auf die *Einschätzung der aktuellen Krankheitseinsicht und der Motivation* zum Ausstieg aus der Abhängigkeit.

## Die Motivationsarbeit

Auch perfekte und umfassende Therapiekonzepte müssen versagen, wenn es nicht bereits bei den ersten Kontakten gelingt, eine ausreichende Behandlungsmotivation für das weitere Vorgehen aufzubauen.

So entfernte sich beispielsweise eine 42jährige Selbständige schon wenige Stunden nach ihrer Aufnahme an der Sonderkrankenanstalt für Alkoholkranke, unmittelbar nachdem die organisatorischen und medizinischen Aufnahmsfragen abgehandelt waren. Als Begründung führte sie an, die Therapiedauer von 8 Wochen (über die sie vor der Aufnahme informiert war) sei zu lang und außerdem sei sie hier nur unter Alkoholikern, sie könne also nicht erwarten, von der hier angebotenen Therapie zu profitieren.

Deshalb sollten vor der verbindlichen Planung der Therapie unbedingt nachfolgende Fragen zur Einschätzung der **aktuellen Motivationssituation** geklärt werden:

- Die Gesprächsfähigkeit des Patienten in der aktuellen Situation? Besteht Alkoholisierung? Entzug? Abstinenz?
- Die Hintergründe der aktuellen Kontaktaufnahme (Druck durch Angehörige, Schwierigkeiten am Arbeitsplatz, Leidensdruck etc.).
- Individuelle Abwehrmechanismen und Verleugnungsstrategien, die durch die Motivationsarbeit überwunden werden müssen.
- Aktuelle Vorstellungen des Patienten über weitere Maßnahmen. Besteht lediglich ein Wunsch nach oberflächlichen Maßnahmen oder Bereitschaft zu einem effizientem kompletten Behandlungskonzept?

Zur Gesamtbeurteilung der Ausgangslage hat sich in unserem Arbeitskreis eine Schematisierung der **aktuellen Motivationsstufen in vier Kategorien** bewährt, die auch für Verlaufskontrollen als Dokumentastionsgrundlage bewährt hat:

1. Unter optimalen Bedingungen besteht ein *entschiedener Behandlungswunsch*, mit Bereitschaft zu Eigenarbeit und therapeutischen Langzeitkontakten.
2. Durch die mit dem Alkoholismus verbundenen Folgeprobleme und fehlgeschlagene eigene Abstinenzversuche hat sich eine *begrenzte Bereitschaft zur Behandlung* ergeben, die aber bei subjektiver Besserung rasch verschwindet.
3. Es besteht zwar Einsicht in das *Alkoholproblem aber keine Behandlungbereitschaft*. Der Patient meint, „er werde das Problem aus eigener Kraft lösen".
4. Der Patient ist in seine Alkoholproblematik *vollständig uneinsichtig* und dementsprechend auch nicht zu Änderungen seines Trinkverhaltens bereit.

## Das Motivationskonzept zu Behandlungsbeginn

Da viele Alkoholabhängige zum Zeitpunkt der erstenBehandlungskontakte durch die Vorstellung einer „lebenslangen Abstinenz" überfordert sind, empfiehlt sich ein stufenweise angelegtes Motivationskonzept. Die wichtigste Grundlage ist ein *guter persönlicher Gesprächskontakt* zur Feststellung der aktuell gegebenen Motivationsstufe durch verständnisvolles Zuhören und direktes Eingehen auf die subjektive Situation des Patienten. Da direkte Informationen und Anweisungen bei Alkoholabhängigen oft durch starke Widerstände blockiert werden, muß der Patient selbst zum Überdenken seiner Fehlvorstellungen motiviert werden.

- Im ersten Schritt sollten bei dem Patienten *Zweifel an seiner bisherigen Uneinsichtigkeit* und allzu starren Abwehrhaltungen erzeugt werden.
- Daraus ergibt sich erst die Möglichkeit, eine *realistischere Sicht der eigenen Trinkgewohnheiten* und ihrer gesundheitlichen, psychischen und sozialen Konsequenzen zu erarbeiten.
- Der folgende Schritt liegt in der *Diskussion der bisherigen Maßnahmen zur Problemlösung*, die von den Patienten rückblickend oft falsch eingeschätzt werden. Auch hier sollte der Patient selbst zur Bewertung des tatsächlichen Ergebnisses angeleitet werden, da er sonst zur stereotypen Wiederholung seiner bisherigen Fehler tendiert z.B.

  „Da ich nun tatsächlich einsehe, immer noch ein kleines Alkoholproblem zu haben, werde ich in den nächsten Wochen einfach gar nichts trinken, wie ich es ja schon öfter geschafft habe."
- Erst wenn im Patienten selbst Zweifel und Veränderungswünsche geweckt sind, kann ein *erster Maßnahmenkatalog* erarbeitet werden, der unter optimalen Bedingungen bereits auf aktiver Mitarbeit des Patienten basiert. Als Hilfsmittel zur Aktivierung können therapeutisch umgelenkte typische Denkmuster und Abwehrhaltungen der Alkoholabhängigen dienen, wie etwa „Das wäre doch gelacht, wenn ich das nicht schaffen könnte" oder „Ich werde werde Nägel mit Köpfen machen und die Sache mit aller Entschlossenheit durchziehen" etc.

Die optimale *Gesprächsatmosphäre ist empathievoll, verständlich, eher stützend* aber mit unmißverständlicher Klarstellung der Ansichten und Ziele des Therapeuten. Verhöre und Anklagen sind meist nicht zielführend. In diesem Zusammenhang muß auch vor einer einseitigen Bekämpfung der anfänglichen Abwehrmechanismen wie Verleugnung und Realitätsverdrängung gewarnt werden. Wesentlich klüger ist es, diese während der Abhängigkeit mühsam erworbenen Überlebensstrategien in die Therapie einzubauen und erst in späteren Therapieabschnitten beeinflussen zu wollen (*Wallace*, 1978). Das vordergründige Ziel der *Motivationsarbeit mit den Angehörigen* besteht in vertrauensbildenden Maßnahmen durch gegenseitige Informationsarbeit. Besonders wichtig ist es, daß die frustrierten und resignierenden Bezugspersonen erkennen, daß ihr Einfluß auf den Patienten unter dem Eindruck der Belastungen und Katastrophen seines Alkoholismus wieder zugenommen hat. Ein erstes Umdenken ist erreicht, wenn Bezugspersonen erkennen, daß das Verhalten der Alkoholabhängigen nach bestimmten von der Sucht diktierten Gesetzmäßigkeiten abgelaufen ist. Der Vorteil einer Gruppeninformation liegt dabei in der Möglichkeit, den Angehörigen ähnliche Erfahrungen von anderen Familien vor Augen zu führen.

Läßt sich in der aktuellen Motivationssituation dennoch kein ausreichender Effekt zur Einleitung der Therapie erzielen, sollten zumindest weitere Kontakte geplant bzw. angeboten werden.

## Grundzüge einer verlaufsorientierten und syndrombezogenen Langzeittherapie der Alkoholabhängigkeiten

In der Praxis drängen sich die Aufgaben des Erstkontakts mit der notwendigen Diagnostik, die Motivationsarbeit und die Behandlung der akuten Entzugsphase oft auf einen sehr engen Zeitraum zusammen. Alle bisherigen therapeutischen Erfahrungen haben bestätigt, daß ausschließlich auf Entgiftung begrenzte Therapieprogramme keinen ausreichenden Effekt auf die Alkoholabhängigkeit erzielen können. Voraussetzung für einen wirklichen Behandlungserfolg ist die dauerhafte Unterbrechung der Alkoholabhängigkeit mit nachfolgender zweijähriger Langzeittherapie zur Rückbildung gravierender Abhängigkeitsfolgen und Hintergrundstörungen.

Anstelle undifferenziert schematischer Verfahren passen wir die Therapiemaßnahmen jeweils „syndrombezogen „auf das individuelle Einzelsyndrom und „verlaufsorientiert“ an vorhersehbare Verlaufsänderungen und Krisen an. Zur Gewährleistung dieser ganz auf die individuellen Probleme abgestellten Therapie empfiehlt sich eine verbindliche Typisierung des Abhängigkeitsbildes im Einzelfall.

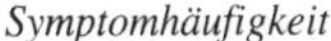


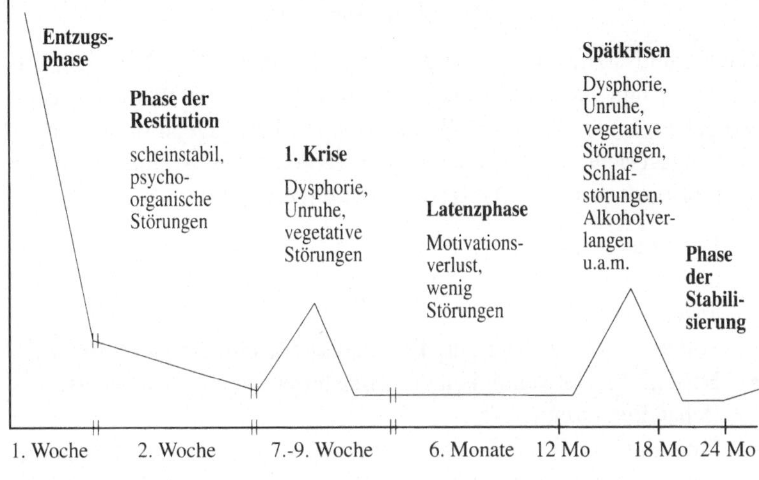


**Abb. 1.** Verlaufsphasen der Rückbildungsvorgänge einer Alkoholabhängigkeit während der ersten zwei Jahre nach Abstinenzbeginn

Wir haben für diesen Zweck *das Konzept der Syndromabgrenzung durch Erfassung der wichtigsten Schadenskategorien* eingesetzt. Dazu werden die psychischen und psychoorganischen Störungen, die Motivationssituation sowie die familiären und sozialen Probleme erfaßt und nach jeweils vier Schweregraden eingeschätzt. Die Ergebnisse dieser Quantifizierung nach den Kriterien „leicht, mittel, schwer oder extrem ausgeprägt" werden in einem Schema graphisch erfaßt, das auch als Dokumentationsgrundlage für Verlaufskontrollen dient. Nach dem Konzept einer *verlaufsorientierten Therapie* der Alkoholabhängigkeiten werden die einzelnen Behandlungsmaßnahmen eng an die Risiken und Probleme markanter Verlaufsphasen während der ersten Rückbildungsjahre (Abb. 1) nach Abstinenzbeginn angepaßt (*Scholz*, 1986).

Die Vorteile liegen in der Möglichkeit, durch Aufgliederung der Maßnahmen in kleine berechenbare Schritte eine größere therapeutische Sicherheit für Behandler und Patienten zu erzielen.

## Konkrete Therapieplanung – Fragen der Kompetenz und Organisation

Nach grundsätzlicher Klärung der Diagnose einer Alkoholabhängigkeit entstehen nun zwingende Fragen nach dem weiteren therapeutischen Vorgehen. In der ärztlichen Praxis bzw. in überwiegend organmedizinisch ausgerichteten Fachabteilungen werden neben Kompetenzfragen auch **organisatorische Aufgabenstellungen** zu klären sein:

- Kann die weitere Motivationsarbeit und Therapie im eigenen Funktionsbereich (Ordination, Ambulanz, Konsiliarstation) ausreichend abgedeckt werden?
- Soll ein Facharzt oder eine Beratungsstelle eingeschaltet werden?
- Besteht die Notwendigkeit der Transferierung an ein spezialisiertes Behandlungszentrum?
- Sind die organisatorischen Voraussetzungen (Kostenübernahme, Bereitschaft des Patienten sowie Verfügbarkeit eines Behandlungsplatzes) gegeben?
- Welche Aufgaben ergeben sich in der Nachbehandlungsphase?

Manche dieser Fragen können nicht grundsätzlich sondern nur bei Kenntnis des Einzelfalles geklärt werden. Die *Grenzen einer ambulanten Behandlung* sind auch bei gegebener Behandlungskompetenz durch große geographische Entfernung, massiv bestehende psychische oder psychosoziale Schwierigkeiten oder extreme körperliche Schäden eingeengt. Die Überweisung zu stationären Behandlungszentren erfordert eine dafür ausreichende Motivation des Patienten, die gegebenenfalls erst durch Einschaltung von Fachärzten, Spezialambulanzen, Motivationsgruppen oder Beratungsstellen auf das notwendige Ausmaß verstärkt werden muß. In jedem Fall sollte die Planung bereits in dieser Anfangsphase die Langzeitdimension einer erfolgversprechenden Therapie des Alkoholismus und seiner Hintergrundstörungen berücksichtigen. Erfahrungsgemäß kommt dem Erstzuweiser, auch wenn er nicht die gesamte Therapiearbeit selbst übernimmt, eine ganz entscheidende Rolle in der Koordinierung und in der Ermutigung des Patienten während des gesamten langzeitigen Behandlungsprozesses zu.

# Literatur

Caces FE et al. (1991) Comparative alcohol related, mortality statistics in the United States by state 1979–1985. Alcohol Epidemiologic Data system, Washington, DC, US. Alcohol Health and Research World 15 (2): 161–168

Feuerlein W, Ringer CH, Küfner H, Antons K (1977) Diagnose des Alkoholismus. Der Münchner Alkoholismustest (MALT). Münch Med Wschr 119: 1275–1282

Feuerlein W et al. (1979) Münchner Alkoholismustest Manual. MMV, Weinheim

Feuerlein W (1984) Alkoholismus – Mißbrauch und Abhängigkeit, 3. Aufl. Thieme, Stuttgart

Feuerlein W, Stamm D (1985) Erkennen des Alkoholikers unter spezieller Berücksichtigung der Laborbefunde. Vortrag Deutsche Gesellschaft. Verkehrsmedizin Mainz

Küfner H (1989) Diagnostik des Alkoholismus. In: Schied HW, Heimann H, Mayer K (Hrsg) Der chronische Alkoholismus. Fischer, Stuttgart

Leuffre PJ, Temier R, Dongier MH (1990) Screening for alcoholism in general practise. Canadian Medical Ass J 143: 504–506

Lesch OM et al. (1989) Therapiekonzepte und Therapieziele im Lichte langfristiger Katamnesen. In: Schied HW, Heitmann H, Mayer K (Hrsg) Der chronische Alkoholismus. Fischer, Stuttgart

Mackenzie A, Allen R, Funderbunk FR (1986) Mortality and illness in male alcoholics. An 8 year follow up. Int J Addict 21 (8): 865–882

Olbrich R (1989) Ist der Alkoholismus Ausdruck einer endogenen Depression? Med Welt 38: 1438–1440

Schäffler A, Braun J, Renz U (Hrsg) (1993) Notfall Klinikleitfaden, 4. Aufl. Jungjohann, Neckarsulm Stuttgart

Scholz H (1986a) Die Rehabilitation bei chronischem Alkoholismus. Enke, Stuttgart

Scholz H (1996b) Syndrombezogene Alkoholismustherapie. Hogrefe, Göttingen

Stibler H (1991) Carbohydrate-defizient transferrin in serum: a new marker of potentially harmful alcohol consumption reviewed. Clin Chem 37/12: 2029–2037

Stann D, Hansert E, Feuerlein W (1984) Detection and exclusion of alcoholism in man on the basis of clinical laboratory findings. J Clin Chem Clin Biochem 22: 79–96

Wallace J (1978) Working with the preferred defense structure of the recovering alcoholic. In: Zimberg (ed) Psychotherapy of Alcoholism. Plenum, New York

# Der Umgang mit abhängigen Persönlichkeiten

*Herwig Scholz*

## Der abhängige Charakter – Erscheinungsbild und kennzeichnende Eigenschaften

Der Begriff Abhängigkeit wird in Psychologie, Psychotherapie und Medizin oft ausschließlich mit prozeßhaft verlaufenden Suchterkrankungen z. B. Alkoholismus, Medikamentabhängigkeit, Drogenabhängigkeit oder Spielsucht gleichgesetzt. Weniger bekannt ist die Existenz von lebenslang wiederholten zwischenmenschlichen Abhängigkeitsmustern, die aus einer tiefgreifenden zur Abhängigkeit programmierten Persönlichkeitsstörung erklärbar sind. Diese Muster werden trotz des daraus resultierenden Verlusts an Selbständigkeit und Lebensqualität über lange Zeit auch von den Betroffenen selbst weitgehend verdrängt. Grundsätzlich handelt es sich bei der abhängigen Persönlichkeit um eine umfassende Persönlichkeitsstörung im Sinne einer Extremvariante (*Fiedler*, 1994), bei der abhängiges Verhalten als starres überwertiges Muster viele andere Wesenszüge weitgehend übertönt. Dadurch geht, analog zu anderen Persönlichkeitsstörungen, zwangsläufig auch die notwendige individuelle und soziale Anpassungsfähigkeit verloren. Schon bei oberflächlicher Betrachtung des abhängig strukturierten Menschentyps fällt sein *ständiges Bemühen um Beratung, Führung und Schutz durch Bezugspersonen* auf, zu denen auch stets die größtmögliche Nähe gesucht wird. Menschen mit abhängiger Charakterstruktur ordnen sich deshalb auch in nahezu allen Lebensfragen ihren Bezugspersonen unter und verlieren dadurch zunehmend die Fähigkeit, auch relativ geringfügige Alltagsentscheidungen ohne Rückversicherung zu treffen. Beispiele dafür sind Jugendliche, die sich anstelle der normalen pubertären Ablösung in Kleidung, Musik und Auswahl des Berufsziels an der Meinung der Elternfamilie oder eines Elternteils orientieren. Vielfach bleiben sie auch als Erwachsene ständig im Elternhaus oder suchen sich möglichst rasch einen Partner, von dem sie sich neuerlich Führung und Beratung in allen Lebensfragen erwarten. Aufgrund der „Geborgenheit" im Elternhaus wird die Unfähigkeit zu selbständiger Lebensführung und Übernahme von Eigenverantwortung vielfach erst im frühen Erwachsenenalter sichtbar.

Durch ihre Abhängigkeitstendenzen *leiden abhängig strukturierte Personen ungewöhnlich stark unter der Vorstellung des Alleinseins*, das sie mit Hilflossein und Hoffnungslosigkeit gleichsetzen. Jede auch nur vorübergehende Trennung wird dementsprechend ängstlich erlebt und manchmal als Katastrophe dramatisiert. Bei tatsächlichem Verlust einer Bezugsperson, etwa durch Tod oder Trennung entsteht dementsprechend eine *starke Tendenz, so rasch wie möglich in eine neue, enge und schützende Beziehung einzugehen*. Darüber hinaus sind abhängig strukturierte Personen nicht nur in der Adoleszenz ständig auf der Suche nach Idolen, Leitfiguren, Helfern und Ratgebern. Deshalb sind viele Abhängige ständig dazu bereit, in Leitfiguren ideale und nie erfüllbare Eigenschaften zu projizieren, wodurch sie sich ihnen noch problemloser unterordnen können.

Ihr Mangel an Selbständigkeit *läßt sie dann naturgemäß auch vor jeder eigenständigen Initiative und ganz besonders der Übernahme selbständiger Projekte zurückschrecken*. Dementsprechend sind die oft sehr leistungsfähigen Vertreter dieser Persönlichkeitskategorie in echten Führungsrollen meist eher unglücklich, man findet sie häufig als den „*idealen zweiten Mann*". Bei näherer Betrachtung ihrer Funktionen stellt sich oft heraus, daß sie in dieser Position tatsächlich viele bestimmende und verantwortungsvolle Leistungen erbringen, allerdings immer in dem Bewußtsein unter dem Schutz eines Übergeordneten zu stehen. Zur Erfüllung des ständigen Wunsches nach Anerkennung und Zuwendung neigen Menschen mit abhängiger Charakterstruktur auch ständig zur *Übernahme zusätzlicher Aufgaben und Leistungen*. Erfahrungsgemäß werden derartige Tendenzen von der Umgebung rasch mehr oder weniger bewußt erkannt und ausgenützt. Daraus resultiert letztlich eine „Lasteselfunktion" mit allen daran geknüpften Gefahren wie Erschöpfung und Burn-out-Syndrom. Ihre Frustration verschärft sich früher oder später durch die *Erfahrung einer relativ geringen Anerkennung für ihre Mehrleistungen*, die von der Umgebung meist bald als selbstverständlicheVerpflichtung bzw. selbstgewählter Übereifer akzeptiert werden.

Die Betroffenen befinden sich somit in einer Art Teufelskreis, in dem sie immer wieder versuchen, die fehlende Anerkennung durch noch größere Leistungen zu erzwingen. Dazu kommt vielfach noch eine *Übergenauigkeit, die von übersteigerter Pedanterie bis zu massiven Kontrollzwängen* ausarten kann. Sie dient zur Abwehr unerträglicher Ängste vor Kritik und Verurteilung, die schon nach den geringsten Eigenfehlern erwartet wird. Die ständige Furcht vor Alleingelassensein und Ablehnung hindert abhängig strukturierte Menschen auch daran, sich gegenüber der Umgebung ausreichend zu behaupten und abzugrenzen. *Daraus ergeben sich naturgemäß Schwierigkeiten, ihr Umfeld mit eigenen Aggressionen zu konfrontieren, Kritik und Unwillen zu äußern, ungerechtfertigte Ansinnen zurückzuweisen oder unberechtigte Belastungen abzulehnen.*

Zwangsläufig muß daraus ein ständiges „Jasagertum" resultieren, das auf Dauer nicht ohne Verdrängungen und zunehmende inneren Spannungen vor sich gehen kann, die letztlich wieder zu Selbstaggressionen führen. Somit entsteht auch hier ein Teufelskreis zwischen „Schlucken" von Kritik bzw. unberechtigten Vorwürfen und einer daraus zunehmend inferior erlebten sozialen Position. Da die auch daraus neuerlich entstehenden Aggressionen keinesfalls den Weg nach außen finden dürfen, müssen sie zu einer weiteren Verstärkung der Selbstaggressionen führen. Daraus ergibt sich somit eine Einbahnstraße der Aggressionen, die sich zwangsläufig dann überwiegend gegen den Betroffenen selbst richten müssen. Besonders undurchschaubar wird die Situation durch die Tatsache, daß sich die Spannungen vorerst scheinbar symptomslos im Unbewußten ablagern und erst nach längerer Zeit in Form von Ängsten, Depressionen, psychosomatischen Störungen oder Suchtkrankheiten ans Licht kommen. Damit wird es aber auch dem gewissenhaft nach Zusammenhängen suchenden Therapeuten vorerst unmöglich, konkrete direkte Zusammenhänge zwischen Folgesymptomatik und psychischem Hintergrund herzustellen.

Bei sehr detaillierter Betrachtung des Aggressionsverhaltens von Menschen mit abhängiger Persönlichkeitsstruktur stellt sich vielfach heraus, daß sich die Betroffenen vor allem bei relativ geringfügigen Ungerechtigkeiten und Aggressionen nicht ausreichend wehren können. Erst nach einer Summierung von Kränkungen kumulieren sie in *für die Umgebung oft unverständlichen explosiven Reaktionen, die vielfach dann sofort wieder mit Reue und Selbstkritik beantwortet werden.* Das Resultat sind dann Schuldgefühle und neuerlich verstärkte Bereitschaft zur sozialen Unterordnung. Die geringe Fähigkeit sich gegenüber der Außenwelt abzugrenzen reicht bei abhängiger Persönlichkeitsstruktur aber auch in viele andere Lebensbereiche:

Aus dem Gefühl selbst völlig durchschaubar zu sein und bei jeder auch noch so unberechtigten Kritik doch zumindest Mitschuld zu tragen, geht die Fähigkeit zur Verteidigung eigener Ansprüche oder Standpunkte weitgehend verloren. *Aus allen diesen Gründen sind Menschen mit abhängiger Persönlichkeit in einem hohen Maße gefährdet, menschlich, arbeitsmäßig, gelegentlich auch sexuell mißbraucht zu werden* und durch ihr eigenes Verhalten diesen Zustand scheinbar auch noch zu akzeptieren.

Naturgemäß kann sich aus der gegebenen Persönlichkeitsstruktur auch ein erhebliches *„Helfersyndrom“* entwickeln, da der abhängig strukturierte Mensch vielfach mit der Zunahme von Belastungen und Opfern in seiner eigenen Selbstachtung steigt. Durch die nach außen hin gezeigte Beherrschung aller Emotionen werden abhängige Persönlichkeiten von ihrer Umgebung oft als besonders stabil eingeschätzt und als Beichtinstanzen, Ratgeber und Geheimnisträger eingesetzt. Aus Angst vor Kritik wagen es viele dieser als „Müllkübel der Seele“ mißbrauchte Menschen nicht, derartige Belastungen zurückzuweisen, obwohl sie dadurch oft in nahezu unlösbare Loyalitätskonflikte geraten können.

*Zusammenfassend* betrachtet ist der Träger einer abhängigen Persönlichkeitsstruktur meist ein stiller, hilfsbereiter, stets leistungswilliger Mensch, der, weil er „nicht nein sagen kann“, oft überdurchschnittliche Leistungen erbringt, ohne dafür entsprechenden Dank und Anerkennung zu finden. Seine Neigung zur Unterordnung zwingt ihn, auch berechtigte Aggressionen und Protesthaltungen zu vermeiden und die daraus entstehenden Aggressionen „zu schlucken“, die sich dann im Unterbewußten summieren und in Form von Ängsten und depressiven Störungen, Abhängigkeiten oder psychosomatischen Erkrankungen im Sinne selbstaggressiver Mechanismen manifestieren.

## Hintergründe, Entstehungsfaktoren

Allzu einfache Erklärungen, z. B. Frustration in der Kindheit, scheitern an der grundsätzlichen Komplexität tiefgreifend abhängiger Persönlichkeitsstrukturen, die fast immer durch ein Zusammenspiel familiärer und lebensgeschichtlicher Faktoren entstehen. Besonders sichtbar wird das bei der *Untersuchung von Elternfamilien* abhängiger Persönlichkeiten. Vielfach findet sich dort bei näherer Betrachtung ebenfalls ein erhebliches Potential an Unsicherheit, Ängsten, depressiven Persönlichkeitsvarianten (z. B. *Reich*, 1991; *Cottman-Becnell*, 1993) und anderen psychischen Problemen. Darüber hinaus fanden *Head* et al. (1991) bei Trägern abhängiger Persönlichkeitsstrukturen vermehrte Hinweise auf einen dysfunktionellen Familienhintergrund mit starken Kontrollfunktionen aber eher geringer Ausdruckskapazität. Als zusätzliche disponierende Faktoren werden beispielsweise *chronische physische Erkrankungen sowie Trennungserlebnisse* bzw. Trennungsängste (*Loas* et al., 1991) angegeben. Ein besonders komplexer, und deshalb hier auch nicht ausreichend interpretierbarer Faktor besteht in *möglicherweise abhängiges Verhalten fördernden soziokulturellen Normen* einer Gesellschaft oder einzelner Schichten (*APA*, 1994).

*Somit kann abhängiges Verhalten wahrscheinlich sowohl durch familiäre und soziale Präge- und Lernfaktoren als auch über genetische Anlage oder ein Zusammenwirken dieser beiden Gegebenheiten entstehen.* In jedem Fall kommt es bei den Betroffenen zu einer mehr oder weniger starken Verunsicherung und Beeinträchtigung der Persönlichkeitsentwicklung mit Veränderung und *Behinderung psychosozialer Reifungsprozesse.* An die Stelle der Entwicklung von zunehmender Selbstsicherheit und Autarkie treten dann ängstliche Anpassung und Anklammerung. Wenn bei einer derartigen Entwicklung die Bezugspersonen etwa aus Schuldgefühl diese Anklammerung durch besondere Zuwendung belohnen, kommt es zwangsläufig zu einer weiteren Bahnung dieses Verhaltens. Eine andere Möglichkeit zur Verschärfung der Situation ergibt sich, wenn jeder Autarkieversuch durch forcierte Abwendung oder andere Sanktionen bestraft wird. Im ungünstigen Fall resultiert aus beiden Mechanismen eine weitere Eskalation bis zu einem Ausmaß, das eine aktive Befreiung aus diesem Teufelskreis nicht mehr zuläßt. Die Folge ist, daß Betroffene während ihres gesamten Lebensablaufs nach vorübergehenden gescheiterten Ausbruchsversuchen immer wieder in ähnliche Abhängigkeiten zurückgleiten. Insgesamt resultiert aus den genannten Entwicklungsfaktoren eine tiefgreifende bleibende *Trennungsangst*, die als grundlegende emotionale Ausgangssituation das weitere Verhalten bahnt. *Die geschilderten Eigenheiten der abhängigen Persönlichkeit entstehen somit eigentlich als Abwehrmuster zur Bewältigung der sonst unerträglich werdenden Trennungs- und Verlustängste.*

## Differentialdiagnose, Abgrenzungsprobleme gegenüber ähnlichen Bildern

Gelegentlich können bei Disponierten unter Belastungen vorübergehend ganz *ähnliche passagere abhängige Reaktionsmuster* auftreten, die sich aber im Unterschied zur persistenten abhängigen Persönlichkeitsstruktur nach Wegfall der Auslöser wieder zurückbilden können.

In anderen Fällen imitieren *ungünstige äußere Lebensbedingungen* ein ähnliches Verhaltensmuster, beispielsweise wenn sich die Betroffenen dadurch Hilfestellung bei Armut oder Krankheit erwarten. Bei flüchtiger Kenntnis der Gesamtsituation könnte eine Verwechslung mit abhängigem Persönlichkeitsmuster gelegentlich auch durch Verhaltensweisen bei *Depressionen, schweren Neurasthenien, Angststörungen und Abhängigkeitserkrankungen* vorkommen. Zu den besonders schwierigen differentialdignostischen Problemen zählen die zahlreichen *Überschneidungen mit anderen Persönlichkeitsstörungen* (*Reich* et al., 1988; APA, 1994) die, wie weiter unten ausgeführt, in Einzelfällen auch kombiniert vorkommen können (*Reich*, 1990):

- Ähnlichkeiten mit der *selbstunsicheren* und *ängstlich vermeidenden Persönlichkeitsstruktur* bestehen vor allem in der Überempfindlichkeit gegenüber Kritik und dem permanenten Gefühl der Unzulänglichkeit mit dem daraus resultierenden ständigen Wunsch nach Bestätigung. Im Gegensatz zur eher aktiv nach Kontakt und Idolen suchenden abhängigen Persönlichkeit dominieren bei asthenisch unsicheren Charakteren Tendenzen zu sozialer Passivität, Rückzug und Isolation.
- Starkes Bedürfnis nach Bestätigung und Anerkennung mit oft nahezu kindlich klammerndem Verhalten finden sich auch bei histrionischer *(hysterischer) Persönlichkeitsstruktur.* Allerdings wird hier

im Gegensatz zu den stillen und bescheiden wirkenden Menschen mit abhängiger Persönlichkeitsstruktur in lauter, auffälliger Weise Geselligkeit, Beachtung und Bewunderung angestrebt.

- Extreme Angst vor Isolierung treibt auch *Menschen mit Borderlinestruktur* permanent zu überintensiven Kontakten und Bindungen, die aber fast immer instabil und kurzlebig sind. Im Gegensatz zu abhängigen Persönlichkeitsstrukturen werden Trennungserlebnisse nicht mit neuer Ängstlichkeit und verstärkter Bindungsintention sondern mit Wut, Spannung und Leeregefühl beantwortet.

## Häufige Begleit- und Folgeerkrankungen

Aufgrund der Komplexität der Störung, die eine exakte Trennung zwischen Begleitstörungen und ihren Folgezuständen nicht immer zuläßt, erfolgt hier eine gemeinsame Darstellung. Ein gutes Beispiel für diese Verflechtung sind *depressive Störungen*, da ihnen alle Varianten von der ursächlichen Teilkomponente bis zur Folgestörung zukommen können: Nach *Sanderson* et al. (1992) fanden sich bei Patienten mit Persönlichkeitsstörungen in Depressionsskalen grundsätzlich vermehrt Hinweise auf Depressionen und Dysthymien. Darüber hinaus können Eigenschaften und Konsequenzen der abhängigen Persönlichkeitsstruktur nach kognitiven Modellvorstellungen (*Mongrain* et al., 1989) ihrerseits wieder zu depressiven Verstimmungen führen. Besonders enge Wechselbeziehungen mit gegenseitiger Verstärkung existieren zwischen Zwanghaftigkeit, Angststörungen und abhängiger Persönlichkeitsstruktur (u.a. *Laireiter*, 1994; *Reich* et al., 1988; *Mavissakalian*, 1988; *Mauiret* et al., 1992). Weitere häufig assoziierte Störungen sind *Eßstörungen*, insbesonders Obesitas und Bulimie (*Greenberg* et al., 1988; *Yates* et al., 1988). *Greenberg* et al. (1988) fanden darüber hinaus bei abhängiger Persönlichkeitsstruktur auch eine erhöhte *Anfälligkeit gegenüber psychosomatischen Erkrankungen*. Schließlich wird in vielen Fällen ein Zusammenhang zwischen abhängiger Persönlichkeitsstruktur und *Alkoholabhängigkeit bzw. Tranquilizermißbrauch* hergestellt (z. B. *Rickels* et al., 1990). Dabei kann dem Suchtmittel durch seine spezifische Wirkung oder als Übergangsobjekt durchaus Surrogatfunktion für fehlende direkte persönliche Kontakte zukommen. Therapiestudien zeigten, wie nicht anders zu erwarten, daß Alkoholkranke mit abhängiger Persönlichkeitsstruktur auf Gruppentherapien wesentlich besser ansprachen als Patienten mit antisozialer Persönlichkeit (*Poldrugo* et al., 1988).

## Umgang mit abhängigen Persönlichkeiten und Therapie

Grundsätzlich erfordert jede nachhaltige Beeinflussung von tiefgreifenden Persönlichkeitsstörungen eine konsequente langdauernde Zusammenarbeit mit dem Betroffenen und seiner engeren Umgebung (*Beck* et al., 1993). Ein erheblicher Vorteil für das Langzeitkonzept ergibt sich vielfach aber aus der Vorhersehbarkeit typischer Verhaltensmuster und Einstellungen. Aus ihren Grundeigenschaften heraus weisen abhängig strukturierte Personen schon prinzipiell sehr starke Tendenzen zum Aufsuchen von Ärzten, Krankenhäusern, Paramedizinern und ähnlichen Schutzinstanzen auf. Da ihnen selbst der eigentliche Beweggrund meist nicht bewußt ist, kommen sie naturgemäß mit verschiedenen meist somatischen bzw. funktionellen „Vorzeigediagnosen", die vorerst abgeklärt bzw. entkräftet werden müssen. Vor Beginn der eigentlichen therapeutischen Arbeit besteht deshalb fast immer die Notwendigkeit einer verstärkten *Motivationsarbeit zu den notwendigen tiefergreifenden Veränderungen.* In der Mehrzahl der Fälle muß dafür vorerst als Voraussetzung die *Einsicht in die speziellen abhängigen Verhaltensmuster* verbessert werden. Am ehesten gelingt dies durch Hilfestellung zur rückblickenden Erkenntnis des oft in fotografischer Treue wiederholten eigenen Mitwirkens am Entstehen von Abhängigkeitssituationen in verschiedenen Lebensphasen. Parallel zur Motivationsarbeit können bereits *erste kleinere Schritte zur Veränderung des abhängigen Verhaltens* unternommen werden: Zur Vermeidung von vorschneller Überforderung und raschen Niederlagen empfiehlt sich anfangs ein vorsichtiges Vorgehen unter Beschränkung auf erreichbare kleine Veränderungsetappen. Als Zielgebiete werden in dieser ersten Behandlungsetappe vorerst eher die oberflächlichen Störungen und Verhaltensmuster angegangen. Die Klärung der Hintergründe und massivere Strukturveränderungen sind meist erst späteren Abschnitten vorbehalten.

In der charakteristischen Situation von Menschen mit abhängiger Persönlichkeitsstruktur ergibt sich als vordringlichste Aufgabe *die Notwendigkeit, vorerst eine erste kritische Distanz gegenüber den dominant erlebten Bezugspersonen zu schaffen.* Geeignete Schritte dafür sind:

- Gemeinsame Analyse der aktuellen Abhängigkeitssituation mit Anleitung des Patienten zur *sachlichen Beurteilung seiner Motive und der Position der Bezugsperson(en).* Bei vielen Klienten ergibt sich dadurch erstmals die Möglichkeit zu einer kritischen Beurteilung der Umgebung.
- Aufgrund der besonderen Situation von Patienten mit abhängiger Persönlichkeitsstruktur muß von seiten der Therapeuten allerdings jede Parteienstellung gegenüber Bezugspersonen streng vermieden werden, da sie einerseits zu einer massiven Übertragung, andererseits aber auch zu erheblichen Loyalitätskonflikten führen kann. Es ist deshalb *sinnvoll, die Patienten selbst zu einer zunehmend realistischen Bewertung der schwachen und starken Seiten von Bezugspersonen anzuregen.*

Sind diese ersten Schritte gelungen, kann weiter an der kritischen Distanz zu den eigenen abhängigkeitsfördernden Mechanismen gearbeitet werden. Ein wesentlicher Punkt dabei ist der *Abbau ständiger irrationaler Schuldgefühle*. Bei der notwendigen Analyse ihrer Hintergründe finden sich nicht selten Hinweise auf eine mehr oder weniger bewußte Mitbeteiligung von Bezugspersonen, die von den Patienten allerdings meist erst zögernd akzeptiert werden kann. Bei vordergründiger sozialer Unsicherheit bieten sich vor allem bei jüngeren Patienten auch systematische Übungen zum *Selbstsicherheitstraining* an (*Feldhege* et al., 1979; *de Muynk* et al., 1976). In diesen Rahmen fallen auch Bemühungen um eine *Ausweitung des durch die Abhängigkeit möglicherweise eingeengten persönlichen Aktionsradius*. Die Patienten lernen, wenn nötig anfangs therapeutisch begleitet, wieder selbständig Unternehmungen zu planen, z. B. in die Stadt zu gehen, Geschäfte oder Banken aufzusuchen, Ausflüge zu unternehmen und ähnliches. Eine weitere Aufgabe besteht in der *Verbesserung der persönlichen Unabhängigkeit durch bewußt trainiertes und zunehmend positiv erlebtes Alleinsein*.

Zur Verringerung des dabei anfangs nahezu unumgänglichen Unbehagens können je nach Eignung sowohl Entspannungstechniken als auch Belohnungsprogramme eingesetzt werden. Verstärkereffekte ergeben sich auch durch Koppelung des Alleinseins mit erwünschten Ereignissen z. B. Kinobesuch, Sauna, Spaziergänge. Wenn eine derartige Umbewertung des Alleinseins in positive Richtung gelingt, soll gleichzeitig an einer *erhöhten Selbstakzeptanz* etwa unter der Devise „ich selbst bin mir schließlich auch eine sehr gute Gesellschaft", gearbeitet werden. Die damit gegebene größere innere Unabhängigkeit verringert die Tendenz, aus Angst vor Einsamkeit permanent Beziehungen zu suchen, die dann durch Unterordnung aufrechterhalten werden müssen.

Nach diesen Bemühungen um die erste Veränderung der subjektiven Einstellung kann der Patient zu *konkreten Schritten zur besseren persönlichen Abgrenzung etwa durch Zurückweisen unberechtigter Vorwürfe und Kritik angeleitet werden.* Die Schwierigkeit liegt hier in der Notwendigkeit, den Patienten dazu ausreichend und dennoch so moderat zu aktivieren, daß sowohl Passivität als auch übertriebene ungeschickte Aggressionen und damit Gegenangriffe und Schuldgefühle vermieden werden. Ähnliches gilt auch für das Erlernen von *Strategien zur Begrenzung übermäßiger Arbeitsbelastung*. Hier geht es oft weniger um das Zurückweisen unberechtigter Forderungen, sondern vielmehr um den Verzicht auf Eigenimpulse, in „vorauseilendem Gehorsam" Mehrleistungen zu übernehmen. Bevor die Patienten zu schrittweisem Artikulieren moderater und berechtigter Kritik ermutigt werden, müssen sie aber vielfach erst *lernen, selbst Ablehnung und Gegenargumente zu ertragen*. Es darf nicht übersehen werden, daß abhängige Persönlichkeiten unter anderem deshalb so viele Kompromisse eingehen, da Tadel und Korrektur für sie Vernichtung, Trennung und Isolierung symbolisieren. Aus dieser Konstellation heraus sind auch die oft erstaunlichen Überreaktionen im Sinne von Flucht, tiefer Kränkung oder Gegenaggression zu erklären, deren Unangemessenheit ebenfalls schrittweise erkannt und verändert werden muß.

Zu den wirksamsten, manchmal aber langwierigsten Schritten zählt der *Erwerb der Fähigkeit zur direkten Äußerung der eigenen Wünsche und Ansprüche gegenüber der Umgebung*. Abhängig strukturierte Persönlichkeiten schließen vielfach von sich auf andere und erwarten, daß ihre Bedürfnisse und Rechte schon aufgrund ihrer Leistungen und Verdienste erkannt und automatisch erfüllt werden. Der Lerneffekt, daß durch Artikulieren eigener Wünsche tatsächlich einiges zu erreichen ist, stärkt neuerlich das Selbstbewußtsein und reduziert auch die Aggressionen gegenüber der Umgebung. Neben den therapeutischen Mitteln der Information und emotionalen Unterstützung trägt vor allem die *Aktivierung oder Wiedererweckung der Fähigkeit zu humorvoller Interpreta-*

*tion der tatsächlich oft skurrilen Reaktionsmuster von Abhängigen* zur gewünschten Umbewertung bei. Allerdings muß immer darauf geachtet werden, daß diese Tendenz vom Patienten selbst ausgeht, da eine einseitige ironische Haltung des Therapeuten leicht als Zynismus empfunden werden kann.

Parallel dazu empfiehlt sich, wenn möglich, naturgemäß die *Einbindung von Bezugspersonen*, die nach einer anfänglichen Kooperationsbereitschaft gelegentlich zunehmend Widerstand gegenüber einer allzugroßen Selbständigkeit und Unabhängigkeit des Patienten entwickeln. Daraus kann dann unschwer der Schluß gezogen werden, daß derartige Partnerschaften nicht zufällig, sondern auf dem Boden unbewußter korrespondierender Bedürfnisse entstanden sind (z. B. *Mentzos*, 1988). In diesen Fällen ergibt sich zwangsläufig die Aufgabe einer *zusätzlichen therapeutischen Unterstützung des Angehörigen*, will man ein völliges Auseinanderbrechen des Systems vermeiden. Der Natur von Persönlichkeitsstörungen entsprechend, kann keinesfalls damit gerechnet werden, daß trotz guter Veränderungsmotivation die angesprochenen therapeutischen Ziele ohne Komplikationen und Rückschläge erreichbar sind. Zur Vermeidung von Therapieabbrüchen aus Resignation ist es deshalb sinnvoll, die *Betroffenen auf Rückfälle* in *abhängige Verhaltensmuster vorzubereiten* und diese als notwendigen Stolperstein auf dem therapeutischen Weg darzustellen.

Grundsätzlich zu *vermeiden sind allzu imperative oder widersprüchliche Anweisungen* wie z. B. „lassen sie sich nicht unterkriegen" oder „sie müssen locker sein", die vor allem in den Anfangsphasen der Therapie nur zu einem weiteren Versagen und damit zu Loyalitätskonflikten zum Therapeuten führen müssen. Dieselben Anweisungen können hingegen in späteren Behandlungsabschnitten durchaus sinnvoll sein, wenn die Betroffenen die dazwischenliegenden kleinen Schritte und Einstellungsänderungen erarbeitet haben. Beispielsweise wird eine Aufforderung zum „konstruktiven Alleinsein" erst erfüllt werden können, wenn ein in abhängiger Beziehung lebender Patient die Fähigkeit erworben hat, seinen Bedarf an Alleinsein gegenüber der Umgebung zu erklären und durchzusetzen.

Mit zunehmenden Erfolg bei der Veränderung der oberflächlichen Verhaltensmuster *kann sich die Arbeit dann auch verstärkt den verantwortlichen lebensgeschichtlichen Hintergründen zuwenden.* Therapeutisch hilfreich ist dabei wahrscheinlich weniger das „Aha-Erlebnis" frühkindlicher oder kindlicher Beziehungen und Ereigniskonstellationen, sondern das Erkennen der zunehmend einseitig werdenden eigenen Reaktionen und der daraus erfolgenden Konsequenzen. Alle diese Aufgaben können vor allem in den ersten Behandlungsphasen durch die ausgeprägte Bereitschaft der Patienten zur starken Bindung an den Therapeuten vordergründig erleichtert werden. Allerdings liegt darin naturgemäß bereits der Keim eines neuen Abhängigkeitsverhältnisses, das auf das unvermeidliche Minimum eingegrenzt bleiben soll, damit sich die spätere Ablösung nicht unnotwendig erschwert. Einen Vorteil bietet in dieser Beziehung die *Behandlung in Gruppen*, da es dabei erfahrungsgemäß zu einer weniger starken Polarisierung der Patienten-Therapeutenbeziehung kommt. Darüber hinaus ermöglicht die Gruppe auch modellhaftes soziales Lernen, das durch den damit verbundenen Trainingseffekt in der persönlichen Umgebung besser umgesetzt werden kann.

*Flankierende übende Verfahren*, denen je nach Ausgangslage individuell sehr unterschiedlicher Wert zukommen kann, sind das eingangs erwähnte Training zu Unabhängigkeit und Alleinsein, Selbstsicherheitstraining, Entspannungstechniken sowie bei angstbedingten körperlichen Reaktionen auch Biofeedback-Übungen.

Besondere therapeutische Beachtung erfordert die bereits angesprochene Vielzahl möglicher Kombinationen zwischen abhängiger Persönlichkeitsstruktur, anderen Persönlichkeitsstörungen bzw. psychischen Erkrankungen. Dementsprechend werden dann interaktive Ansätze mit Kombinationen verschiedener psycho- und soziotherapeutischer Methoden bzw. psychopharmakologischer Maßnahmen sinnvoll. Eine weitere, durch die Neigung zu Abhängigkeiten bedingte Aufgabe besteht in der *aktiven Vermeidung der ersatzweisen Verwendung von Suchtmitteln* anstelle fehlender persönlicher Zuwendung mit den damit verbundenen Gefahren der Substanzabhängigkeit. Neben dem Alkoholismus muß auch nach der sehr weit verbreiteten Niedrigdosisabhängigkeit, etwa gegenüber Schlaf- und Beruhigungsmitteln gefahndet werden.

*Zusammenfassend* betrachtet ist ein erster, wesentlicher Erfolg erreicht, wenn der Zusammenhang zwischen den scheinbar unkalkulierbar empfundenen Trennungsängsten und den daraus immer wieder gesuchten Abhängigkeitsbeziehungen durchschaut wird. Die Intention der folgenden ersten aktiven Maßnahmen zur Veränderung besteht in einer zunehmenden Verstärkung der Unabhängigkeit und verbesserten Fähigkeit zur eigenständigen Planung von Aktivitäten ohne bzw. auch gegen den Einfluß anderer Personen. In einem weiteren, parallelen Schritt sollten die Betroffenen auch im Aufbau eigenverantwortlicher zwischenmenschlicher Bindungen bestärkt werden. Dabei erleben sie vielfach erstmals die ganz andere Qualität von Beziehungen, die nicht aus Ängstlichkeit sondern aus der Position der Stärke heraus aufgebaut wurden.

Das letztlich angestrebte Gesamtziel besteht, analog zu anderen Angststörungen, nicht in dem Versuch chronische Angsthaltungen auszumerzen, sondern ihnen durch Umbewertung eine ganz andere und besser kalkulierbare Bedeutung zu geben.

## Literatur

APA (1994) Diagnostic and Statistical Manual of Mental Disorders, Fourth Edition. American Psychiatric Association, Washington DC

Beck AT et al. (1993) Kognitive Therapie der Persönlichkeitsstörungen. Psychologie Verlagsunion, Weinheim

Cottman-Becnel B (1993) Die zweite Entbindung. Patmos, Düsseldorf

de Muynck R, Ullrich R (1976) Das Assertiveness Trainingsprogramm ATP. Pfeiffer, München

Feldhege F, Krauthahn G (1979) Verhaltenstrainingsprogramm zum Aufbau sozialer Kompetenz. Springer, Berlin Heidelberg New York Tokyo

Fiedler P (1994) Persönlichkeitsstörungen. Psychologie Verlagsunion, Weinheim

Fishbain DA, Goldberg M, Meagher BR (1986) Male and female chronic pain patients categorized by DSM III. Psychiatric diagnstic criteria. Pain 26/2: 181–197

Greenberg RP, Bornstein RF (1988a) The dependent personality I: Risk for physical disorders. J Pers Disord 2/2: 126–135

Greenberg RP, Bornstein RF (1988b) The dependent personality II: Risk for psychological disorders. J Pers Disord 2/2: 136–143

Head SB, Baker JD, Williamson DA (1991) Family environment characteristics and dependent personality disorder. J Pers Disord 5/3: 256–263

Laireiter AR (1994) Zwangsstörungen und mögliche Depressionen auf der Basis einer selbstunsicheren und dependenten Persönlichkeitsstörung – verhaltenstherapeutische Sichtweise. Psychotherapie Forum 2: 74–81

Loas G, Guelfi JD, Barrois C, Gruselle G (1991) Les facteurs prédisposants des personalités dépendant. Neuropsychiatr Enfance Adolesc 38: 8361–8367

Mauret M et al. (1992) Personality disorders assciated with generalized anxiety, panic and recurrent depressive disorders. J Pers Disord 6/2: 162–167

Mavissakalian M, Hamann MS (1988) Correlates of DSM III personality disorder in panic disorder and agoraphobia. Compr Psychiatry 26/9: 535–544

Mentzos St (1988) Interpersonale und institutionalisierte Abwehr. Suhrkamp, Frankfurt

Mongrain M, Zuroff DC (1989) Cognitive vulnerability to depressed affect in dependent and self critical college woman. J Pers Disord 3/3: 240–251

Pam A, Inghilterra K, Munson C (1994) Agoraphobia: the interface between anxiety and personality disorder. Bull Menninger Clin 58/2: 242–261

Poldrugo F, Forti B (1988) Personality disorders and alcoholism treatment outcome. Drug-Alcohol Depend 21: 171–176

Reich J, Troughton E (1988) Comparison of DSM III personality disorders in recovered depressed and panic disorder patients. J Ment Dis 176/5: 300–304

Reich J (1990) Relationship between DSM III avoidant and dependent personality disorders. Psychiatry Res 34: 281–292

Reich J (1991) Using the family history method to distinguish relatives of patients with dependent personality disorders from relatives of controls. Psychiatry Res 39/3: 227–237

Rickels K et al. (1990) Long trem therapeutic use of benzidiazepines. Effects of abrupt discontinuation. Arch Gen Psychiatry 47/10: 899–907

Sanderson WC et al. (1992) Prevalence of personality disorders in patients with major depression and dysthymia. Psychiatry Res 42: 193–199

Tellenbach H (1961) Melancholie. Zur Problemgeschichte, Typologie, Pathogenese und Klinik. Springer, Berlin Heidelberg NewYork

Yates WR et al. (1989) Comorbidity of bulimia nervosa and personality disorder. J Clin Psychiatry 50: 57–59

# Der Erstkontakt zu schwierigen Jugendlichen

*Norbert Kriechbaum und Doris Hönigl*

*Das Übergangsstadium zwischen Kindheit und Erwachsenenleben ist eine Art Schlachtfeld der Gefühle, auf dem Vergangenheit und Zukunft um ihre jeweiligen Rechte ringen. Wenn er von der Kindheit Abschied nimmt, muß der Jugendliche – weitgehend unbewußt, aber auch bewußt – entscheiden, in welchem Maße und in welchen Aspekten er der Vergangenheit gestattet, in die Zukunft hineinzuwirken ... Kummer und sehnsüchtiges Verlangen begleiten den Abschied. In dieser Hinsicht ist der Jugendliche ein Trauernder.*

L. J. Kaplan, Abschied von der Kindheit

## I. Die Entwicklung der Jugendlichen

Die Adoleszenz stellt einen Erfahrungsraum voll widersprüchlicher Gefühle und Entwicklungsmöglichkeiten dar, in der es zur Auflösung, Neugestaltung und Wiederherstellung der Persönlichkeit kommt. Sie bedeutet bereits in der normalen Variante eine Lebenskrise.

### A. *Triebentwicklung*

Zu Beginn der Pubertät verstärken sich Gefühle des Begehrens und des sexuellen Verlangens bei den Jugendlichen. Die Stärke dieser Gefühle sind den Jugendlichen neu, sie erschüttern ihr bisher aufrechterhaltenes seelisches Gleichgewicht. Maßnahmen und Wege, die bisher gefruchtet haben, Verlangen in sozial akzeptierter Form zu äußern und zu befriedigen, versagen nun. Unter Einfluß von Hormonen entwickeln sich die Körper der Jugendlichen zu ihrer erwachsenen Form. Dies erweckt auch Wünsche, die von Mitmenschen an die Jugendlichen herangetragen werden. Das sexuelle Verlangen in Annäherungen zu erkennen und ihm in der für die Jugendlichen passenden Form zu begegnen, ist eine Fähigkeit, die von den Jugendlichen erst erlernt werden muß. In dem Spannungsfeld zwischen innerem heftigen Begehren und veränderten sozialen Anforderungen entsteht eine Verwirrung widersprüchlicher Gefühle wie Lust, Scham, Angst und Schuld. Handlungen und Reaktionen der Jugendlichen drücken diese Verwirrung aus: Vehement geäußertes Begehren wird bei Anzeichen von Bereitschaft des anderen sofort zurückgenommen, begehrte Mitmenschen werden brüsk und ablehnend behandelt.

Eine Gruppe von drei Burschen wetteifert im Schwimmbad um die Gunst zweier Mädchen, welche scheinbar gelassen miteinander plaudern, ihr Interesse durch flüchtige Blicke und Kichern bekunden. Die drei Jungen geraten durch den Streit in einen lustvollen körperlichen Clinch miteinander, tauchen sich gegenseitig unter. Dieser lustbetonte Kampf nimmt bald die gesamte Aufmerksamkeit der Burschen in Anspruch; als die Mädchen dies bemerken, schwimmen sie davon.

Die oben beschriebene Szene ist getragen von Erotik, die Begegnung mit dem anderen Geschlecht wird ersehnt und angedeutet, findet aber nicht statt. In der Gruppe mit Gleichaltrigen können die Jugendlichen Annäherung und Rückzug, sowie Ausdruck und Ablehnung von Begehren erproben. Der Kontakt untereinander ist ausgewogen, in dieser Gruppe existiert kein Gefälle von Erfahrungs- und Entwicklungsstand. Bei Beziehungen mit beträchtlich älteren Partnern prallen jedoch unterschiedliche Reifungszustände aufeinander. Die Gefahr für die Jugendlichen besteht dann darin, überfordert, ausgenützt oder gar mißbraucht zu werden. Die schwierige Aufgabe der Jugendlichen, ihr sexuelles Verlangen mit den sozialen, gesellschaftsbedingten Gegebenheiten in Einklang zu bringen, erfordert von ihnen hohe Anpassungsfähigkeit und Flexibilität. Die Jugendlichen müssen schwere Enttäuschungen bewältigen, sie geraten in Grenzbereiche, werden Opfer und Täter oder sie können auch an dieser Aufgabe scheitern, in eine Krise geraten oder erkranken. Das familiäre soziale Umfeld bietet einen Rahmen, wohin die Jugendlichen sich zurückziehen können. Die Beziehungen dort sind wohlvertraut und scheinen weniger gefährlich. Allerdings sind auch die Beziehungen zu den Eltern nicht spannungsfrei. Die Jugendlichen müssen von ihren kindlichen Wünschen an die Eltern Abstand nehmen und eine neue Beziehungsform zu ihnen finden. Ein Verhaftetbleiben in der kindlichen Bindung an die Eltern bedeutet für die Jugendlichen einen Entwicklungsstillstand. Nur durch Heraustreten aus der Ursprungsfamilie und durch liebevolle Zuwendung zu einem Partner kann die Genialität der Jugendlichen reifen.

## *B. Ambivalenz im Beziehungsverhalten*

Die Reifung der motorischen Fertigkeiten, der sozialen Fähigkeiten und der genitalen Sexualität versetzen die Jugendlichen erstmals in die Lage, ein selbständiges, d.h. von den Eltern unabhängiges Leben als Ziel vor Augen zu haben. Die vorher den Eltern verliehene Allmacht schrumpft. Fehler werden entdeckt und mit Enttäuschung hingenommen. Aus dieser Enttäuschung heraus entsteht Wut auf die Eltern, weil sie nicht mehr den Wunschbildern der Kindheit entsprechen. Eltern, aber auch erwachsene Bezugspersonen, müssen mit Vorwürfen und Entwertungen rechnen. Die Jugendlichen trauern jedoch auch mit sehnsüchtigem Verlangen nach den Liebesbeziehungen der Vergangenheit. Der rasche Wechsel von überstürzter Flucht vor diesen Beziehungen zum leidvollen Sehnen nach den ersten Liebesdialogen bedingt die spezifische Schwierigkeit im Umgang mit den Adoleszenten. Sie wechseln übergangslos zwischen vertrauensvoller Zuneigung und kompromißloser Ablehnung.

## *C. Der Umgang mit Autorität*

In der städtisch-industriellen Gesellschaft gibt es keinen einheitlich definierten Zeitpunkt, zu dem die Loslösung aus den primären elterlichen Beziehungen stattfinden soll. So ist es die Aufgabe der Jugendlichen, den Zeitpunkt zu bestimmen, sich aus den bisherigen Bindungen zu lösen.

Mit der Lösung aus den kindlich-abhängigen Bindungen an die Eltern stellen die Jugendlichen auch deren Autorität in Frage. Dennoch ist die kritische Betrachtung eben jener elterlichen Werte der wesentliche Orientierungspunkt in diesem Alter. Ein Mangel an elterlicher Autorität läßt den Jugendlichen ohne Ziel treibend zurück.

Da aber im Jugendalter die Abwendung von der Vergangenheit immer wieder durch sehnsüchtiges Verlangen nach eben dieser Vergangenheit unterbrochen wird, ist auch die Einstellung zur elterlichen

Autorität eine sehr wechselhafte. Die Sehnsucht nach Führung und nach Personen, denen die Jugendlichen sich bedingungslos anvertrauen können existiert neben der vehementen Ablehnung von Einschränkungen der jugendlichen Autonomie. Ferne Idole (Sportler, Musiker) erfüllen das Bedürfnis nach Orientierung und Anlehnung, ohne daß den Jugendlichen in einer solchen einseitigen und fernen Beziehung Einschränkungen auferlegt werden.

In Kontakten mit Erwachsenen oder Institutionen wird sich dieses ambivalente Verhältnis zur Autorität widerspiegeln. Autorität stellt für die Jugendlichen eine große Herausforderung dar, die beobachtet, geprüft, getestet und hinterfragt werden muß. Die Jugendlichen testen die Reaktionen von Erwachsenen oder Institutionen, indem sie sich provozierend verhalten. Mit jeder Regelverletzung prüfen die Jugendlichen, ob die von der Autorität installierten Gesetze noch Gültigkeit haben. Die Taten und Aktionen der Erwachsenen werden von der Jugend genau beobachtet, inkonsequente und ungerechte Haltungen werden sofort entlarvt. Sind Erwachsene, welche die Autorität vertreten, in ihren Äußerungen, Handlungen und Haltungen nicht in Übereinstimmung mit den von ihnen aufgestellten Regeln, wird ihre Autorität von den Jugendlichen hinterfragt oder abgelehnt werden. Auch die innere Autorität der Jugendlichen muß einer Wandlung unterzogen werden. Während das Kind heranwuchs, hat es durch die Gesetzmäßigkeit, mit der ihm gewisse Dinge erlaubt, andere verboten waren, selbst innere Regeln aufgestellt und im Gewissen verankert. Auch bei Abwesenheit der Eltern wußte es, was ihm verboten war. In der Adoleszenz hat der Jugendliche nun die Gelegenheit, manche der strikten inneren Regeln umzuformen und sie der Umgebung und seinen Bedürfnissen teilweise anzupassen. So stellt das Jugendalter einen Freiraum dar, in dem traditionelle Werte hinterfragt, überprüft, bekämpft oder über Bord geworfen werden können.

## *D. Selbstbild und Phantasie*

Die in der Pubertät rasch auftretenden sozialen, äußeren und inneren Veränderungen bewirken eine Erschütterung des seelischen Gleichgewichtes. Das Selbstbild der Jugendlichen unterliegt extremen Schwankungen. Es gibt Augenblicke, wo sich die Jugendlichen großartig, schön und mit überragenden Fähigkeiten und Begabungen ausgestattet fühlen. Solch ein Hochgefühl ist jedoch nicht von Dauer. Nichtige Anlässe, wie kleinste Mißerfolge oder ein kritisches an sie gerichtetes Wort können den radikalen Umsturz ins Gegenteil bewirken. Die Jugendlichen fühlen sich dann hundeelend, wertlos, unbegabt und absolut nicht liebenswert. Die Phantasie schafft Möglichkeiten, ein angeschlagenes, labiles Selbstbild wiederherzustellen: Schon das Kleinkind schafft sich Freiräume, um die Spannung zwischen seinem Begehren und den Beschränkungen der realen Welt (repräsentiert durch die Eltern) zu mildern. Es schafft sich sein Übergangsobjekt (Decke oder Kuscheltier), welches immer verfügbar ist; etwas später läßt es einen imaginären Gefährten (z. B. einen Zwerg oder einen Riesen) erscheinen, welcher Teile von ihm und Teile seines Elternteiles verbindet. Dieser Gefährte vermittelt zwischen Verlangen und Autorität, er mildert die Tatsache, den Geboten der Eltern gehorchen zu müssen. Was sind nun die Freiräume, die den Jugendlichen den schwierigen Weg ins Erwachsenenleben erleichtern? In ihrer Phantasie können sich die Jugendlichen mit Eigenschaften ausstatten, welche sie sich wünschen. Mut, Tapferkeit und Stärke lassen Helden entstehen, Großzügigkeit, Selbstlosigkeit und Edelmut machen sie zu Heiligen, edle Kleidung, vollkommene Körper und auserlesene Schönheit sorgen für eine außergewöhnliche Erscheinung ihres Phantasieselbstbildes. So ausgestattet können die Jugendlichen in ihrer Traumwelt Heldentaten vollbringen und Aufsehen erregen. Sicherlich, die Realität ist anders, doch vermögen solche Träume das Selbstwertgefühl vorübergehend zu stärken und sie können damit auch auf die Wirklichkeit zumindest bis zur nächsten Enttäuschung Einfluß nehmen. Weiters schaffen sich die Jugendlichen in ihrer Phantasie die Möglichkeit, sich Wünsche an die Umwelt im Detail auszumalen. Durch dieses Probehandeln machen sich die Adoleszenten mit Situationen vertraut, die fremd, ungewohnt und durch Ängste belastet sind. Im realen Leben befürchten Jugendliche Zurückweisung, Ablehnung, Tadel und Blamage. Solche Tagträume erleichtern es den Jugendlichen, auf direkte Triebabfuhr zu verzichten.

## *E. Die Gruppe der Gleichaltrigen*

Der Freundeskreis nimmt in seiner Bedeutung für die Jugendlichen eine vorrangige Stellung ein. Hier finden sie Gleichgesinnte, die ihre Ängste und Nöte teilen. Zusammen können sie feiern und Unternehmungen planen und gegen ungerechtfertigt empfundene Beschränkungen revoltieren. Gemeinsame Aktionen Jugendlicher enthalten oft provokant verpackte Botschaften an die Erwachsenenwelt. Unter dem sozialen Druck der Gruppe (auch Peergroup genannt) können aber auch Gesetzesüberschreitungen, wie Diebstahl, Sachbeschädigung oder Gewaltanwendung geschehen. Durch die Ausformung ihrer eigenen Kultur, wie Haartracht, Kleidung, Formungen des Körpers, welche an Initiationsriten erinnern (z. B. Piercing, Branding) schaffen die Jugendlichen sich eine eigene Welt, die nur für sie Gültigkeit hat. Eine eigene Sprache mit Code- und Losungsworten soll verhindern, daß Erwachsene Zutritt bekommen. Musik und eigene Tänze verbindet die Adoleszenten untereinander. Zu dem Zeitpunkt jedoch, wo Erwachsene in einen Jugendlichkeitswahn sich diese Kultur einverleiben, verliert diese für die Jugendlichen an Bedeutung. Sie gewinnt aber dadurch Einfluß auf die Kultur der Gesellschaft. Die Jugendlichen sind Visionäre, sie entwerfen eine andere Welt, die mit ihrer Kraft und Vitalität lockt und so ihr Veränderungspotential entfaltet. In Form von diesen Peergroups bietet die Adoleszenz die Möglichkeit, Kränkungen der frühen Kindheit bis zu einem gewissen Grad wettzumachen. Die Belebung dieser Traumata kann aber auch zu einem Stillstand der Entwicklung fahren: Psychosen, Depressionen, Selbstmord, Delinquenz, Drogen- oder Magersucht können auftreten.

## II. Erwachsene im Umgang mit Jugendlichen

In der ersten Begegnung mit den Jugendlichen werden die Bahnen für die künftige Beziehung gelegt. Mißverständnisse erschweren den weiteren Kontakt, Vertrauen, welches die Jugendlichen gleich zu Beginn fassen können und erleichtert die Einflußnahme. Erwachsene sehen in den Jugendlichen Repräsentanten der Jugend, und Jugendliche sehen in Erwachsenen Repräsentanten der Erwachsenenwelt. So werden zwangsläufig, neben persönlichen Vorlieben und Abneigungen gegenüber individuellen Charaktereigenschaften, die Haltung und Einstellung zum Generationenkonflikt zu Vorurteilen führen. Je nach den offenen Konflikten im Helfer begegnet er den Jugendlichen mit der ihm eigenen Art und Weise:

### *A. Der mißtrauische Erwachsene*

Es gelingt ihm schwer, Vertrauen in die Fähigkeiten der Adoleszenten zu entwickeln. Jede Widersetzung gegenüber den gesellschaftlichen Regeln wertet er als weiteren Hinweis, daß die Jugendlichen einer strikten Führung durch den Erzieher bedürfen. Im günstigeren Fall ist seine Grundhaltung wohlwollend und fördernd. „Wenn ich die Jugendlichen geschickt lenke, werde ich sie noch zum Guten erziehen können.“ Die bereits vorhandenen Fähigkeiten der Adoleszenten werden übersehen oder verleugnet. Potentielle Gefahren durch die Umwelt wie schlechte Einflüsse, falsche Freunde und Versuchungen müssen ständig im Auge behalten und im rechten Moment abgewendet werden, bevor die Jugendlichen sie überhaupt bemerken können. Der Führungsstil dieser Betreuer ist subtil, kriecht unter die Haut und setzt sich fest. Wenn die Jugendlichen diese Tücke bemerken, werden sie sich gegen den Helfer auflehnen, sich aber gleichzeitig Schuldgefühlen aussetzen, weil der Betreuer wohlwollend und freundlich ist. Die Grundhaltung des Betreuers kann jedoch entwertend sein. „Wenn man Jugendliche allein läßt, haben sie nur Unfug im Sinn.“ Sie trachten danach, das Böse in den Jugendlichen auszumerzen. Befürchtungen über ungewollte Schwangerschaft, Diebstahl, Drogenkonsum und gewalttätige Jugendbanden vergiften die Beziehung. Die Jugendlichen werden dadurch stark verunsichert und suchen sich aus der Beziehung zurückzuziehen. Möglicherweise erfüllen sie die Befürchtungen und begehen kriminelle Handlungen. „Soll er wenigstens einen Grund für seine Verdächtigungen haben.“

### *B. Der neidische Erwachsene*

Durch sein Alter fühlt er sich an den Rand des Geschehens gedrängt. Er blickt wehmütig zurück zu der Zeit, als er jugendlich, vital und schön war. Die spezifischen Aufgaben seines jetzigen Lebensabschnittes will er nicht akzeptieren. Begegnet er Jugendlichen, muß er neidvoll erkennen: „Sie besitzen all das, was ich verloren habe.“ Mit eifersüchtig-mißgünstigem Auge wird er sie begutachten. Dieser Wesenszug wird dem Helfer seinen emotionalen Zugang zu den Adoleszenten einschränken. Er wird die Bedürfnisse der Jugendlichen in der Beziehung nicht richtig wahrnehmen können. Die Adoleszenten ihrerseits werden sich nicht verstanden fühlen und zum Erwachsenen Distanz halten.

### *C. Der bedrohte Erwachsene*

Die Zeit der eigenen Wirrnisse während der Adoleszenz sind in Vergessenheit geraten. Er hat sich optimal an die geltenden Regeln der Gesellschaft angepaßt, dabei aber verzichtet, sich treu zu bleiben. Die Balance zwischen Autorität und Treue ist zugunsten der Autorität verschoben. Dies geht zwangsläufig mit vielen Entbehrungen einher. Die Begegnung mit den Jugendlichen bringt dieses labile Gleichgewicht ins Wanken, die ungestüme Kritik an den Ordnungen und Regeln der Erwachsenenwelt erfüllt ihn mit Empörung. Die ungenierte Oppositionshaltung der Jugend bedroht seine Variante der Konfliktlösung. Entweder zieht er sich vom Kontakt mit der Jugend zurück und isoliert sich, oder er entwickelt sich zu einem entwertenden Helfer.

### *D. Der abgeklärte Erwachsene*

Alle Krisen und Erschütterungen seiner Persönlichkeit sind scheinbar längst vergangen. Er hat den selig machenden Zustand des „über den Dingen Stehens“ erreicht. Nichts kann ihn erschüttern, der Anblick eines tief in die Krise verstrickten Jugendlichen entlockt ihm ein verständnisvolles Nicken, ohne sich davon berühren zu lassen. „Vor vielen Jahren hatte ich auch Probleme. Sieh an, wie ich sie gelöst habe!“ Dieser Erwachsene wirkt auf die Jugendlichen unecht und überheblich. In der Tat wird die Begegnung mit den verstrickten Jugendlichen dazu genutzt, das Selbstwertgefühl des Helfers zu steigern.

### *E. Der jugendliche Erwachsene*

Er hat sich die Erinnerung an seine Krise in der Adoleszenz lebendig bewahrt. Manchen Anforderungen dieses Altersabschnittes ist er noch nicht gerecht geworden. Er hat einen Beruf ergriffen, eine Familie gegründet und es sich in der Erwachsenenwelt eingerichtet. Es bleiben jedoch Aspekte in ihm, die noch der Bewältigung harren, Bereiche innerhalb seiner Persönlichkeit, die noch in der „Pubertätskrise“ stekken. Möglicherweise hat gerade jener jugendliche Anteil ihn zur Arbeit mit Jugendlichen gedrängt. Bei der beruflichen Arbeit mit Adoleszenten wird sein jugendlicher Anteil mit den Pubertierenden verdeckt kooperieren, gegen die Regeln der Erwachsenen revoltieren. Dies gibt den Jugendlichen das Gefühl, verstanden zu werden, verunsichert sie jedoch bei der Lösung der spezifischen Anforderungen, welche die Adoleszenz mit sich bringt, nämlich ihr Begehren in eine gesellschaftlich adäquate Form umzuwandeln. Der zu diesem Beziehungsmodus neigende Erwachse wird sich die spezifische Mode und Sprache der Jugend anzueignen versuchen. Dadurch wird er zum Imitator und von der Jugend als Bedrohung erlebt.

## III. Rahmenbedingungen des Erstkontaktes

Der Rahmen, d.h. die Institution, in der ein Erstkontakt stattfindet, prägt diesen ganz entscheidend mit. Institutionen werden mit Gefühlen von Kontrolle, Gefährdung, Angst oder Strafe in Verbindung gebracht. Schule, Krankenhaus, Wachzimmer, Amtsgebäude etc. haben für die Jugendlichen die Bedeutung der väterlichen Autorität. Die unter Abschnitt I Punkt C ausgeführte Konfliktsituation stellt die innere Notwendigkeit dar, die väterliche Autorität in Frage zu stellen und zu bekämpfen. Neben diesen Vorstellungen der Jugendlichen haben diese Institutionen aber auch bestimmte Aufgabenbereiche, wie Hilfestellung, Schutz-, Straf- und Kontrollfunktion. Das Wissen um die Befürchtungen der Jugendlichen gegenüber der Institution, führt zu mehr Sicherheit und Verständnis der Helfer in der gegebenen Situation. Die Darlegung der Möglichkeiten und Aufgabenbereiche einer Institution erhöht die Transparenz der Beziehung zwischen den Jugendlichen und den Helfern. Dieser Klärungsprozeß reduziert Mißtrauen und fördert eine vertrauensvolle Begegnung.

Das Umfeld der Jugendlichen wie die Familie oder Freunde sind im Rahmen des Erstkontaktes meist involviert. Diese kommen jedoch mit völlig anders gelagerten Erwartungen und Vorstellungen, als die Jugendlichen zur Institution. Häufig finden schon *vor* dem Erstkontakt Konflikte aufgrund der unterschiedlichen Erwartungen statt, die, mithereingetragen, drohen, das Gespräch zu bestimmen. So kann es passieren, daß dem Helfer die Rolle eines Schiedsrichters zugeschrieben wird. Diese Rolle birgt die Gefahr in sich, den Kontakt zu einer der beiden „Parteien“ zu verlieren. Eine genaue Klärung und Darstellung der unterschiedlichen Erwartungen und Befürchtungen ist eine hilfreiche Strategie, die Konflikte zu entschärfen. So soll es allen involvierten Personen möglich sein, ihre Sicht der Situation darzulegen. Für den Helfer ist es wichtig, Verständnis für die Unterschiede aufzubringen und die Symmetrie der Beziehungen zu den Jugendlichen und ihrem meist familiären Umfeld zu beachten. Sofern zwei Helfer vorhanden sind, hat es sich als günstig erwiesen, daß nach einem kurzen Anfangsgespräch, diese sich teilen und jeweils mit den Jugendlichen und ihrem familiären

Umfeld alleine sprechen. Nach vorheriger Absprache darüber – besonders mit den Jugendlichen –, was mitteilbar ist und was geheim bleiben muß, sollen sich alle zum Abschluß unter der Aegide der Helfer wieder treffen und austauschen.

Ein 16jähriger Junge wird widerstrebend und entnervt wegen Suizidgefährdung von der Ambulanz der Kinderklinik der Psychiatrischen Ambulanz zugewiesen. Die Mutter begleitet ihn und, wie sich später herausstellt, sitzen der seit Jahren geschiedene Mann und ein Bekannter der Mutter im Warteraum, um sicherzugehen, daß der Junge nicht davonlaufen kann. Die Mutter hat beide Männer extra zu diesem Zweck herbestellt. Im gemeinsamen Gespräch zwischen Helfer, der Mutter und dem Jungen fallen Anschuldigungen, Beschimpfungen und haßerfüllte Blicke. Die geäußerte Vermutung der Mutter, daß sie einen Selbstmord des Jungen befürchte, geben der Situation in diesem Rahmen eine zusätzliche Brisanz. Von seiten der Mutter wird vehement auf stationäre Aufnahme des Jungen gedrungen. Dieser reagiert mit panischer Angst, Tränen und der absoluten Weigerung, stationär zu bleiben. Ein Gespräch mit dem Jungen allein verläuft ruhiger, er schöpft die Hoffnung, daß sich nicht alle gegen ihn verbünden werden. Er teilt mit, daß es ihm absolut unmöglich ist, mit der Mutter zusammenzuleben. Er habe schon öfter an Selbstmord gedacht, dies aber nur unmittelbar nach einem Streit mit der Mutter. In einem Gespräch mit dem Vater, der Mutter und dem Sohn stellt sich heraus, daß der Vater sich jahrelang wenig um seinen Sohn gekümmert hatte. Erst die Selbstmordgefährdung des Sohnes hat ihn wieder herbeigeholt. Im Rahmen des Erstkontaktes wird der Junge entgegen den Erwartungen der Mutter nicht aufgenommen, ein ambulanter Termin mit beiden wird in zwei Tagen vereinbart und mit dem Jungen mit Handschlag besiegelt. Die Mutter ist sehr skeptisch, ob der Sohn freiwillig wieder kommen wird. Auf die Befürchtungen der Mutter wird in einem Gespräch mit ihr allein ausführlich eingegangen. Das weitere Prozedere wird beim nächsten Termin festgelegt.

Die Arbeit in der Institution ist von den räumlichen und personellen Gegebenheiten mitbestimmt. Ein ruhiger, freundlicher und abgeschlossener Raum, sowie eine gut überschaubare Anzahl von Helfern sind unabdingbare Bedingung für den konstruktiven Umgang mit Jugendlichen. Die personelle Konstanz und die Verläßlichkeit der Helferbeziehung sind wichtige Vorausetzungen, um Vertrauen bei den Jugendlichen zu fördern und tragfähige Beziehungen einzuleiten.

## IV. Strategien im Umgang mit den schwierigen Jugendlichen

Offenes Interesse für die jeweilige spezifische Problematik der Jugendlichen fördert im Erstkontakt die Beziehung. Dabei können nur die

Jugendlichen Einblick geben in die spezifischen Anforderungen, denen sie unterworfen sind. Ziel ist, die Situationen, in welchen sie diesen Anforderungen nicht entsprechen können, zu erkennen und die Auswirkungen auf ihr Leben zu verstehen. Dem Erwachsenen ist die Welt der Adoleszenten letzendlich fremd geworden. Beim Kontakt mit den Jugendlichen wird ihm ausschnittweise Einblick gewährt und er kann Anknüpfungspunkte an seine eigene Jugendzeit suchen und finden.

## *A. Sprache*

Bei der Begegnung mit den Jugendlichen muß mit sprachlichen Abweichungen, Bedeutungsverschiebungen, Wortneuschöpfungen und Modewörtern gerechnet werden. Diese eigene Sprache bedeutet für die Adoleszenten gemeinsame Identität und Abgrenzung gegenüber der Erwachsenenwelt. Im extremen Fall wird sich die Abgrenzung durch Unverständlichkeit ausdrücken, welche sich im Erstkontakt zeigen wird. Aus kommunikationstheoretischer Sicht ist auch eine unverständliche Botschaft eine Mitteilung. Daher ist es für die Beziehung wichtig, diese zu entschlüsseln, wobei eine wertschätzende und neugierige Haltung von seiten der Helfer eine wichtige Vorraussetzung zur Entschlüsselung ist.

## *B. Die partnerschaftliche Begegnung*

Der Endpunkt der Adoleszenz ist die Aufnahme der Jugendlichen in die Erwachsenenwelt. Initiationsriten verschiedener Kulturen legen einen bestimmten Zeitpunkt fest, zu dem die Jugendlichen zu Erwachsenen werden, eine Familie gründen und für ihren Lebensunterhalt sorgen können. In der städtisch-industriellen Kultur findet die Geschlechtsreife zu einem früheren Zeitpunkt statt als in den vorangegangenen Jahrhunderten und Jahrzehnten (biologische Akzeleration). Vertrags- und Paktfähigkeit wird den Jugendlichen lange vorenthalten. Das allgemeine Wahlrecht mit 19 Jahren, Führerschein und Bundesheer mit 18 stellen moderne Initiationen dar. Berufliche Ausbildungen dauern länger, die geschlechtsreifen Jugendlichen müssen länger warten, bis ihnen zugebilligt wird, ihren Unterhalt selbst zu verdienen (soziale Retardation). Es entstehen dadurch zwei Reifungszeitpunkte, die sich immer weiter zeitlich voneinander entfernen. Dies erzeugt in den Jugendlichen eine oft jahrelange Spannung, in der sie im Vollbesitz ihrer körperlichen und damit geschlechtlichen Kräfte auf deren Umsetzung verzichten müssen. In dieser Spannung ist es wichtig, den Jugendlichen als gleichberechtigte Partner zu begegnen und nicht über ihren Kopf hinweg Entscheidungen zu treffen. Mündliche, mit Handschlag besiegelte Abmachungen oder schriftliche Verträge legen von Anfang an eine Beziehung fest, die sich deutlich von der Erwachsenen-Kind-Beziehung unterscheidet und die Jugendlichen damit in ihrer Reife bestätigt.

## *C. Vorbildfunktion des Erwachsenen*

Im Erstkontakt bringt der Helfer die Realität der Erwachsenenwelt mit den dort geltenden Regeln ein. Er repräsentiert diese Welt, in die die Jugendlichen erst hineinfinden werden. Diese Konstellation verstärkt eine hierarchische Beziehung. Dies legt für den Erwachsenen eine besondere Verpflichtung auf, diese Regeln selbst zu beachten. Die wirksamen Elemente bei dem Umgang mit Jugendlichen bestehen oft darin, sie Einblick nehmen zu lassen in die Art und Weise, wie der Erwachsene die Anforderungen des Lebens meistert. Die Jugendlichen werden genau beobachten und Fragen stellen. Es ist wichtig, diesen Fragen gegenüber offen zu bleiben. Das bedeutet, daß sich der Helfer als Modell, auch mit Schwächen und ungelösten Konflikten, zur Verfügung stellt. Eine selbstreflexive Haltung des Helfers wird es erleichtern, dieser Anforderung gerecht zu werden.

## *D. Handeln statt Reden*

In ihrer Ausdrucksfähigkeit sind die Jugendlichen noch mehr dem konkreten als den abstrakten Verständnis verbunden. Daher ist der Einsatz der Sprache nur bedingt nützlich, um mit den Jugendlichen in Kontakt zu kommen. Direktes Handeln und gemeinsames Tun, wie sportliche Betätigung und andere Freizeitaktivitäten, erleichtern den Umgang mit den Jugendlichen und fördern die Beziehung. Gemeinsame Aktivitäten ermöglichen auch dem Helfer sich als Person und Mensch zu zeigen und in einer eher partnerschaftlichen Haltung den Jugendlichen gegenüberzutreten.

## *E. Nachsicht und Toleranz*

Pubertät stellt eine plötzliche Konfrontation mit vorher ungewohnten Leibreizen, Gefühlen und Erfahrungsbereichen dar, die es den Jugendlichen unmöglich machen, mit der Verläßlichkeit der Erwachsenenwelt zu reagieren. Impulshandlungen und „asoziale Symbolhandlungen" (nach *A. Mitscherlich*), wie symbolischer Diebstahl, Streunen oder Promiskuität sind Antworten auf mitmenschlich erlebte Enttäuschungen. Dabei spielt in diesem Alter die Tendenz eine Rolle, Angst durch Aggression überwinden zu wollen. Taten, die beim Erwachsenen als anormal gelten, können bei Jugendlichen als vorübergehendes Erproben, Aufmerksammachen oder Hilferufen gewertet werden. Unter *psychosozialem Moratorium* versteht Erikson eine stillschweigende Toleranz gegenüber Versagen und Ungebärdigsein der Jugend. Man kann dies als Freiraum sehen, der den Jugendlichen vom Behandler angeboten wird. Bereits beim Erstkontakt ist es wichtig, auf diese Weise den Rahmen der Beziehung zu definieren und zu stabilisieren. Die Grenzen dieses Freiraumes gibt der Behandler vor, Veränderungen sind nach Bedarf der Jugendlichen und deren Umfeld durch Verhandlung und Kompromißbildung zu ermöglichen. Die Verhandlungen werden dadurch charakterisiert sein, daß die jugend- und pubertätsspezifischen Phänomene wie Ambivalenz und Autoritätskonflikte sowie Polarisierungen mit Extremhaltungen auftreten. Es liegt in der Verantwortung des Helfers, diese Phänomene zu akzeptieren und ihnen gerecht zu werden.

## *F. Umgang mit Angst und Gewalt*

Bei der Begegnung mit problematischen Jugendlichen ist davon auszugehen, daß diese häufig schon jahrelang mit Angst und Gewalt konfrontiert worden sind. Der direkte Einfuß von körperlicher Gewalt in Form von Mißhandlungen, aber auch Mißbrauch und die indirekte Gewalt, wie Bedrohung, Abwertung und Ausbeutung eines Abhängigkeitsverhältnisses können zu schwerwiegenden Störungen der Jugendlichen führen. Depressivität, Aggressivität, aber auch der Verlust des Realitätsbezuges stellen die häufigsten Symptome dar, unter denen diese Jugendlichen leiden. Überforderung und Unreife der Eltern führen dazu, Erziehungsaufgaben mit Gewalt zu lösen. Aber auch der indirekte

Einfuß von Gewalt in Form von ungelösten Partnerschaftskonflikten der Eltern führt zu großer Verunsicherung und Ängsten der Jugendlichen. Diese fühlen sich häufig verantwortlich für die familiäre Situation und sind unbewußt dem Glauben verhaftet, die Elternbeziehung beschützen und retten zu müssen. Hohe Loyalitätsgefühle den Eltern gegenüber verstärken die natürlich vorhandene Ambivalenz und damit die Spannung des Kindes.

Jugendliche, die aus einer gewalttätigen Umgebung kommen, müssen nicht ängstlich verschreckt wirken. Vielmehr ist zu beobachten, daß diese Jugendlichen Aggressivität demonstrieren und so beim Helfer wiederum aggressive Gefühle provozieren. Diese Jugendlichen verstehen es, sich so zu verhalten, daß auch ein neues, für sie unbekanntes Umfeld so reagiert, wie ihre bisher vertraute Umgebung. Provokationen, Anpöbelungen und Beschimpfungen müssen so verstanden werden. Aggression und Gewalt sind zwischenmenschliche Phänomene, die sich aufschaukeln und damit verstärken. Als Hilfsangebot macht es wenig Sinn, weiteren Druck und Bedrohung auf diese Jugendlichen und deren Familien auszuüben. Vielmehr sind hier Maßnahmen erforderlich, die Angst nehmen, Sicherheit geben, den Kontakt stärken und Unterstützung ermöglichen. Dabei ist aber zu bedenken, daß auch die Eltern unter Anspannung stehen und unter Schuldgefühlen leiden können. In der modernen Kinderschutzarbeit wird das strafende Element vom therapeutischen Ansatz abgelöst, da Veränderung und Heilung durch Gefängnisstrafen nicht zu erzielen sind. Zur Verwirklichung dieses neuen Ansatzes ist es jedoch erforderlich, Druck und Strafen hintanzuhalten, manchmal auch eine mögliche Gefährdung der Jugendlichen auszuhalten. Die Bestrafung der Täter und Schutz der Opfer sind Maßnahmen, die als weitere Vorgangsweisen zur Verfügung stehen, wenn die stützenden Ansätze versagen. Ziel gerade im Erstkontakt sollte die Einleitung von guten tragfähigen Beziehungen zu *allen* Familienmitgliedern sein, da einzuleitende therapeutische Veränderungen nur möglich sind, wenn Täter und Opfer sich diesem Prozeß gemeinsam stellen.

## Literatur

Bundesministerium für Jugend, Familie, Frauen und Gesundheit (1987) Kindesmißhandlung. Erkennen und Helfen. Kinderschutz-Zentrum, Berlin Bonn

Cremerius J (1971) Psychoanalyse und Erziehungspraxis. Fischer, Stuttgart
Brunner EJ, Greitemeyer D (Hrsg) (1990) Die Therapeutenpersönlichkeit. Verlag Mona Bögner-Kaufmann, Wildberg
Eggers C et al. (1994) Kinder- und Jugendpsychiatrie. Springer, Berlin
Erikson EH (1968) Kindheit und Gesellschaft. Klett, Stuttgart
Fröhlich-Gildhoff K (1995) Einzelbetreuung – Chancen und Probleme der Beziehungarbeit mit frühgestörten Jugendlichen. Z Individualpsychologie 20/4
Grunert-Bronnen B (1971) Pubertät. 22 Autoren zu einem Thema. dtv, München
Kaplan LJ (1994) Abschied von der Kindheit. Klett-Cotta, Stuttgart
Kast V (1994) Der schöpferische Sprung. dtv, München
Kromer I (1995) Abschied von der Kindheit? Eine Untersuchung des Österreichischen Instituts für Jugendforschung, Wien
Lempp R (Hrsg) (1987) Reifung und Ablösung. Huber, Bern
Mitscherlich A (1967) Auf dem Weg zur vaterlosen Gesellschaft. Piper, München
Myschker N (1993) Verhaltensstörung bei Kindern und Jugendlichen. Kohlhammer, Stuttgart
Remschmidt H (1992) Psychiatrie der Adoleszenz. Thieme, Stuttgart
Schöny W (Hrsg) (1993) Aggression im Umfeld psychischer Erkrankung. Edition pro mente, Linz
Schubert B (1995) Jugendgewalt in Berlin in den frühen 90er Jahren. Z Individualpsychologie 20/1
Steinhausen H-Ch (1990) Das Jugendalter. Huber, Bern
Willerscheit J (1995) Der tiefenpsychologische Umgang mit Gewalttätigen an einer Schule für Erziehungshilfe. Z Individualpsychologie 20/4

# Der schwierige Umgang mit dem heranwachsenden Menschen

*Michael Millner und Katharina Purtscher*

## Was ist schwierig? – Wer ist schwierig?

Was ein schwieriges Kind ist, beurteilt in hohem Maße die Gesellschaft, das Sozialumfeld des Kindes. Und diese Gesellschaft versteht darunter heute etwas anderes als noch vor einigen Jahrzehnten. Zudem sind, wie die untenstehende Skizze veranschaulicht, die folgenden Termini nicht sehr scharf voneinander abzugrenzen (Abb. 1).

Als *auffällig* bezeichnen wir Verhaltensweisen, wenn sie den Erwartungen maßgeblicher Bezugsgruppen oder Beziehungspartner derart zuwiderlaufen, daß sich diese subjektiv beunruhigt fühlen und entsprechend reagieren. Als *abweichend* (*nonkonform, deviant*) bezeichnen wir Verhaltensweisen, die nach Meinung der Mehrheit in einer Gesellschaft oder in einem Subsystem als unerwünscht mißbilligt werden. *Dissozial* nennen wir abweichende Verhaltensweisen, die als sozial schädlich beurteilt werden und ein Eingreifen nötig erscheinen lassen. *Delinquent* nennen wir Handlungen, die von den in der jeweiligen Gesellschaft etatablierten Kontrollinstanzen verfolgt werden. *Kriminell* sind Handlungen, die nach dem Gesetz mit Strafe bedroht sind.

Die genannten Begriffe gehen davon aus, daß Kinder bzw. Jugendliche abweichende Verhaltensweisen an den Tag legen, obwohl sie ihre Abweichung von der Gesellschaftsnorm erkennen, obwohl sie wissen, daß ihre Handlungsweisen diesen Normen zuwiderlaufen.

Das ist nicht immer so. Beispielsweise sind mental retardierte Menschen nicht oder nicht ausreichend in der Lage, sich selbst in ihrem Sozialkontext einzuschätzen. Sie haben soziale Normen nicht

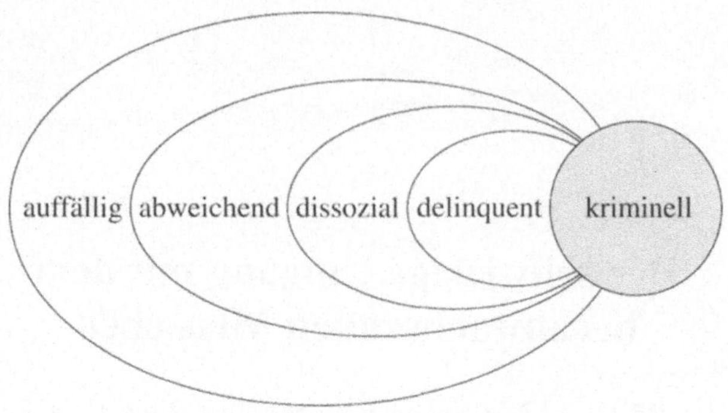


**Abb. 1**

ausreichend verinnerlicht und verfügen daher über keine entsprechende Orientierung. Zusammen mit der mangelhaften Kognition ergeben sich dann häufige Reibungsflächen mit ihrem sozialen Umfeld, sie werden als dissozial, als schwierig eingestuft. Mentale Retardierung kann die „Schwierigkeit" eines Kindes zwar mitverursachen, mitbedingen, aber das eine ist mit dem anderen keinesfalls gleichzusetzen. Nicht selten ist der geistig Behinderte sogar besonders form- und führbar.

Besonders unbefriedigend wird die Definition „schwierig" bei vielen sogenannten hyperaktiven Kindern mit Störungen von Aufmerksamkeit und Impulskontrolle. Die Sozialumgebung des Kindes stuft sie immer häufiger als „krank", „dissozial" und damit als unerträglich ein, weil sie sich von diesen spontanen, sehr lebhaften und kreativen Kindern überanstrengt und überfordert fühlt. Selbst immer hart am Limit, hat unsere Gesellschaft weniger Ressourcen denn je, unseren Kindern jenen Spielraum zu lassen, den sie im Entwicklungsalter benötigen.

Eine Lehrerin einer Grundschule hatte vor ca. 100 Jahren einen sehr lebhaften 9jährigen Knaben. Es wird berichtet, daß sie ihn wegen seiner ständigen Unruhe nach jeder Unterrichtsstunde einmal um das Schulgebäude rennen ließ. Der Knabe wäre heute mit Sicherheit als hyperaktives Kind bezeichnet worden. Sein Name war Winston Churchill.

## Die Voraussetzungen

### 1. Das Wissen

Es wird heute eine große Menge lehr- und lernbaren Wissens zum besseren Umgang mit dem Jugendlichen angeboten. In erster Linie soll es profundes Verständnis für grundsätzliche seelische Mechanismen der Psychopathologie vermitteln:

- für die Bedeutung früher sozialer Verwahrlosung und fehlender Bindungserlebnisse,
- für mangelndes Vertrauen in die Verläßlichkeit von Bindungen,
- für elterliche Gewalttätigkeit,
- für Entbehrungen emotionaler Art während der Basissozialisation,
- für die Bedeutung permanent unerreichbaren Überflusses,
- für den zu hohen Stellenwert materieller Güter, die schließlich zum Maßstab der eigenen Bedeutung werden.

Das Wissen um all diese Vorgänge erleichtert uns den Grundkonsens mit dem Jugendlichen und vermittelt ihm das Gefühl, verstanden zu werden – auch in seinen Abweichungen und Fehlhandlungen. Auf dem Boden dieses Wissens gedeiht jene positive Grundeinstellung, die das Kind spüren muß, um zu einer Umformung seiner eigenen Persönlichkeit bereit zu sein, um angebotene Verhaltenskorrekturen seinerseits annehmen zu können.

Und schließlich: Erst in Kenntnis der schwierigen Ausgangslage eines solchen Jugendlichen werden wir uns auch über kleine Erfolge freuen können, und werden diese Freude zur positiven Verstärkung auch gerne mitteilen.

### 2. Die Techniken

Diejenigen, deren Beruf es ist, mit „schwierigen" Jugendlichen umzugehen, müssen nicht unbedingt eine psychoanalytische, sie sollten aber eine psychotherapeutische Ausbildung haben. Zum einen, um sich über sich selbst klarer zu werden, zum anderen, um die „Entstehungsgeschichte", die seelischen Mechanismen auf dem Weg zur Dissozialität besser verstehen zu können, um das bessere Werkzeug in der Hand zu haben im Umgang mit dem Heranwachsenden. Daß jeder Erzieher „*... analytisch geschult sein soll, da ihm sonst das Objekt seiner Bemü-*

*hungen ein unzugängliches Rätsel bleibt*" (S. Freud), halten wir für übertrieben. Aber eine Ausbildung in einer der heute etablierten Formen der Psychotherapie ist sicher äußerst hilfreich.

Gelehrtes Wissen und erlernte Techniken können allerdings niemals ersetzen, was zu allen Zeiten Voraussetzung für den Umgang mit schwierigen Menschen war:

## 3. Die Persönlichkeit

Der adäquate Umgang mit einem „schwierigen" Jugendlichen stellt hohe Anforderungen an die Persönlichkeit. Nur wenn diese stabil ist, wird sie die vielen hochexplosiven Konfliktsituationen meistern, die auf der einen Seite großes persönliches Engagement erfordern, auf der anderen Seite große emotionale Distanz. Ein sehr selbstunsicherer Erzieher würde in solchen Situationen leicht das Gleichgewicht verlieren und in seinem Schwanken seinem Gegenüber keinen guten Dienst erweisen. Und der Misanthrop würde sich, bald am Ende seiner Geduld angelangt – verärgert abwenden. Wir möchten dazu einen Vergleich bemühen: Ein körperlich ziemlich ungeschickter Mensch wird schwerlich ein guter Eiskunstlauf-Trainer werden. Sein körperliches Defizit wird überdurchschnittliche Leistungen als Trainer verhindern. Und eine anorektische Mutter wird sich mit ihrem ernährungsschwierigen Säugling mehr plagen müssen als eine gesunde Mutter.

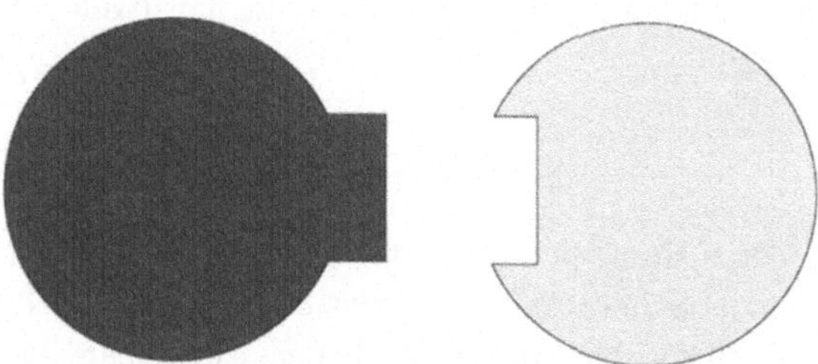

**Abb. 2.** Der linke Kreis stellt den Erwachsenen dar, der rechte das Kind: Jene defizitären Bereiche der Persönlichkeit des Kindes (Kreisdefizit) werden am besten dann auszugleichen sein, wenn der Erwachsene im entsprechenden Bereich (komplementäre Fläche linker Kreis) möchlichst überdurchschnittlich ist, wenigstens aber kein Defizit aufweist

Genauso sollte ein besonders Schwieriger seine Erfüllung nicht unbedingt im Umgang mit „schwierigen“ Kindern und Jugendlichen suchen: Wenn wir dissoziales Verhalten als Defizit verstehen, als unfertigen Persönlichkeitsbereich, der einen Nachholbedarf hat, dann sollte doch derjenige, der mit diesem Menschen regelmäßig umgeht, nicht ausgerechnet in diesem Bereich ebenfalls ein Defizit aufweisen. Vielmehr sollte er im Bereich zwischenmenschlicher Kommunikation sogar überdurchschnittlich stabil sein.

Also wird eine problematische, sehr selbstunsichere Persönlichkeit, die in den entscheidenden zwischenmenschlichen Bereichen ebenfalls Defizite aufweist, dem Kind bzw. Jugendlichen wenig vermitteln können. Sie wird nicht in der Lage sein, zu dessen Orientierung beizutragen, ist sie doch selbst an dieser Stelle ihrer seelischen Oberfläche defizitär.

Nun tendieren aber nicht selten gerade jene jungen Menschen in Helferberufe, die sich selbst längere Zeit am Rande der Dissozialität bewegten. Möglicherweise kommt ihnen ein besseres Verständnis, ein größeres Einfühlungsvermögen für die Situation Dissozialer zugute. Aber in den entscheidenden kritischen Situationen könnte es ihnen an der nötigen inneren Ruhe und Distanz mangeln.

## Die Diagnostik

Der Umgang mit dem „schwierigen“ Jugendlichen setzt nicht unbedingt eine ärztlich-psychologische Diagnostik voraus. Aber es wird von unschätzbarem Wert sein, seine Vergangenheit und seine Lebensumstände kennenzulernen, um seine möglicherweise verzerrte Perspektive besser nachfühlen zu können und damit seine Verhaltensweisen besser zu verstehen.

Über diesem Kennenlernen wird man schließlich auch zu einem klaren Bild von seinen intellektuellen Ressourcen kommen. Die Bedeutung verringerter Intellektualität eines „schwierigen“ Jugendlichen wird oftmals unterschätzt. Denn ist er mental unterdurchschnittlich, dann hat er – wie eingangs schon angedeutet – naturgemäß ein reduziertes Verständnis für Verhaltensweisen anderer Menschen, begreift die Tragweite seiner Handlungen weniger gut, soziales Lernen fällt ihm schwerer und seine Selbstkontrolle ist im Vergleich zu Gleichaltrigen u.U. verringert.

## Der Umgang

Eine psychotherapeutisch oder gar psychopharmakologisch orientierte Kinder- und Jugendpsychiatrie versteht den Umgang mit dem „schwierigen" Jugendlichen, das „handling", die „Interaktion", die Form der Begegnung mit ihm, oft bloß als „günstiges Adjuvans" zu angebotenen Therapien. Aber es ist mehr: die Form des Umgangs ist der Nukleus, um den herum sich alle anderen Methoden zu gruppieren haben, wenn sie greifen sollen. Denn welche Form der Psychotherapie oder Pharmakotherapie könnte ausreichend hilfreich sein, stünde nicht im Zentrum unserer Bemühungen der tagtägliche Umgang mit dem schwierigen Jugendlichen.

Soweit sich die „Schwierigkeit" nun in Form von Aggression ausdrückt, ist sie vorerst einmal als soziales Signal zu verstehen, das dem Artgenossen etwas mitteilt. Aggressionsbereitschaft wird vorwiegend über Mimik, Stimme/Sprachmelodie und über Gestik/Körpersprache mitgeteilt – und vorerst kaum über das gesprochene Wort. Dementsprechend vermögen wir Aggressionen keineswegs immer über sprachliche Botschaften abzubauen. Die Sprache stellt zwar unser höchstentwickeltes Kommunikationsorgan dar, aber in der Hierarchie der sozialen Signale spielt sie bloß eine untergeordnete Rolle. Und funktioniert erst,

- wenn ein gutes Sprachverständnis vorhanden ist (funktionelle Hörstörungen oder mentale Retardierung können dies verhindern!),
- wenn grundsätzlich Aufnahmebereitschaft für die sprachliche Botschaft besteht (das ist bei extrem hohem Aggressionspegel u.U. nicht der Fall!),
- wenn sich der Sprechende und Angesprochene gegenseitig akzeptieren können.

Viel effektiver sind non-verbale Formen der Interaktion. Mimik, Sprachmelodie, Gestik und Körpersprache übermitteln Botschaften viel direkter und damit wirkungsvoller. Aber diese Botschaften müssen für den Empfänger stimmig sein, wenn er sie verstehen und akzeptieren soll. Bestimmte edukatorische Konzepte der letzten Jahrzehnte sind hier gründlich mißverstanden worden: Wenn ein 10jähriger mit einem Gegenstand auf seine Mutter einschlägt, und die ihren Zorn und ihre Kränkung versteckt, sich zusammennimmt und sich nichts anmerken läßt – dann ist das zu kritisieren. Er wird nämlich nicht lernen können, die Wirkung seiner Aggressionen richtig einzuschätzen und bald einen eklatanten Nachholbedarf haben, was die Einschätzung der Emotionalität anderer anlangt. Also müssen wir Kindern unsere Emotionalität vermitteln, dürfen ihnen unseren Ärger, unsere Verzweiflung nicht verbergen. Dürfen ihnen nicht Ruhe und Ausgeglichenheit vortäuschen, wo wir wütend sind. Denn das ständige Verbergen des eigenen Unmuts, die friedliche Fassade vor dem verärgerten Herzen, schafft oft dauernde Verunsicherung in unserem Gegenüber.

Die Forderung nach emotionaler Aufrichtigkeit im schwierigen Umgang mit Kindern und Jugendlichen muß besonders dann gelten, wenn es darum geht, eigene Unzulänglichkeit oder eigene Verletzlichkeit und Kränkung einzugestehen.

Auf der anderen Seite steht die Bedeutung von Lob und Wertschätzung. Das eine ist mit dem anderen nicht zu verwechseln: Lob ist an eine erbrachte Leistung geknüpft, Wertschätzung nicht. Letztere soll möglichst unabhängig von Leistung Respekt und Hochachtung ausdrücken. Nun bleibt das psychisch gesunde Kind auch deshalb psychisch gesund, weil die an ihn herangetragenen abwertenden und aufwertenden sozialen Signale miteinander im Gleichgewicht stehen. Bei schwierigen Kindern ist das häufig nicht der Fall. Hier ist dieses Gleichgewicht gestört, indem die empfangenen negativen Signale die positiven bei weitem überwiegen. Solange aber praktisch nur negative feedbacks einlangen, können Maßnahmen des Umgangs nur wenig ausrichten, wenn sie an diesem Ungleichgewicht nichts ändern. Damit wird auch verständlich, warum sedierende oder angstlösende Psychopharmaka allein nur wenig ausrichten. Und daß es trotz Medikation in entsprechenden Auslöser-Situationen unvermindert zu Aggressionsdurchbrüchen kommen wird.

Wertschätzung braucht jeder von uns, „schwierige" Kinder/Jugendliche aber umso mehr.

Abweichendes Verhalten von Kindern im Vorschulalter hat keine enge Beziehung zu einer Persönlichkeitsstörung. Aber je älter das Kind wird, desto mehr ist sein Verhalten als Ausdruck einer sich verfestigenden Persönlichkeitsstörung, einer chronifizierten Fehlentwicklung zu betrachten. Es bedarf daher langfristiger Therapieziele – realistische und angemessene Selbstkonzepte, ausreichende Problemlösungsstrategien, Bearbeitung von Bildungs- und Ausbildungsdefiziten, Ablösung von dissozialen Gruppen, Integration in Gruppen mit konformem Verhalten sowie die Entwicklung von Normorientierung und Gewissen – die aber nur dann verwirklichbar sein werden, wenn alle Kräfte agonistisch tätig sind. In vielen Fällen wird das nur zu erreichen sein, wenn zusätzlich eine psychotherapeutische Begleitung angeboten und angenommen werden kann. Systemische Familientherapie und Verhaltenstherapie scheinen mir hier die effektivsten Ansätze zu bieten.

*A. Aichhorn* hat den Begriff der Nacherziehung geprägt, um anzudeuten, daß es sich meist um das Nachholen von Defiziten der Persönlichkeitsentwicklung handelt, was naturgemäß eine langwierige Aufgabe ist,* und sie wird nur gelingen,

- solange die Persönlichkeit des Jugendlichen noch so elastisch und formbar ist, daß sie die angestrebte Veränderung aushält,
- wenn Konsens innerhalb seiner engeren Sozialumgebung besteht,
- wenn die Kontinuität einer oder weniger Bezugsperson(en) gewährleistet ist.

Weder von begleitenden therapeutischen Maßnahmen noch vom richtigen Umgang kann daher erwartet werden, daß sie in wenigen Monaten aufholen und umformen, was die ganze Kindheit über versäumt worden ist.

Das gilt noch mehr für Bestrafungen. Denn wenn nur ein kleiner Prozentsatz devianter Handlungen und Verhaltensweisen aufgedeckt wird, der größere Teil aber ungeahndet bleibt, wird eine Bestrafung vom Jugendlichen als willkürlich erlebt werden und kaum zu seiner Orientierung beitragen. Im Gegenteil könnte es ihn sogar herausfordern, sein deviantes Verhalten geschickter zu tarnen. Und dann hätte die Bestrafung ihr Ziel grundsätzlich verfehlt.

Umgang meint die Art und Weise, auf den jungen Menschen zuzugehen, Bereitschaft zur Rücksichtnahme auf seine Wünsche und Bedürfnisse zu signalisieren. Und behutsam nur dort Grenzen zu setzen, wo andernfalls Kollisionen und Konflikte mit den Mitmenschen resultierten, und neuerlich Widerstand, Ablehnung, Abwertung entsteht – zur Nährung des Teufelskreises von Ablehnung → Abwertung → Dissozialität.

„Schwierige“ Jugendliche, die vielfach mit einem für sie undurchschaubaren Chaos von Tadel/Strafe, Lob, Gewalt usw. aufgewachsen

---

* Huber H (1987) Verwahrloste Jugend, 10. Aufl. Huber, Bern.

sind, haben ein Recht darauf, daß die Techniken des Umgangs mit ihnen ein besonders hohes Maß an Synergie haben. Immer dann, wenn Elternhaus, Schule, Erzieher, Arzt/Psychotherapeut usw. antagonistisch vorgehen, wird die Unsicherheit des Jugendlichen steigen. Daher muß es oberstes Prinzip sein, sich regelmäßig abzustimmen, um in wesentlichen Fragen konform zu gehen. Die Helferkonferenz ist eine der möglichen Formen der Synchronisation, die Supervision eine nützliche Form der Reflexion eigenen Tuns.

Um es zu wiederholen: Neben dem Wissen um die Zusammenhänge und psychotherapeutischen Techniken wird der Umgang mit schwierigen Kindern und Jugendlichen letzten Endes immer auch eine Frage unseres persönlichen Engagements sein, eine Frage der Stabilität und Ausgewogenheit unserer Persönlichkeit, eine Frage der Balance zwischen Nähe und Distanz, der Balance zwischen Strenge und Milde, eine Frage nach dem Augenmaß und die aus all diesen menschlichen Eigenschaften Resultierende: die verfügbare Kraft.

# Der Umgang mit dem älteren Menschen

*Eva Krebs-Roubicek*

*Nur der verdient sich Freiheit wie das Leben,*
*der täglich sie erobern muß.*
*Und so verbringt, umrungen von Gefahr,*
*hier Kindheit, Mann und Geist sein tüchtig Jahr.*
*Solch ein Gewimmel möcht' ich sehn,*
*auf freiem Grund mit freiem Volke stehen.*
*Zum Augenblicke dürft' ich sagen:*
*verweile doch, du bist so schön!*
*Es kann die Spur von meinen Erdentagen*
*nicht in Äonen untergehen.*
*Im Vorgefühl von solchem hohen Glück*
*geniess' ich jetzt den höchsten Augenblick.*

Goethe, Faust, 2. Teil, 5. Akt

Das Alter an sich ist keine Krankheit, es ist aber ein Lebensabschnitt, in dem besonders häufig Krankheitserscheinungen auftreten. Zwischen dem sog. normalen und dem krankhaften Prozeß des Alterns, der Seneszenz und der Senilität, läßt sich keine klare Linie ziehen, das chronologische Alter scheint kein absoluter Maßstab zu sein.

Die stetig zunehmende Lebenserwartung geht mit deutlichen Schwankungen der Wertschätzung einher, die den alten Menschen entgegengebracht wird. In früheren Jahrhunderten – und heute noch bei manchen Völkern – waren es die Alten, denen belehrende, heilende und richterliche Funktionen zugesprochen wurden. Heute werden diese Aufgaben von jüngeren Menschen übernommen. Dies führt dazu, daß Menschen mit zunehmendem Alter dem aktiven Arbeitsprozeß mehr und mehr entzogen werden, obwohl sie durchaus noch leistungsfähig wären. Alter wird dann häufig mit Einsamkeit und Isolation gleichgestellt. Diese Vorstellungen müssen jedoch relativiert werden. Manche Menschen sind objektiv isoliert, fühlen sich aber nicht einsam, andere sind objektiv gar nicht isoliert, kommen tagtäglich mit vielen Menschen zusammen, fühlen sich aber dennoch einsam. Einsamkeit ist eine Funktion der Erwartungshaltung, aber auch eine Funktion der Langeweile aufgrund fehlender Interessen und Aufgaben, wie auch eines fehlenden Tagesrhythmus. Durch eine depressive Störung werden diese Erlebnisse noch weiter verstärkt.

Altern kann nicht mit Abbau gleichgesetzt werden (das Wort Abbau ist stark negativ besetzt und weckt Vorstellungen von Rückgang, Auflösung, Zerfall; ein Abbau im Sinne einer Rückkehr zu frühkindlichen Verhaltensweisen findet als Krankheits- und nicht als Alterssymptom statt). Die Einstellung gegenüber dem Altern hat sich in diesem Jahrhundert entscheidend verändert. Altern wurde mit Ruhe, Gelassenheit, Zufriedenheit, Inaktivität, Lebenssinnverlust und Abhängigkeit gleichgestellt. Während anfänglich die Defizittheorie (der alternde Mensch verglichen mit den jüngeren, läßt in seiner Funktionsfähigkeit nach, weist mehr und mehr Defekte auf) im Vordergrund stand, wird heute eher die selektive Optimierung mit Kompensation (mit Auswahl und Optimierung einiger Funktionsbereiche, bei gleichzeitiger Anpassung an Veränderungen der vorhandenen Fähigkeiten) postuliert. Dabei fällt die große Variabilität zwischen den Entwicklungsverläufen der einzelnen älteren Menschen auf. Nicht das Lebensalter ist entscheidend für Leistungs- und Erlebnisveränderungen, sondern Persönlichkeitsfaktoren und davon abhängige – wie auch durch die soziale Umwelt mitbeeinflußte – Reaktionsweisen des einzelnen auf spezifische Lebenssituationen. Dies erklärt die Bedeutung der biographischen Daten in der Zielsetzung der Betreuung von alten Menschen. Dabei sind nicht nur objektivierbare Daten von Bedeutung, sondern auch die Wahrnehmung und Bewertung dieser Daten durch den Einzelnen.

Zum verstehenden Umgang mit alten Menschen gehören theoretisches Wissen und praktisches Können, insbesondere das Einfühlungsvermögen, gleichermaßen. Diese Menschen gehören z. B. zu unserer Familie, oder leben in unserer Nachbarschaft, werden durch uns beruflich betreut oder wir sind ihnen sonst begegnet.

Verstehender Umgang mit alten Menschen wird dann möglich, wenn wir uns

- Wissen über psychische und somatische Krankheiten aneignen,
- einfühlend damit beschäftigen, wie alte Menschen ihre Probleme handhaben, und
- unsere eigenen Gefühle gegenüber alten, psychisch kranken Menschen vergegenwärtigen und reflektierend damit umgehen.

Das Bedürfnis, zu lieben und geliebt zu werden, ist ein wesentlicher Bestandteil menschlichen Lebens und hat von der Geburt bis zum Tode seine Bedeutung. Dieses Liebesbedürfnis kann sich manchmal in der Suche nach zärtlicher Zuwendung manifestieren, es kann jedoch auch regressive Züge aufweisen. Besonders im Bereich der Zärtlichkeiten erleben alte Menschen oft deutliche Einschränkungen, sexuelle Wünsche werden bei fehlender Partnerschaft häufig nicht verstanden und verurteilt. Wenn es dem alten Menschen jedoch gelingt, einen Ausgleich, im Sinne der „Integrität" nach *Erikson*, zu finden, in dem das subjektive Gleichgewicht zwischen Wünschen, Möglichkeiten und der Alltagsrealität wiederhergestellt werden kann, verliert das Altern an Bedrohlichkeit.

Neue Vorstellungen in der Altenpflege führen zu folgenden Schwerpunkten: Ganzheitlichkeit – den Menschen als Ganzes zu sehen und ihm bei der Bewältigung der letzten Lebensaufgaben beizustehen.

Der Umgang mit älteren Menschen wird demnach durch folgende Parameter beeinflußt:

- gesellschaftliche Normen,
- eigene Erfahrungen,
- die aktuelle Situation,
- der psychische Zustand des einzelnen,
- der somatische Zustand des einzelnen,
- die soziale Situation des einzelnen.

Bei einer Begegnung spielt die Fähigkeit, eine Beziehung einzugehen, eine wichtige Rolle. Ein offenes Gespräch über vorhandene Störungen, deren Folgen und Ängste, die sie im Patienten auslösen, ist von großer Bedeutung. Im stationären Setting muß auch das Ungleichgewicht in der Beziehung zwischen Patient und Betreuer, das zur wachsenden Macht des Betreuers und damit zur Einschränkung der Würde des Patienten führen könnte, ernstgenommen werden. Dieses Ungleichgewicht wird häufig durch belastende Ausgangssituationen noch verstärkt. Ein gegen seinen Willen eingewiesener Patient muß zuerst für die Behandlung motiviert werden. Ein liegender Patient, ob schlafend oder krank, ist weder auf einen Angriff vorbereitet, noch zur Flucht geeignet, im Unterschied zum stehenden Betreuer, dem Bewegung und Kraft zum Angriff bzw. zur Flucht verhelfen könnten. Die zwischenmenschliche Dynamik kann zum Machtkampf werden, der Liegende (d.h. der zu Betreuende) beginnt seine Schwäche zur Waffe – z. B. Verweigerung, Nörgeln, Einnässen, Sonderwünsche – umzuformen. Der Stehende (Betreuer) andererseits kann seine Macht keineswegs durchgehend genießen, weil ihn die Tätigkeit oft überfordert, ihn der Anblick des Verfalls bedrückt, ans eigene Altern erinnert, die tiefsitzende Körperästhetik verletzt, gar kränkt. Daher reagiert er oft gereizt, ist enttäuscht und staut seine aggressiven Impulse nur durch einen Damm eingespielter Berufsroutine. Schuldgefühle können sich einstellen, die verdrängt werden müssen, um eine Dekompensation zu vermeiden. Dies kann schließlich zu Zwangs- bzw. Gewaltanwendung gegen ältere Menschen führen. Deswegen ist es notwendig, stets zu versuchen, das Ungleichgewicht in der Betreuungssituation zu vermeiden, genauso wie den Patienten abhängig zu machen bzw. zur Befriedigung des eigenen therapeutischen Narzißmus zu mißbrauchen. Das Alter der Betreuer, die im allgemeinen wesentlich jünger sind als die geriatrischen Patienten, hindert diese oft daran, sich mit den Patienten identifizieren zu können. Deswegen – um diese Schwierigkeit zu umgehen – greifen sie auf eigene Erfahrungen zurück und rufen Erinnerungen an die eigenen Eltern oder Großeltern wach. Als Variationen kindlicher Grunderfahrung machen sich Liebe und Haß aus frühen Zeiten und alle die erlebten und nicht verabeiteten Kränkungen und Konflikte, in der Betreuer-Patient-Beziehung bemerkbar.

Das Ziel der Betreuung wäre es, alten Menschen zu ermöglichen, so lange wie möglich in ihrer gewohnten Umgebung zu verbleiben, was bei einzelnen Pat. erreicht werden kann. Die Grenzen der Betreuung zu Hause werden durch fehlende Ressourcen in der familiären und/oder professionellen Betreuung (ev. auch finanzielle Probleme), oder aber auch durch psychisch begründete Ablehnung der Hilfe vorgegeben. Solche Einschränkungen könnten den Grund bilden, daß eine Unterbringung in einer Institution unumgänglich wird.

Alle Dienste, die einen Verbleib in der gewohnten Umgebung ermöglichen, werden so lange in Anspruch genommen, wie diese Form der Unterbringung sinnvoll und finanzierbar ist. Mangelndes Wohlbefinden ist vorwiegend mit Depressivität, Ängstlichkeit, Besorgtheit assoziiert, während emotionale Stabilität, Selbstbewußtsein, Optimismus usw. als Korrelate von Glück und Wohlbefinden gelten. Früher wurden alte Menschen oft als diejenigen behandelt, die ihr Leben gelebt haben und keinen Anspruch auf Zufriedenheit und Glück mehr haben. Heute zeigen uns die hohen Zahlen der Besucher der Seniorenuniversität, der verschiedenen Aktivitäts- und Selbsthilfegruppen, dass alte Menschen in vielen Bereichen Freude, Wohlbefinden, Zufriedenheit und Glück finden können.

Hospitalisierung wird von alten Menschen mit ausgesprochen gemischten Gefühlen erlebt. Für die meisten unserer Patienten ist das Spital jener schicksalhafte Ort, den man, einmal eingeliefert, nicht mehr so leicht verläßt, der Ort, wohin alle Armen und Einsamen kommen, um zu sterben. Durch eine Einweisung gegen den eigenen Willen, wie es bei Selbst- und Fremdgefährdeten häufig notwendig ist, verstärkt sich diese Haltung. Die Trennung von der gewohnten Umgebung ist emotionell an sich schon depressions- und desorientierungsfördernd. Das notwendige Erlernen neuer Situationen, Verhaltensweisen, die Einstellung auf neue Anhaltspukte der räumlichen und zeitlichen Umgebung, können übermäßige Ansprüche an die Anpassungsfähigkeit des alten Menschen stellen, woraus sich gewisse Regressions- und Dekompensationserscheinungen während der ersten Tage des Aufenthaltes erklären lassen. Die Einweisung ins Spital kann sich auch auf die bestehenden Beziehungen ausserhalb des Spitals negativ auswirken. Die alten Menschen können sich verstoßen, verlassen, abgeschoben fühlen. Sie können die Einweisung so erleben, als seien sie nun endgültig mit den überwältigenden Ängsten alleine gelassen.

Der Eintritt in ein Heim bedeutet für den alten Menschen gewöhnlich eine enorme psychische Belastung; bei den meisten kommt er einem Abschied von der Vergangenheit gleich, begleitet von einem subjektiven Gefühl der Demütigung. Der kritische Punkt einer Heimeinweisung liegt im objektiven Verlust der Selbständigkeit, was eine Steigerung der Kränkung bedeuten kann, insbesondere wenn auch die kognitiven Funktionen betroffen sind. Angst, Wut und Verzweiflung sind Gefühle, die häufig, verbunden mit Verlust früherer Fähigkeiten, Entfaltungsmöglichkeiten und der Autonomie, ausgelöst werden. Das Bedauern, daß oft das Wesentliche im Leben aufgegeben werden muß, führt häufig zu depressiven Verstimmungen, Resignation und Vereinsamung. Zusätzlich werden die Hausordnungen der Heime oft subjektiv als Zwang erlebt, gleichzeitig wird die Vergangenheit idealisiert, was das Gefühl des Abgeschobenseins noch verstärkt.

Psychische Erkrankungen im Alter haben bisher wenig Interesse in der Gesellschaft, aber auch in der Psychiatrie, gefunden. Die Alterspsychiatrie kämpft immer noch um ihre universitäre Anerkennung. In den Fachgesellschaften werden die alterspsychiatrischen Gesichtspunkte zwar wahrgenommen, aber die Schwerpunkte der Ausbildungscurricula nur sehr langsam verändert. Die psychiatrische Diskussion beschränkt sich meistens auf die Demenzkranken, die durch ihre Anzahl in den Institutionen eine nicht zu unterschätzende Bedeutung haben, dadurch wird aber das Interesse für andere psychiatrische Krankheiten reduziert. Da bei der Demenz die organischen Ursachen im Vordergrund stehen, werden sich vor allem biologisch interessierte Psychiater mit alten Menschen beschäftigen. Dabei werden psychodynamische und psychotherapeutische Gesichtspunkte oft vernachlässigt. Psychische Krankheiten bei älteren Menschen müssen als ein interdisziplinäres Problem angesehen werden. Die Patienten zeigen zusätzlich zur psychischen Symptomatik auch somatische Störungen. Häufig steht die soziale Komponente im Vordergrund und stellt den eigentlichen Einweisungsgrund in die Institution dar. Die Vereinsamung, finanzielle Nöte, Scham, verbunden mit der Notwendigkeit Hilfe anzunehmen, ungeeignete Wohnsituation, sind einige dieser Gründe. Meistens werden diese Menschen von Hausärzten betreut, die Generation der heute 70–90jährigen hat Mühe, den Psychiater aufzusuchen, andererseits hat der Psychiater/Psychotherapeut seinerseits bis vor kurzem wenig Interesse an dieser Altersgruppe gezeigt.

In der Begegnung mit alten Menschen werden wir häufig mit Angstzuständen, reggressiver, depressiver und wahnhafter Symptomatik konfrontiert. Entscheidend für die Möglichkeit psychotherapeutischer Interventionen wird die Fähigkeit sein, sich empathisch in die Situation des alten Menschen einzufühlen und die Symptomatik in ihrer Tragweite zu verstehen. Bei kognitiven Verlusten wird der Schwerpunkt der Begegnung in der Umweltanpassung und Verhaltensmodifikation der Betreuungsperson (ob zu Hause oder in einer Institution) liegen. Bei wahnhaften Menschen stellen die soziotherapeutischen Massnahmen mit Aufbau einer vertrauensvollen Beziehung mit der Bezugsperson einen entscheidenden Bestandteil des Umgangs dar. Die Unterstützung der vorhandenen und Neuschaffung der fehlenden Kontakte steht im Vordergrund der Bemühungen. Aber auch die Korrektur der sensorischen Defizite muss berücksichtigt werden. In der Betreuung ältererer Menschen haben sich gruppentherapeutische Angebote als besonders vorteilhaft erwiesen.

## Zusammenfassung

Die im Gesundheitsbereich engagierten Professionen müssen sich dafür einsetzen, daß alte Menschen ein Leben in körperlichem und psychischen Wohlbefinden, frei von Zwang und Benachteiligung führen können. Es muß für uns alle wichtig sein, uns möglichst früh und eingehend mit der Endlichkeit des Lebens auseinanderzusetzen und als professionelle Helfer andere dabei zu unterstützen.

## Literatur

Hirsch AM (1994) Psychologie für Altenpfleger. Quintessenz, Berlin München

Hirch RD (Hrsg) (1994) Psychotherapie bei Demenzen. Steinkopff, Darmstadt

Junkers G (1995) Klinische Psychologie und Psychosomatik des Alterns. Schattauer, Stuttgart New York

Kipp J, Jüngling G (1991) Verstehender Umgang mit alten Menschen. Springer, Berlin Heidelberg New York

Krebs-Roubicek E (1995) Überlegungen zur Gesamtplanung der Betreuung älterer Menschen. Tägliche Praxis 6/3: 603–612

Kruse A, Wahl HW (Hrsg) (1994) Altern und Wohnen im Heim: Endstation oder Lebensort? Huber, Bern

# Der Erstkontakt in der Aufnahmestation

*Harry Merl*

## Erstkontakt – Begegnung zweier Welten

Erstkontakt – diese Kurzbeschreibung für die Begegnung zweier Welten... Es ist die erste Begegnung meiner Welt mit deiner. Wenn ich schon von deiner Welt gehört oder gelesen habe, wenn mir auch schon jemand davon erzählt hat, dann ist es doch noch ganz anders, mit dir Kontakt zu haben – Berührung, leibhaftig und unmittelbar. Dann erkenne ich erst, wie unbekannt du mir wirklich bist, außer, ich habe schon etwas von dir gehört, habe Erwartungen entwickelt, die sich jetzt als zutreffend oder falsch erweisen werden. Natürlich ist es gut und für mich wichtig, das Recht zu haben, mich zurückzuziehen, wenn es für mich zu gefährlich oder enttäuschend wird. Dich wieder verlassen zu können. Nicht ausgeliefert zu sein. Oder ich entdecke, daß ich dich nicht zu fürchten brauche, daß du wohlwollend bist, freundlich, sodaß ich neugierig werde, wer du bist, ob das stimmt, was sie von dir sagen. Zumindest neugierig.

Wie wichtig aber ist das alles, wenn ich nicht einfach auf Besuch komme, ohne etwas Bestimmtes oder Großartiges zu wollen, einfach so, sondern, weil ich Hilfe brauche, vielleicht alle Hoffnung in dich setze und dann das Risiko des Erstkontakts bewußt eingehe, nicht fliehen will, wenn er nicht gleich meinen Erwartungen entspricht, sondern mich da zu bleiben getraue, ja den Wunsch habe und es wage, mich dir mitzuteilen, zu öffnen um schließlich wieder hoffen zu können. Und wie wichtig ist das erst, wenn ich gar nicht aus eigenem komme, sondern weil ich aus mir unverständlichen Gründen vor dich hintreten muß und du mich „aufnimmst". Wirst mich nicht nur aufnehmen, sondern auch annehmen?

Mich erkennen als der, der ich bin und mit meinem Anliegen, oder bin ich mit meiner Not in deiner Welt ein Fremder oder gar ein Störenfried, und muß fürchten, es auch zu bleiben. Oder bin gar verloren? Wie wichtig ist es, wenn ich entdecke, daß die Eröffnung deiner Welt meiner Welt hilfreich ist, ja sogar mir meine Welt verdeutlicht oder in neuem Licht mit neuen Sichtweisen zeigt, sodaß ich mich jetzt mehr und besser selbst erkenne, mich als ich selbst fühle, ohne dabei mein Gesicht zu verlieren, ja im Gegenteil, gerade weil ich mehr ich selbst bin, dein Wohlwollen und deine Freude daran merke und deine Unterstützung fühle. Und aus all dem weiß, daß ich hoffen kann, als ein anderer, bereicherter, stärkerer als vorher wieder von dir gehen zu können.

## Die Bedingungen des Erstkontakts

Jeder Erstkontakt als Begegnung zweier Welten enthält Bedingungen. Es sind einerseits Bedingungen der Existenz der Beteiligten, ihres So-Seins und des daraus abgeleiteten Wahrnehmens und Handelns und andererseits Bedingungen des Kontakts. Beides gestaltet den Kontakt und entscheidet über Erfolg oder Mißerfolg dieser Begegnung. Erfolg aber ist das deklarierte Ziel des psychiatrischen Krankenhauses, also eines der beiden Kontaktpartner, der genau weiß, daß jeder Mißerfolg, den möglichen weiteren Verlauf der Begegnung beeinflußt und den Erfolg der Behandlung schmälern bis verhindern kann.

Und was ist hier Erfolg? Daß der eine Partner, das Krankenhaus, es sich zugute halten kann, daß der andere, der Patient, möglichst gesund wieder gehen kann, dies dem Krankenhaus zuschreibt und– noch schöner – es auch mehr oder weniger deutlich kundtut.

Es ist daher zweckmäßig, diese Bedingungen zur Gestaltung des Erfolgs der Begegnung näher zu untersuchen, zuerst die Existenzbedingungen der beiden Seiten und dann die des Kontakts in der Hoffnung, den Mißerfolg möglichst zu verhindern.

## Der Mensch vor der Aufnahme – der „Patient“ und seine „Angehörigen“

Jede Aufnahme eines Menschen in die Psychiatrie erfolgt aus seiner Krise, genauer: seiner persönlichen Niederlage gegenüber seinen Lebensumständen auf seinem Lebensweg. Sie hat sich bis zur Aufnahme hin langsam und schleichend oder auch schnell und dramatisch entwikkelt und ihm das Gefühl vermittelt, daß er selbst keinen Weg mehr weiß, wie er diese Situation wieder meistern kann. Er fühlt, daß er am Ende seiner Weisheit ist, aber er kennt keine andere Weisheit als seine eigene. Sie hat ihn ja bisher geleitet und ihm vor allem das Gefühl vermittelt, ein selbständig Handelnder zu sein. Andere Angebote an Weisheit, etwa von seiner Familie oder Freunden oder sonstigen Menschen seiner Umgebung mochten ihm nach seiner Weisheit nicht brauchbar oder anwendbar erschienen sein, denn er selbst ist der Leidende der sein Leiden möglichst aus eigenem überwinden will und über die Annehmbarkeit eines Angebots zu einem „Ausweg", auch wenn es noch so brauchbar wäre, möglichst selbst entscheiden möchte. Auch dabei möchte er seinen Selbstwert behalten und muß er sich selbst immer noch als „aus gutem Grund" Handelnder erleben. Freilich, je weniger sich daraus ein Ausweg ergibt, desto mehr wird er zum Leidenden – zum „Patienten" – im wahren Sinn des Wortes, der, auch wenn es ihm nicht recht ist, und es ihn demütigt, sich jemanden wünscht, der sich auskennt, der ihm sagt, was er tun muß. Das aber ist die vorletzte Möglichkeit, oft vor den anderen mit ihren Ratschlägen und Drängen ängstlich verborgen. Die letzte Möglichkeit ist der Psychiater. Was der ihm rät, so ist er überzeugt, würde er, dann tun, ohne aber zu wissen, daß sein Wunsch, sich selbst weiter als Handelnden erleben zu wollen, selektieren wird, ob das Angeratene auch wirklich annehmbar ist. Das ist die zwiespältige Situation, in er sich befindet.

Dazu kommt das besondere des „Psychischen". Was, solange es den körperlichen Bereich betrifft, vom Psychischen eher entfernt erscheint und seit unserer Kindheit „Krankheit" im wohlvertrauten Sinn ist, wird, sobald es um „Psychisches" geht, durch mehrere Umstände kompliziert, die teils mit gesellschaftlichen Annahmen, teils mit der Psychodyamik selbst zu tun haben.

Psychisch nicht „in Ordnung" zu sein ist ein gesellschaftliches Stigma, das die Möglichkeit, ein Versager zu sein, nahelegt,— und zwar nicht nur vor den anderen, sondern auch vor der eigenen Person. Es gibt das gesellschaftliche Ideal des Erfolgreichen, der, sei er nun Draufgänger oder sensibel, auf jedem Fall aus seiner seelischen Konstitution profitiert. Dazu nicht zu zählen, ist allein schon abwertend. An diesem Punkt verknüpfen sich zusätzlich gesellschaftliche und individuelle Bedingungen: Psychisch nicht in Ordnung zu sein bedeutet, trotz funktionierendem Körper, „nicht zu können“, – drastisch erlitten und bekämpft etwa auf dem Gebiet der Sexualität. Und vor allem „nicht zu können“, ohne eine Erklärung dafür zu haben und es sind Hindernisse, die man nicht einfach durch Zwang überwinden kann,(„ich muß mich, du mußt dich ‚nur‘ zusammenreißen“). In dieser Situation ist dieses „nicht Können“ dann am erträglichsten, wenn der andere „schuld“ ist, wenn ich „ohnehin alles getan habe“, oder wenigstens die Umstände schuld sind. „Ich hätte ja können, wenn nicht er, sie, die anderen, die Gesellschaft, die Welt, oder der Zufall ...“ Schlimm wird es, wenn ich daraufkommen müßte, daß es an mir liegen könnte und ich dann an mir etwas oder gar mich ändern müßte, ohne zu wissen, was, bzw. wie. Und was dann? Jede Änderung meinerseits ist in diesem Zustand angsterregend, Angst vor dem, was dann sein könnte, und wie ich überhaupt dahin kommen sollte. Und wie die anderen darauf „reagieren“ werden. Dieser Zustand gewinnt immer mehr an Eigendynamik und erfaßt mich immer mehr, sodaß ich wie ein Gefangener „im Kreis“ gehe. Wenn ich nur aus diesem Kreis ausbrechen könnte, aber alle meine Versuche haben nicht nur bisher fehlgeschlagen, sondern schlagen immer mehr fehl.

Das führt zu einem zutiefst emotional erlebten Zustand von Selbstzweifel, Wut, Angst, zu dessen Bewältigung die kognitiven Möglichkeiten nicht mehr ausreichen. Es ist dann erleichternd, wenn dieses Nicht-Können teils mit verständlichen Begriffen wie Ängste, Hemmungen, teils aber mit Fremdworten wie Depressionen, Psychose etc. charakterisiert und damit „objektiviert“ wird.

So wie der Betroffene an dieser Situation leidet, leidet mehr oder weniger deutlich auch seine Umwelt. Auch sie ist mit ihren Möglichkeiten am Ende, sei es, daß ihre Ratschäge ungehört, oder, wenn anscheinend gehört, so doch ungenützt bleiben. Auch ihr wäre es am liebsten, wenn es nicht an ihr läge, sondern etwas oder jemand anderer „schuld“ wäre oder es sich einfach um „eine Krankheit“ handelt, die kommt, wie Krankheiten manchmal kommen, die man hinnehmen und gegen die man etwas einnehmen kann, um sie wieder zu bannen, in der Hoffnung, daß „alles wieder gut“, heißt: alles wieder so wie vorher wird, oder nicht viel anders, und wenn anders, daß es nicht weh tut. Eine „Diagnose“ ist dabei eine große Erleichterung und Entlastung von Schuld und Selbstvorwürfen, die, berechtigt oder nicht, immer vorhanden sind. Die Umwelt steht dabei einem irgendwie, mehr oder weniger unerklärlich „gestörten" Menschen gegenüber, der sich jetzt so zeigt, wie sie ihn noch nicht kannte, und, sobald man diesen Zustand benennen kann, einem „Kranken", der „nicht mehr kann", dem sie sich nicht verständlich machen, nicht mehr helfen konnte und kann, und deshalb ratlos ist, die aber, so ist sie überzeugt, selbst wieder besser d.h. so wie vorher „könnte", wenn er/sie wieder „könnte".[1]

In dieser Situation fällt die Entscheidung zur freiwilligen bzw. unfreiwilligen Aufnahme des Betroffenen.

## Das psychiatrische Krankenhaus und sein „Rezeptor"

Das Krankenhaus ist eine emotional und gesellschaftlich höchst bedeutsame Einrichtung. Es ist die Zufluchtstätte in höchster Not der Ärzte außerhalb des Krankenhauses für ihre Patienten und hat als solche in den Augen der Gesellschaft Macht über Leben und Tod. Es ist der Apparat des Krankenhauses mit seinen vor allem technischen Hilfsmitteln und der konzentriert praktizierten Medizin meist verstärkt durch eine damit einher gehenden Forschung, der dadurch Ansehen und Autorität gewinnt, besonders wenn er mit seinen Mitteln Leben rettet. Alle Aussagen eines Krankenhauses über einen Menschen, als „Patienten", über seinen Zustand, seine Aussichten, seinen Bedarf etc. haben daher großes Gewicht.

Was schon für das Allgemeinkrankenhaus gilt, und für seine Fachabteilungen mit ihrem „Spezialwissen" gilt auch für das psychiatrische Krankenhaus, bzw. auch die psychiatrische Fachstation im Rahmen eines Allgemeinkrankenhauses:[2] Es versteht sich als der Anlaufpunkt für Menschen, die durch psychisch bedingte Krisen nicht mehr können,

---

[1] Es gibt in jedem Fall auch den Erstkontakt einer Familie mit dem Krisenbild des Betroffenen, das erschreckend ist. Wenn dieses Bild wiederholt auftritt, „weiß man schon", was es ist, und steht ihm mit mehr Routine gegenüber. Dies gilt nicht nur für Angehörige, sondern auch für Ärzte. Dies zeigt sich z. B. an den immer kürzer werdenden Anamnesen bei wiederholten Aufnahmen.

[2] Im folgenden wird vom psychiatrischen Krankenhaus gesprochen, das auch für psychiatrische Fachabteilungen steht, wobei letztere aber oft nicht die Möglichkeit der unfreiwilligen Aufnahme haben. Insofern gilt für sie alles, was über die freiwillige Erstaufnahme gesagt wird.

sei es als Folge einer bestimmten Lebenssituation, wie etwa Lebensmüdigkeit aus welchen Gründen auch immer, sei es als Teil einer psychischen oder geistigen Erkrankung.

Die Aufnahmestation als ihr „Rezeptor" funktioniert in zwei aufeinander folgenden Schritten: zunächst als Erstkontakt bei der Aufnahme, auf den die Erstbehandlung auf der Aufnahmestation mit den dort einsetzenden Routinen dieses Teilsystems des Krankenhauses folgt.

Als Teil eines Krankenhauses vertritt sie die Ideologie des Objektivierens von Krise und Erkrankung und der Möglichkeit der medizinisch fundierten Behandlung zur Wiederherstellung eines Zustands, wie er in den meisten Fällen vorher bestanden hat. Dies ist der medizinische Maßstab für die Gesundheit eines Betroffenen. Die Objektivierung hat auch die Funktion, sich durch den Sturm einer Krise möglichst nicht „aus der Ruhe bringen zu lassen". Dies dient dem Selbstschutz der Aufnehmenden ebenso wie dem Wunsch bzw. der Aufgabe, dem Betroffenen wieder Ruhe zu verschaffen. In diesem Bestreben ist der erste Schritt die Diagnosestellung, Diagnose, nicht „im Sinne der Summe der Erkenntnis über den Betroffenen, … sondern im Sinne der Zuordnung des Zustands zu einer bestimmten Nosologie" (*Uexküll* und *Wesiack*, 1995). Für die Erstellung einer Summe der Erkenntnisse, für die ein höherer Aufwand zumindest an Zeit und Empathie notwendig wäre, ist die Aufnahmesituation organisatorisch kaum geeignet, sodaß beim Erstkontakt eine „Aufnahmsdiagnose" gestellt werden muß, die noch viel mehr im Sinne der Zuordnung des Zustands bei der Aufnahme zu einer Nosologie als des Bestrebens ist, beim Aufgenommenen zu einem Minimum an Erkenntnis über ihn und seine Lage in seiner Welt zu kommen. Daher erlaubt bzw. rechtfertigt die Aufnahmsdiagnose bestimmte Erstmaßnahmen, deren erste darin besteht, den Aufgenommen entsprechend der medizinischen Ideologie und Terminologie als Patienten mit einer Zuordnung zu einem Krankheitsbild zu definieren. Der Begriff „Patient" enthält in der Medizin den „Auftrag", den „Leidenden" aller anderen Verantwortungen zu entheben, ja ihm das Recht zuzusprechen, aller Verpflichtungen enthoben zu sein, und ist dann eine „Wohltat", wenn er auch vom Betroffenen so verstanden wird. Er ist aber kein Synonym für Entmündigung.

Auf den Erstkontakt folgt der zweite Teil: die Erstaufnahme im eigentlichen Sinn, d.h. die Verbringung auf die Aufnahmestation zur Erstbehandlung.

Sie hat, je nach Tageszeit und Aufgenommen als wichtigstes Ziel die Beruhigung, verständlich, wenn der Betroffene unglücklich oder unruhig zur Aufnahme kommt, eine Maßnahme, die relativ unabhängig von der Aufnahmsdiagnose gerechtfertigt erscheint.

Die Tageszeit bestimmt, wieweit die Aufnahmestation quasi in ihrer normalen Betriebszeit angesprochen wird, oder außerhalb dieser Zeit. Dies ergibt sich teils aus der personellen Besetzung einer solchen Station, dem Allgemeinzustand des Personals und dem Zustand der Patienten. Anders ausgedrückt, die Aufnahme eines unruhigen Menschen in der Nacht bedeutet, daß die gegenüber dem Tag verringerte Besatzung in einer mehr oder weniger zur Ruhe gekommenen Station einen neuerlich Unruhigen unterbringen können und zur Ruhe bringen muß. Diese Absicht entspricht durchaus dem, was Eltern für Kinder tun wollen, um ihnen zu helfen, wenn sie unruhig sind, d.h. um aus ihrem besseren Wissen heraus etwas mit ihnen und dadurch, für sie, wie sie meinen, tun zu können. Das Repertoire der Eltern an solchen Beruhigungsmaßnahmen hängt von den erzieherischen Fähigkeiten, der Empathie, aber auch von der Geduld und dem Wissen über den Umgang mit einem solchen Kind ab. Immer ist es aber die Relation eines Besserwissenden (des Erwachsenen) zu einem weniger wissenden bzw. seiner Beherrschung nicht mächtigen anderen (dem Kind). Diese Beschreibung der Eltern-Kind Beziehung, einer trotz der relativ hohen Vertrautheit der Beteiligten miteinander an sich schon höchst komplizierten Beziehung, läßt sich der Absicht nach auch auf die Aufnahmesituation und nachfolgende Behandlung umlegen, allerdings fehlt hier das notwendige Ausmaß an Vertrautheit in der Beziehung, auch weil für die Erhebung der zur Herstellung einer minimalen Vertrautheit minimal notwendigen Erkenntnisse zu wenig Zeit und Gelegenheit war. Diese Situation ist für die Aufnahme von Kindern und Jugendlichen zusätzlich kompliziert, da sie nicht nur von ihren Erziehungspersonen d.h. von deren Standpunkt und Aussagen abhängig, sind und auf deren Schutz hoffen, sondern auf die Herstellung von Vertrauen in der Beziehung zu Ärzten und Personal stärker als Erwachsene angewiesen sind.

In dieser Situation erscheint Beruhigung auf jeden Fall notwendig, die dann zur „Ruhigstellung“ führt, in der Hoffnung, etwas mit und damit für den „Beunruhigten“ tun zu können. Dieser Absicht stehen dann die Medikamente zur Verfügung, – das manchmal „gewaltsame Ruhigstellen“, d.h. das Verabreichen eines Medikaments aus dem

„besseren Wissen“ des Arztes, ohne den Betroffenen um Erlaubnis zu fragen oder ihm die Notwendigkeit zu erklären, das – durch die Unruhe gerechtfertigt – vor allem durch ein gewaltsames Durchstoßen der „heiligen Hülle“ der Haut in Form von Injektionen oder Infusionen erfolgen darf.[3] Die so erfolgte Beruhigung wird als erster Erfolg erlebt, da sie als erster Schritt in die richtige Richtung gesehen wird und weitere Maßnahmen mit und für den Patienten „in Ruhe“ planen läßt. Damit wird dem Betroffenen als „Patienten“ die Kompetenz für seinen Zustand entzogen, er wird passiviert und „objektiviert“. Dies alles erfolgt im Rahmen einer Organisation, in der jeder – der Arzt, der Aufnahmebeamte, das Pflegepersonal, aber auch der Patient seinen Part hat, jeder in seiner Weise, in seinem persönlichen Zustand, seinem Bildungs- und Interessensgrad an seiner Arbeit bzw. Wachheit und Fähigkeit zur Selbst- und Mitbestimmung. Alles das bestimmt die Qualität jeder Aufnahmesituation.

## Kontaktbedingung 1: Der freiwillige Erstkontakt

Der freiwillige Erstkontakt mit der psychiatrischen Aufnahmeabteilung hat große Ähnlichkeit mit der üblichen Aufnahmesituation in eine Krankenhaus, vor allem durch die Freiwilligkeit, welche „Krankheitseinsicht“ dokumentiert, die einen Menschen veranlaßt, sich in die Behandlung eines psychiatrischen Krankenhauses zu begeben. Er ist es, der darüber bestimmt, wann er sich wo aufnehmen läßt, und dann sind es seine Versicherungsverhältnisse, die darüber bestimmen, ob er – meist die Verpflegung oder sonstige eher käufliche Vorteile betreffend

[3] Diese Behandlungsmaßnahme wird durch andere Maßnahmen begleitet, die „Entmächtigung“ vermitteln: das Ausziehen der Kleidung, das Verwahren der Wertgegenstände, die dem Betroffenen vermitteln, daß die Selbstbestimmung abgegeben werden muß. Das gewaltsame Beschränken der Unruhe, etwa durch Gurte bis hin zur Zwangsjacke. Natürlich gibt es Situationen, wo die Beruhigung auch gegen den Willen des Patienten notwendig ist, d.h. wenn nicht erwartet werden kann, daß er durch irgend etwas anderes als durch das Einsetzen medizinischer Maßnahmen positiv beeinflußt bzw. gerettet werden kann, etwa bei auch körperlich bedrohlichen Zuständen, wie beim Delirium tremens oder der akut bedrohlichen Katatonie oder auch dem Status epilepticus. Die Indikationsstellung erfolgt durch den aufnehmenden Arzt und ist daher von seinem Wissen und seiner Erfahrung abhängig.

– besser oder in durchschnittlich gut versorgt ist. Charakteristisch für den freiwilligen Erstkontakt ist, daß er normalerweise bei Tag erfolgt, d.h.. im Rahmen der „normalen Betriebszeiten" der Aufnahmestation, in der das gesamte Personal auf Arbeit mehr oder weniger optimal eingestellt ist.[4]

Die Freiwilligkeit darf aber nicht darüber hinwegtäuschen, daß der Betreffende seine Selbstbestimmung freiwillig soweit einschränkt, daß er sich zur Aufnahme entschließt, weil weder er noch seine Angehörigen für seine Situation eine Lösung kennen, die ihm dies erspart hätte. Er begibt sich damit in einen Raum und in die Obhut von Menschen, von denen er Hilfe erwartet, die er aber nicht nur nicht kennt, sondern von denen er meist wenig schmeichelhafte Geschichten gehört hat, abgesehen von dem Stigma, das es immer noch bedeutet, in stationärer Behandlung eines psychiatrischen Krankenhauses gewesen zu sein. Alle seine Hoffnungen sind daher auch in Ängste eingehüllt, deren Bestätigung oder Nicht-Bestätigung mit dem Erstkontakt beginnt. Wie beim Erstkontakt üblich geht es auch hier von Anfang an um „Diagnose" im Sinn von Einordnung seines Zustands in die Nosologie und erst in zweiter Linie im umfassenderen Sinn, wobei die Gewichtung dieser beiden Seiten durch den Aufnehmenden darüber entscheidet, ob der Betroffene sich nicht nur aufgenommen, sondern auch angenommen fühlt. Bei der nach der Aufnahme folgenden Behandlung bedeutet der freiwillige Erstkontakt zumindest das Gefühl, ein Mitspracherecht zu haben und alle Maßnahmen kontrollieren zu können, die vom ersten Moment an, einsetzen. Allerdings kann die Fremdheit und der Respekt vor dem Apparat, dem man sich anvertraut, verhindern, daß von diesem Mitspracherecht Gebrauch gemacht wird, sodaß dieses nur mehr zur letzten Rettung vor als ungenügend erlebten unverständlichen Maßnahmen wird, indem der Betroffene fordert, sofort entlassen zu werden.

---

[4] Die Umwandlung einer unfreiwilligen Aufnahme unter „sanftem Druck" in eine freiwillige ist eine Situation, in der dem Aufgenommenen der Vorteil dieser Maßnahme für seine Situation erklärt werden muß. Das Krankenhaus, das sich damit auf seine Seite stellt, muß dann die von ihm herbeigeführte Veränderung respektieren, um diesen ersten Schritt zur Vertrauensbildung nicht in Frage zu stellen. Dies ist bei akuter Verschlimmerung des Zustands insbes. Zunahme der Selbst- oder Gemeingefährlichkeit, welche eine „Anhaltung" rechtfertigen würden, ein schwieriges Problem.

## Kontaktbedingung 2: Der unfreiwillige Erstkontakt

Der unfreiwillige Erstkontakt ist die für die Aufnahme wohl komplizierteste Situation, da sie von Anfang an von der Unfreiwilligkeit geprägt ist, die der vom Menschen, ja jedem Lebewesen beanspruchten und wohl auch lebensnotwendigen Autonomie widerspricht.[5] Es beginnt damit, daß die Aufnahme in einer für den Betroffenen unverständlichen Situation von jemand anderem verfügt wird, jemandem aus der näheren Umgebung, also oft dem Betroffenen Vertrauten, manchmal aber auch völlig Fremden, der Hilfe holen will, dies aber aus einer akuten oft lebensbedrohlichen Notlage für sich selbst und/oder den Betroffenen oder auch seine Umgebung tut, dabei aber meist jeden Anschein vermeiden will, der ihn in Gefahr bringt, falsch gesehen oder verstanden zu werden – dies, um eine weitere Eskalation der Situation möglichst zu vermeiden. Es ist dies eine Situation, in der eine verbindende und dadurch verbindliche Realität nicht mehr ausreichend bis gar nicht besteht und in der Zureden oder Überreden, oder sonstige Maßnahmen, die den Betroffenen dazu veranlassen sollten, sich zu beruhigen, nichts nützen. Die Gründe dafür sind gesetzlich geregelt: Selbst- oder Fremdgefährlichkeit (s. Fußnote 3), beides als Kurzbezeichnung für den Zustands des „außer sich Seins" und beides mit einem schwer vorherseh- und verantwortbaren Risiko verbunden.[6]

---

[5] Sie unterscheidet sich grundlegend von der unfreiwilligen Aufnahme, etwa eines bewußtlosen Verunfallten, der ja auch gleich behandelt werden muß. Hier wird die Unfreiwilligkeit nach Einsetzen des Bewußtseins sobald wie möglich aufgehoben und die Freiwilligkeit der Behandlung respektiert.

[6] Dies ist daher auch die Begründung vieler Ärzte für die Einweisung eines Menschen, gleichsam als prophylaktische Maßnahme, wobei ihre manchmal mangelhafte Kenntnis des Betroffenen und sehr oft der Druck der Angehörigen eine bedeutsame Rolle spielt und daher auch zu unnötig verfügten unfreiwilligen Einweisungen führt. Die auf Grund des Unterbringungsgesetzes mögliche neuerliche Untersuchung eines Eingewiesenen kann manchmal eine solche Einweisung verhindern, wobei die Beurteilung aber in einer durch solche Einweisungsbedingungen beeinflußten Situation erfolgt. Wie „vernünftig" muß in dieser Situation jemand auftreten, um dem Aufnahmearzt zu vermitteln, daß die verfügte Zwangseinweisung nicht notwendig ist? Und was geschieht, wenn der wieder „Entlassene" nur dissimuliert hat und dann doch etwas i. S. der Selbst- bzw. Gemeingefährlichkeit geschieht? Vor allem wie reagiert die Öffentlichkeit in einem solchen Fall? Diese Fragen gehen in jeden solchen Beurteilungs- bzw. Entscheidungsprozeß ein.

Ziel der Aufnahme ist es also, diesen Zustand wieder zu beenden. Da der Betroffene aber den Sinn dieser Vorgänge nicht „einsieht" und daher eine oft unüberbrückbare Diskrepanz zwischen seinem Verständnis und dem der Helfer besteht, werden von diesen d.h. auch Angehörigen verschiedene Tricks verwendet, um das Ziel zu erreichen. Die Täuschung darüber, wer man sei, oder wohin es jetzt ginge, ist wohl der bekannteste. Je nach Helfer gibt es auch höchst demütigende Zwangsmaßnahmen, etwa wenn jemand, der getobt hat, oder sich gegen die Einweisung „nur" gewehrt hat, in Handschellen oder mit einer Zwangsjacke beschränkt zur Aufnahme kommt. Dazu kommt oft, daß der Betroffene teils durch die Täuschung, teils weil er die Welt anders sieht, sich nicht auskennt, wo er jetzt oder warum er hier gelandet ist, und nach Wahrung seiner Rechte schreit und sie einfordert. Da er in diesem Zustand bedrohlich wirkt, erfordert es große Beherrschung, diese Situation hinsichtlich ihrer Gefährlichkeit wirklich zu beurteilen und dann entsprechend zu handeln, d.h. die Situation soweit wie möglich zu entschärfen. Auch hier ist ausschlaggebend, zu welcher Tageszeit das alles geschieht und über wieviel Erfahrung der Aufnehmende menschlich und psychiatrisch verfügt. In diesem durch alle diese Umstände gestalteten Zustand des „Patienten" erfolgt wieder die Erstellung der „Aufnahmsdiagnose", den Umständen gemäß noch viel weniger im umfassenden als vielmehr im Ordnungssinn. Sollten Angehörige mitgekommen sein, so werden auch sie für die Aufnahmsdiagnose als die befragt, „mit denen man reden kann", die also „normal" sind. Diese wieder sind froh, „angehört und damit angenommen und verglichen mit dem „Patienten als „normal" zu gelten und für ihre Hilfloskeit starke Hilfe zu finden. Das aber zieht eine Grenze zwischen ihnen und dem „Patienten", die zwiespältig zur Kenntnis genommen wird und in dieser Zwiespältigkeit je nach Absicht entweder den Betroffenen oder die Behandler ausgrenzt.[7]

---

[7] Eine Form der Ausgrenzung des „Patienten" zeigt sich darin, daß die den Angehörigen mitgeteilten Informationen, insbesondere die Diagnose, schuldentlastend wirkt und das Interesse an einer gemeinsamen Veränderung der Lebensbedingungen lähmt, so als ginge es nur um das Management eines Kranken, was zur Frage führt: „Wie sollen wir uns dem „Patienten gegenüber verhalten?" Die Ausgrenzung der Behandler zeigt sich dann darin, daß eine entschlossene Familie vehement und für Erklärungen unzugänglich die sofortige Entlassung verlangt.

Dann folgt, wieder dem Zustand entsprechend mit höherem Nachdruck die Beruhigung als erster Behandlungsschritt, nach den Möglichkeiten der Aufnahmestation, die aber als Teil der erfahrenen Fremdheit dem Betroffenen als aufgezwungene und dadurch umso fremdere Bleibe vermittelt wird. Zwangsweise in ein fremdes Bett gebracht zu werden und sich beruhigen lassen zu müssen kann als schwerer Eingriff in die Selbstbestimmung erlebt werden. Was hier geschieht ist prägend für den ersten Kontakt mit der Psychiatrie und kursiert als Metapher vom „Niederspritzen".

## Was ist zu tun?

Die Beschreibungen sollen vermitteln, daß es beim Erstkontakt um eine menschlich und organisatorisch höchst komplizierte Situation geht, die von beiden Seiten durch Notwendigkeiten erzwungen ist, und eine für beide Seiten erfolgreiche Lösung wünschenswert ist.

Die Notwendigkeit des Betroffenen ist die der Bewältigung einer Lebenskrise, für die er selbst keine Lösung mehr kennt und es entweder einsieht oder diese Ratlosigkeit durch seinen Zustand bzw seine Erkrankung dokumentiert. Die Notwendigkeit des psychiatrischen Krankenhauses besteht darin, Krisen zu beheben, Krankheiten zu behandeln und Bedrohungen der Gesundheit und des Lebens seitens des Betroffenen für sich selbst oder andere zu verhindern. In diesem Sinne besteht sie auch darin, ihn wieder „normal" zu machen und festzustellen, wann ausreichende Normalität eingetreten ist. Wann genau diese Normalität wieder hergestellt ist, ist von vielen Faktoren bestimmt. Für den Laien und für den Psychiater am sichersten als wieder hergestellt beurteilbar ist sie im Kontrast zur psychiatrischen Erkrankung. Das aber macht sie auch fraglich und stellt weit höhere Anforderungen an den Psychiater, gibt es doch Lebenskrisen, die zwar als solche, und damit als Zustände, nicht aber als Krankheit im eigentlichen Sinne definierbar sind. Und wovon hängt die Beurteilung solcher Zustände ab? Wie fachlich und menschlich erfahren muß der Beurteilende sein und wie sein Verständnis der Psychiatrie? All das wird beim Erstkontakt, vor allem wenn er unfreiwillig erfolgt ist, angefordert.

Der erste und schwierigste Teil dieser Aufgabe wird der Aufnahmestation übertragen und muß, weil Psychiatrie eine Beziehungswissenschaft ist, in der alle Aussagen auf Grund der Beurteilung der Beziehung zwischen Art und Patient getroffen werden, in erster Linie der Beziehung zwischen Aufzunehmenden und Aufnehmenden erfolgen. Dafür notwendig sind sowohl Fachkenntnisse als auch Wissen um die Auswirkung von menschlichen Systemen auf den einzelnen, in denen jeder seinen Part hat und dabei Beeinflussender wie Beeinflußter ist. So ist es auch beim Aufzunehmenden, seinen Angehörigen und in der Aufnahmesituation für den Aufnehmenden selbst. Mit Hilfe dieses Wissens fällt dem Aufnehmenden die Aufgabe zu, den Erstkontakt so zu gestalten, daß der, den er aufnimmt, einerseits sich als ausreichend „erkannt" und als solcher die Beziehung gleichzeitig als hilfreich erleben kann, und gleichzeitig von ihm als Vertreter des Krankenhauses das Ziel des Krankenhauses, Gesundheit wiederherzustellen, angebahnt werden kann, *daß es aber meist um ein höheres Ausmaß an Gesundheit gehen wird, als vor der Aufnahme bestanden hat, da ja die Lebensverhältnisse vorher zur Entwicklung der Krise bzw. zum Ausbruch der Erkrankung beigetragen haben.* Dabei muß der Aufnehmende mit seinem von der Psychiatrie suggerierten Maßstab von Gesundheit im Vergleich zu dem für den Aufzunehmenden zu erreichenden Ausmaß flexibel umgehen können.

Was für den Aufzunehmenden gilt, gilt auch für die Angehörigen, besonders wenn diese bei der Aufnahme anwesend sind. Dabei ist die Notwendigkeit der Feststellung von Krise oder Krankheit kein Widerspruch zur teilnahmsvollen Erkundigung über die gemeinsame Lebenssituation und die Entwicklung der aktuellen Krisensituation und das gegebenenfalls bestehende Potential an Hilfen und Ressourcen. Hier sich nur auf eine Seite zu schlagen, und die andere nicht zu bedenken wäre bedenklich bis gefährlich.[8] Dabei wird viel von der Zwiespältigkeit der Angehörigen dem Krankenhaus, aber auch dem Betroffenen gegenüber abgebaut. Und die Kooperation angebahnt.

Diese Aufgabe stellt große Anforderungen an Kraft, Einfühlung, Fachwissen, und, angesichts der psychisch ausgedrückten Not des, besser: aller Betroffenen an Klugheit im Umgang mit ihnen, bei gleichzeitiger Fähigkeit, gerade so weit zu „objektivieren", daß die Behandlung, wenn sie vielleicht nicht gleich annehmbar ist, es letztlich doch

---

[8] Damit ist hier das beschrieben, was in der systemischen Familientherapie als „Allparteilichkeit" bezeichnet wird: Fachwissen, verbunden mit der Fähigkeit, die Erwartungen aller Seiten zu bedenken.

wird.Ressourcen gibt es auf beiden Seiten, die sich zu diesem Ziel kombinieren lassen. Eine sichere Ressource beim Aufzunehmenden ist der Wunsch, seine Krise zu überwinden, um seinen Lebensweg fortzusetzen. Als Ressource auf Seiten der Personen seines unmittelbaren Lebensraums ist der Wunsch als gegeben anzunehmenden, den Aufgenommenen möglichst wieder in den gemeinsamen Lebensraum zu integrieren. Befremdlich und unverständlich bis gefährlich ist ja nur der Ausdruck dessen, daß der Betroffene nicht weiß, wie das gelingen könnte. Aber so wie er, wissen es auch die anderen, d.h. seine Familie oder Freunde nicht. Von Anfang an auch nicht der aufnehmende Arzt. Er kann in dieser Situation seine Lage nur durch die Erstellung der psychiatrischen Aufnahmsdiagnose und die Erstbehandlung erleichtern und darüber hinaus auf allen Seiten das Feld für gesunde Impulse aufbereiten, indem er und das Personal der Aufnahmeabteilung als Vertreter des Krankenhauses beim Aufzunehmenden wie bei den begleitenden Angehörigen vermitteln,

- daß sie grundsätzlich angenommen sind,
- daß sie in der aktuellen Krise ebenso verbunden wie von ihr betroffen sind,
- daß der Betroffene hier damit rechnen kann, als lebenswillig[9] wenn auch verunsichert angesehen zu werden, aber auch er ebenso wie die Angehörigen erwarten können, auf der Suche nach einem für alle gangbaren Weg Verständnis und Förderung zu finden, und
- daß alle verantwortliche Mitarbeit aller erwünscht ist.

So als Vertreter eines Krankenhauses zu sprechen hat zusätzlich Gewicht, ist doch auch das psychiatrische Krankenhaus eine von der Gesellschaft anerkannte und sanktionierte Autorität. Deshalb kann es diese auch zur Förderung von Menschen nützen, indem es auf Grund des bestehenden Fachwissens Weichen stellt, die vorher undenkbar waren und so der Autonomie des Betroffenen und seinem Umfeld begehbare

[9] Auch und gerade bei Menschen, die Selbstmordgedanken äußern oder auch einen Selbstmordversuch unternommen haben, ist es notwendig zu fragen, welche Erleichterung sie davon erwarten. An den Antworten zeigt sich, daß das als behindert erlebte Leben im Jenseits eine bessere Möglichkeit bekommen sollte. Fragen danach ergeben dann Hinweise, welche Veränderungen des Lebensweges im Lebensbereich des Betroffenen notwendig sind, um auch im Diesseits wieder leben zu können.

Möglichkeiten aufzeigt. Das sollte schon beim Erstkontakt beginnen, der deshalb für Arzt und Personal so lehrreich ist, liegt er doch am Übergang von leidenden und hilflosen Menschen zum Patienten, wo noch etwas wegfällt, was sich im Krankenhausalltag leicht einbürgert, wenn die „Patienten" schon in ihren Betten liegen, also räumlich und auch klassifikatorisch hauptsächlich als solche „ihren Platz" haben. Schon deshalb sollte der Erstkontakt als Schulung für angehende Psychiater weit intensiver genützt werden, – nicht nur, damit die Arbeit geschieht, sondern um die Bedeutung dieser Arbeit für Betroffene wie das psychiatrische Personal zu vermitteln.

Den Erstkontakt weitreichender zu nützen erfordert allerdings vom Aufnehmenden und dem Personal der Aufnahmestation Zeit und möglicherweise eine andere Arbeitseinteilung, d.h. Umorganisation der Routinen des Systems Krankenhaus, um diese Zeit zur Verfügung zu stellen.

## Zusammenfassung

Der Erstkontakt ist eine entscheidende Beziehungsschaltstelle für die psychiatrische Fachbehandlung. Was dort geschieht macht wegen der Autorität des psychiatrischen Krankenhauses tiefen Eindruck auf den Patienten und seine Angehörigen, kann nicht nur Angst sondern vor allem die Ambivalenz gegenüber der Aufnahme verringern und die Kooperation fördern. Dies erfordert entsprechende Schritte an Ausbildung und Organisation, könnte aber die gesellschaftliche Autorität des psychiatrischen Krankenhauses viel positiver vermitteln.

## Literatur

Uexküell Th v, Wesiack W (1995) Wissenschaftstheorie: ein bio-psycho-soziales Modell. In: Uexküell Th v (Hrsg) Psychosomatische Medizin, 5. Aufl. Urban & Schwarzenberg, München Wien Baltimore, S 13–50

# Psychiatrie und Man-made-disaster

## Die Entwicklung des Traumakonzeptes in der Psychiatrie

*Hans Keilson*

Auf einem medizinischen Kongreß von „Amnesty International" im Dezember 1979 in Kopenhagen berichtete der Dänische Neurologe *Per Thygesen*, einer der ersten Ärzte, der Überlebende von Konzentrations- und Vernichtungslagern untersucht und seine Befunde an die Dänischen Gerichte rapportiert hat, daß die Dänischen Ärzte, kurz nach Beendigung der Kriegshandlungen Mitte 1945, sich mit dem Problem konfrontiert sahen: „a biological basis of disability" konstruieren zu müssen „according to existent laws for compensation".

Mit dieser Mitteilung hat Thygesen, nach meiner Meinung, als erster und nicht nur für Dänemark festgestellt, daß der Arzt, vornehmlich der Psychiater-Neurologe in seiner Position als forensich-psychiatrischer Begutachter, mit einer Gesetzgebung konfrontiert wurde, die alle Zeichen einer sozio-kulturellen Retardation aufwies. Das heißt, der Arzt mußte über die Folgen von Kriegsverbrechen und Verbrechen gegen die Menschheit ein Gutachten abgeben, wofür es in der diesbezüglichen Rechtsprechung noch keine dementsprechenden Kriteria gab. Und wenn man prinzipiell fragt, aus welchen Brunnen der Gesetzgeber seine Kriteria schöpft und in einer Gesetzgebung verdiskontiert, dann lautet die Antwort: die Brunnen sind die neuropsychiatrischen Einsichten, die zu Zeiten der Gesetzgebung der wissenschaftlichen Erkenntnis entsprechen. Mit anderen Worten: die Fragen, die der Gesetzgeber an den Arzt-Spezialisten richtet, hat dieser ihm zuvor selbst eingeflüstert. Hiermit ist die sozio-kulturelle Abhängigkeit des reziproken Verhältnisses zwischen dem juristischen und dem psychiatrischen Territorium angegeben. Diese sozio-kulturelle Abhängigkeiten sind nach meiner Ansicht ein fundamentaler Faktor und bestimmen unsere weiteren Erwägungen. Das Trauma, das hier zur Diskussion steht, wird in der englischen Literatur man-made-disaster genannt, was Menschen einander antun. Und das ist bekanntlich nicht wenig. Man-made-disaster also, zum Unterschied von Naturkatastrophen, Erdbeben, Überschwemmungen, traumatischen Ereignissen von anderer Ordnung.

Thygesen formulierte hiermit das zentrale Problem der forensisch-psychiatrischen Rapportage nach dem Zweiten Weltkrieg. Seine Aussage zeugt auch von der spezifisch medizinischen Problematik jener Tage. Die Ratlosigkeit des ärztlichen Standes war nicht nur ein Ausdruck des Entsetzens auch von Ärzten darüber, was sich in den Lagern abgespielt hatte, und der Schwierigkeit, das Phänomen des Terrors und der Verfolgung zu erfassen. Sie war ein direkter Ausfluß der Bemühungen der Untersucher in den verschiedenen betroffenen Ländern, die psychopathologische Symptomatik der „Extremen Belastungssituation“ in psychologische-psychiatrische Termini zu übertragen und damit einen Zusammenhang zwischen traumatischem Ereignis, Traumaerfahrung und Traumareaktion zu erfassen, wie sie es während ihrer Ausbildung gelernt hatten.

Hiermit wird ein Problemkreis sichtbar, der das neuro-psychiatrische Denken sowohl theoretisch als auch in seinen praktischen sozialen Dimensionen beschäftigt hat, seit die Neuro-Psychiatrie sich als ärztliche Disziplin und Wissenschaft etabliert hat. Der erste Versuch, körperliche und psychische Reaktionen auf Angst- und Furchterweckende Erfahrungen in einem geschlossenen System zu integrieren, wurde durch den in Berlin praktizierenden Neurologen Hermann Oppenheim unternommen. In der 1889 publizierten Monographie „Die traumatischen Neurosen“ hat Oppenheim die „Formalgenese, Kausalgenese“ und „Symptomatologie“ auf der Basis von mikro-strukturellen zerebralen Veränderungen in einer geschlossenen nosologischen Einheit zusammengefaßt. Hiermit postulierte er das organische Fundament für jegliche durch traumatische Einwirkungen bewirkte Verletzung eines Individuums. Diese Betrachtungsweise schloß analog an bei der Lehre eines organischen Traumas, das mit Narbenbildung einhergeht. Das Verhältnis Reiz und Reaktion bildete den Kern jedes Krankheitsbildes.

Die Entwicklung des Trauma-Konzeptes kann am besten an der Geschichte der „traumatischen Neurose", beschrieben werden. Aber diese Entwicklung ist kein isoliertes medizinisches Problem. Oppenheims Publikation hat mit ihrer naturwissenschaftlichen Ausrichtung bis in unsere Tage Spuren im psychiatrischen Denken hinterlassen. Obwohl sein Modell hinsichtlich der Formalgenese in den darauf folgenden Jahren durch andere Untersucher einer Kritik unterworfen wurde, hat sich die klassische Neuro-Psychiatrie in steigendem Maße mit dem Phänomen „Traumatische Neurose" auseinander setzen müssen. Diese Auseinandersetzung vollzog sich immer auf den Grundpfeilern der „traumatischen Neurose": der Psychogenese und Soziogenese. Das Brückenglied zwischen diesen Pfeilern bilden die „Begehrungsvorstellungen", durch Strümpell 1895 formuliert. Die Psychiatrie als naturwissenschaftlich-medizinische Disziplin blieb immer einem konkreten Menschbild verpflichtet, in dem der lebende Organismus mit seiner Umgebung eine stabile Einheit bildete. Das heißt: auch die emotionalen Erfahrungen und affektiven Äußerungen eines Menschen sind verankert in und gebunden an die Funktionen von körperlichen, biologisch-physiologischer Prozessen, primär zerebralen Strukturen. Noch 1964 kann man in dem Standardwerk „Psychiatrie der Verfolgten" von Baeyer, Häfner und Kisker die kritischen Passagen lesen: „Die herrschende, für die soziale und forensische Betrachtung maßgebende Lehre bestreitet den „Krankheitswert" traumatischer und anderer Sozialneurosen, bestreitet vor allem den ursächlichen, eine Entschädigungspflicht begründenden Zusammenhang mit Ereignissen, die zwar seelisch beeindrucken, aber keine organische Schädigung hinterlassen. Sie hat dabei die „Zweckreaktion" im Auge, deren mehr oder minder durchsichtiger, dem Patienten möglicherweise – vielleicht nicht immer – verborgener Sinn es ist, Eindruck zu machen, die Situation auszunützen, aus der Gefahrenzone herauszukommen, eine Rente oder Pension einzubringen."

Es geht demnach also um Definition und Dignität der rein psychischen Reaktion, des „Psycho-Trauma", ein Begriff, der sich zum ersten Male bei Charcot findet und durch Freud übernommen wurde. Und es geht um die Frage, warum die Ärzte jener verflossenen Tage die soziogenetisch verankerten „Begehrungsvorstellungen" so kritisch-abfällig beurteilten und damit die Dichotomie von Körper und Geist c.q. Seele so tendentiös auslegten.

Diese historischen Aspekte sind unentbehrlich für ein besseres Verstehen des psychiatrischen Problems bei der „traumatischen Neurose“. Der holländische Psychiater und Psychoanalytiker *Jacques Tas*, der Bergen-Belsen überlebt hatte, war der erste, der bereits 1951 auf die Spät- und Dauerfolgen hingewiesen hat. Lassen Sie mich hier bereits sagen, daß es sich im Grunde nicht um ein psychiatrisches Kernproblem sec, wenn man einmal von der spezifischen Diagnostik der Verfolgten absieht, die sogar *Bonhoeffer* bereits 1947 geahnt hat, sondern um ein sozio-kulturelles Problem der Psychiatrie handelt, dessen Interpretation dem Wandel der Zeiten unterliegt. Die sozio-kulturellen und politischen Veränderungen seit den Tagen, da Oppenheim seine Untersuchung veröffentlichte, sollen hier nur global erwähnt werden. Sie sind zu offensichtlich. Sie verdeutlichen, warum das Traumaproblem nach dem Zweiten Weltkrieg seine spezifische Bedeutung sowohl für den Psychiater als auch für den Gesetzgeber erhielt. Die emotionelle Ladung des Wortes „Wiedergutmachung“ ist enthüllend. Es geht um Entschädigungen für unverschuldet erlittenes, schweres Unrecht.

Wenn man ältere psychiatrische Lehrbücher aus den Jahren vor dem Zweiten Weltkrieg studiert, z.B. *Kräpelin, Bleuler, Kretschmer*, im niederländischen Sprachgebiet *van der Hoeven*, fällt es auf, daß der Begriff „Trauma“ sowohl für den externen Anlaß, z.B. mechanische Gewalt, Schlag, Stoß, als auch für das Krankheitsbild selbst gebraucht wird. Von der Hoeven hat sein Lehrbuch „Psychiatrie“ als „Leitfaden für Juristen und Sozialarbeitern“ verfaßt. Es erschien im Jahre 1938. Er beginnt sein „Traumakapitel“ mit dem Krankheitsbild der „traumatischen Psychosen“, worunter er auch die „Gehirnerschütterung“ rechnet. Weiterhin beschreibt er das Krankheitsbild der „traumatischen Demenzie“, der „traumatischen Hysterie und Epilepsie“ außerdem findet man dort Abhandlugen über „Trauma und Alkohol, Amnesie als Folge von Trauma, Trauma und delirium tremens und dementia paralytica“.

Dieselben traumatischen Kategorien und psychiatrischen Postulate nach zerebralen Verwundungen findet man bereits in dem 1923 erschienenen „Lehrbuch der Psychiatrie“ von Bleuler. Er beschreibt in der Nachfolge von Kräpelin in dem Kapitel „Unfallneurosen“, vier Krankheitsbilder, die „psychisch durch die Aufregung des Unfalls oder sonst infolge desselben entstehen“ a) Schreckneurosen b) die traumatischen Neurosen, charakterisiert durch „eine depressive oder mürrische Verstimmung mit Wehleidigkeit, Willensschwäche und allerlei körperlichen, teils allgemein nervösen, teils örtlichen Krankheitserscheinungen". Darauf folgt eine Aufzählung einer Reihe von Symptomen und die Bemerkung, daß die traumatische Neurose sich über eine lange Zeit hinschleppen kann oder unheilbar ist, es sei denn, daß ein zufriedenstellender Schadensersatz, soweit möglich ein einmaliger Geldbetrag dem Elend ein Ende setzen kann".

Danach beschreibt er c) die Rentenquerulanten und d) die traumatische Hysterie. Bleuler und mit ihm andere Psychiater nehmen als Ursache der Krankheitsbilder „den Kampf um die Rente", wobei sie die „Schreckneurosen" ausnehmen. Kretschmer widmet in seiner „Medizinischen Psychologie" nur ein Kapitel dem Problem der „Simulation". Im Anschluß hieran entwirft er ein Modell für die forensisch-psychiatrische Begutachtung, wobei der Aspekt der Hysterie, das Problem der Konfabulation, Betrügerei, Willensintention, um einen Vorteil zu ergattern, breit dargestellt wird. Man kann also nicht behaupten, die Psychiater hätten damals keine psychogene Reaktionen bei ihren Unfallpatienten gefunden. Die Frage ist nur: aus welcher Mentalität heraus sind sie bei der Reflektion der soziogenetischen Wurzeln zu dem Spektrum ihrer Verdächtigungen gekommen, wenn der sich geschädigt fühlende Mensch seine bewußten Wünsche oder unbewußten Strebungen auf soziale Sicherungssysteme richtet? *Strümpell* sprach von den „Begehrungsvorstellen" (1895), *Bonhoeffer* definierte sie als „durchscheinende inhaltliche Willensrichtung" (1922), *v. Weizsäcker* (1930) sprach in diesem Zusammenhang von einer „Rechtsneurose".

Ich habe versucht, in einer knappen Rückschau das wissenschaftliche und auch menschliche Klima zu schildern, in welchem Freud sich befand, als er mit seinen Gedanken über Trauma und Traumatisierung 1917/18/19 nach dem Ersten Weltkrieg in die Diskussion eingriff. Im Gesamtregister seiner Werke nimmt das Stichwort „Trauma" einen großen Platz ein. Auch wenn man den Eindruck erhält, daß durch sein Festhalten am ökonomischen Prinzip der Triebtheorie das rein psychogene Moment zuweilen unterbelichtet wird, sind seine Überlegungen, Erwägungen, Korrekturen, die er vornahm, auch in klinischer Hinsicht wertvoll. In ihnen wird die Entwicklung des modernen Trauma-Konzeptes bereits vorbereitet. Sein Ausgangspunkt war das physiologische Verhältnis von Reiz und Reaktion. In einer frühen Periode verband er sexuelle Aggressionen gegen Kinder mit dem Entstehen eines Psychotraumas. Etwas später billigte er auch der Phantasie eine psychotraumatische Valenz zu. In seiner noch mit Breuer 1895 publizierten Studie „Die Abwehr Neuro-psychosen“ findet man den Terminus „traumatisches Moment“. In den „Studien über Hysterie“(1908) postulierte er die „pathogene Analogie der gewohnten Hysterie mit der traumatischen Neurose“ und sprach von einer „traumatischen Hysterie“. Vielleicht spielte hier seine frühe Annahme der Verführungstheorie ein gewisse Rolle. Obgleich er bei der „traumatischen Neurose“ die körperliche Verwundung als unbedeutend betrachtete und den Schreckaffekt, das psychische Trauma, als das wirkliche Agens definierte, ist die assoziative Verbindung zwischen psychischem Trauma und Hysterie ein ziemlich konstanter Begriff geworden.

1917 betrachtete er „ein selbstsüchtiges, nach Schutz und Nutzen strebendes Ich-Motiv“ zwar nicht als Ursprung der traumatischen Neurose, jedoch als ein Hindernis für ihre Heilung. Aufschlußreich ist die Einleitung „Zur Psychoanalyse der Kriegsneurosen“ anlässlich der Diskussion auf dem V. Internationalen Psychoanalytischen Kongreß in Budapest September 1918. Er referiert hier den Unterschied zwischen den „Kriegsneurosen“ und „den banalen Neurosen der Friedenszeit, aufzufassen als traumatische Neurosen, die durch einen Ich-Konflikt ermöglicht oder begünstigt wurden“. Bei den Kriegsneurosen wird ein Konflikt zwischen dem „alten friedlichen und dem neuen kriegerischen Ich des Soldaten“ angenommen, der „akut wird, sobald dem Friedens-Ich vor Augen gerückt wird, wie sehr es Gefahr läuft, durch die Wagnisse seines neugebildeten parasitischen Doppelgängers ums Leben gebracht zu werden“. Und einige Zeilen weiter heißt es: „man könnte ebensowohl sagen, das alte Ich schütze sich durch die Flucht in die traumatische Neurose gegen die Lebensgefahr“. Mit dem vielfältigen Hinweis auf „Gefahr“, „Lebensgefahr“, „ums Leben gebracht“ wird ein völlig neuer, fast möchte man sagen existentieller Aspekt in das Phänomen der „traumatischen Neurosen“ eingeführt, er deutet die psychologische Vernetzung von externen „Reizen“ und internen „Reaktionen“ bereits an. Wenn *von Bayer* c.s. 1964 in einer Fußnote festellen, daß „über die triebmechanischen Vorstellungen der historischen Psychoanalyse hinaus ein einheitliches Verständnis der Phänomene zu erreichen ist, wenn anthropologische und neuere Ich-analytische Gesichtpunkte verknüpft werden“, heißt das, daß *Freuds* „selbstsüchtige Motive des Ich“ im Grunde eigentlich etwas Normales, Gesundes aussagen. Außerdem muß man heute hinzufügen, daß wir der kinderpsychiatrischen-anlytischen Forschung, hauptsächlich der ersten Lebensjahre, diese Gesichtspunkte verdanken, von denen *Freuds* Hinweis auf das Problem der „Liebesversagung“ in der erwähnten Einleitung 1918 bereits eine Ahnung vermittelt. Später erweiterte er den Begriff „traumatisches Moment“ zur „traumatischen Situation“, womit er den Zusammenhang zwischen Schreckreaktion, Angsterfahrung und Gefahrensituation verdeutlichte, in dem das Ich sich befindet.

Seine Trauma-Theorie, ursprünglich auf biologisch-physiologischen Konzepten von Reiz und Reaktionsform fußend, hat im Gegensatz zu der damaligen Auffassung jedoch eine dauernde Störung des psychischen Gleichgewichtes durch eine traumatische Erfahrung postuliert. Verantwortlich hierfür erklärte er den „Reizzuwachs“, demzufolge „die Erledigung oder Aufarbeitung desselben in normgewohnter Weise mißlingt, woraus dauernde Störungen im Energiebetrieb resultieren müssen“. Auf das Problem der Fixierung frühkindlicher Erfahrungen und ihre Reaktivierung in der traumatischen Situation wäre noch das eine und andere zu sagen.

Wir kommen hier an das Kernproblem der Psychotrauma-Erfahrung und Verarbeitung: Inwiefern kann der menschliche Organismus durch eingreifende traumatische Erfahrungen in biologisch-physiologischer Hinsicht dermaßen sensibilisiert werden, daß er über den realen Anlaß hinaus noch konditionierte Reaktionsformen festhält? Und verfügt die menschliche Natur nicht auch über soviel Elastizität und primären Widerstand, die sich beide in vielfältigen Adaptionsmechanismen manifestieren? Diese beiden Fragen bilden den Ausgangspunkt der späteren Arbeiten über „Streß“ von *Hans Selye* und *von Jan Bastiaans* über „Psychosomatische gevolgen van onderdrukking en verzet“ (1956).

Es scheint ein Paradox, daß die Dignität des „psychischen Traumas“ und seine Lokalisierung in der traumatischen Neurose durch ein neuropsychiatrisches Konzept eingebracht wurde, das ursprünglich die psychischen Komponenten der Trauma-Erfahrung mit Argwohn betrachtete und in alten Lehrbüchern unter die Rubrik „Simulation“, „rentenneurotisch“ usw. ansiedelte. Mit der Anerkennung der Psychogenese als Ursache, nicht als Begleitung oder Folge traumatischer Erfahrungen wie abnorme Angst-und Schreckreaktionen in lebensbedrohenden Situationen, veränderte sich auch die Weise, worauf man eine traumatische Situation beschaute. Es ergaben sich breitere Möglichkeiten der Interpretation und Definition.

Hier muß der Name von *Erwin Straus* genannt werden. *Straus* hat in seiner Publikation „Geschehnis und Erlebnis" als erster darauf hingewiesen, daß traumatisch wirkende Geschehnisse im Leben eines Menschen ihr Gewicht und ihre Bedeutung ableiten aus der „repräsentativen Funktion", die sie für das Individuum haben, und aus der „historischen Modalität" in der sie sich repräsentieren, d.h. der zeitlichen Dimension ihres Auftretens, in der es zu einer „Sinnentnahme" kommt. Daß die klinische Psychiatrie auch mit diesen Konzepten damals wenig anzufangen wußte, mindert nicht die Bedeutung dieses phänomenologischen und analytischen Gesichtspunktes. Die Frage bietet sich an, wie es kam, daß das Traumaproblem auch in den Mittelpunkt philosophischer Betrachtungen geriet. Doch zunächst zurück zur Psychiatrie.

Auf der Basis des klassischen, biologisch orientierten neuropsychiatrischem Konzeptes betrachtete, wie bereits erwähnt, auch van der Hoeven die Emotion als psychische Komponente des ein Trauma verursachenden Reizes. Sie ist für ihn „die subjektiv Kehrseite von physischen Veränderungen, molecularen Bewegungserscheinungen, Stoffwechselprozessen, oder wie wir sie umschreiben wollen. Die Gegenüberstellung von ‚psychischen' und ‚physischen' Komponenten besagt nur, daß die ersteren in dem physichen Reiz des Traumas als solche nicht gegeben sind". Und weiter heißt es dann, daß der Einfluß der Emotion als pathogenes Agens in den vergangenen 25 Jahren eine unerwartete sowie merkwürdige Rolle in der Lehre der „sogenannten traumatischen Neurosen" gespielt hat. Und fährt fort: „Ohne jeden Zweifel ist diese Erkrankung, in ihrer gegenwärtigen Form, ein Produkt der modernen Unfallgesetzgebung." Und er stellt die Frage, ob die traumatische Neurose als ein selbständiges, einheitliches Krankheitsbild überhaupt eine Existenzberechtigung hat. Ob nicht durch das Trauma nur die Konstitution, die bereits vor dem Unglück bestehende Anlage zur vollen Entwicklung oder deutlichen Aussage gebracht wird, sodaß das Trauma nur eine sekundäre Bedeutung erlangt. Und nachdem er die Symptomatologie der klinischen Erscheinungen wie: Verstimmtsein, wehleidige Stimmungen, übertriebenes Sich-niedergeschlagen-Fühlen, Angst bei kleinen Indispositionen, Unzufriedenheit, Aggravieren von Beschwerden usw. definiert hat, kommt er zu dem Schluß, daß alle „diese Erscheinungen, eventuell bei einem Zwischenstadium von völlig intakter Arbeitsfähigkeit, unmißverständlich ihre

Existenz und Entwicklung dem schädlichen psychischen Einfluß der Versicherungsbestimmungen zu verdanken haben und was noch ferner hinzukommt".

Der negative Ausblick auf die Versicherungsbestimmungen stimuliert die Frage nach der Herkunft und Entwicklung des sozialen Versicherungssystems, das aus dem modernen Leben nicht mehr wegzudenken ist. Bereits in der zweiten Hälfte des 19. Jahrhunderts hat ein neuer traumatischer Aspekt seinen Einzug in die Unfallsgesetzgebung gehalten, begünstigt durch die Industrialisierung der Gesellschaft, den Bau von Fabriken, die Entwicklung von neuen Produktionsmethoden, aber vor allem durch den Eintritt der organisierten Arbeiterklasse in die Geschichte. Es waren die Politiker und die Juristen, die sich mit den hierdurch entstandenen Problemen von Prävention, Unfallsgesetzgebung und Entschädigung beschäftigten.

In diesem Zusammenhang muß der Name von *Franz Kafka* genannt werden. *Kafka* war vielleicht mit Ausnahme von *Robert Musil* und *Hermann Broch* der einzige große Autor der Moderne, der eine Fabrik von innen gesehen und bestudiert hatte.

Wie bekannt, trat *Franz Kafka*, der Jura studiert hatte, nach einer kurzen Periode 1907 bei der „Assicurazione General" am 30. Juli 1908 als Hilfskraft in den Dienst der „Arbeiter-Unfall-Versicherungs-Anstalt für das Königreich Böhmen" in Prag, und zwar im Anfang in der versicherungstechnischen Abteilung. Hier schrieb er seinen ersten großen Rapport über den „Umfang der Versicherungspflicht der Baugewerbe und der baulichen Nebengewerbe." Er unternahm verschiedene Dienstreisen in die Industriegebiete Böhmens. Nach einer vorübergehenden Versetzung in die Unfallabteilung kehrte er wieder in die versicherungsstechnische Abteilung zurück. Dort begann seine Karriere. Er schrieb als „Anstaltspraktikant" einen Bericht über die „Einbeziehung der privaten Automobilbetriebe in die Versicherungspflicht, Übernahme bzw. Ablösung der Privat-Automobil Versicherungsverträge nach Paragr. 61.Ü.G.V." Als „Concipist" schrieb er einen Bericht über „Unfallverhütungsmaßregeln bei Holzhobelmaschinen" und gab seine Meinung als Bevollmächtigter der „Anstalt" betr. „Maßnahmen zur Unfallverhütung".

Interessant ist auch die Rede, die er am 11. März 1909 anläßlich des Eintritts des neuen Direktors *Marschner*, eines Juristen, hielt. Zusammen mit ihm ging *Kafka* vom 9. bis zum 13. September 1913 nach Wien, zum „Zweiten Internationalen Kongreß für Rettungswesen und Unfallverhütung". In seiner Rede rühmt er die „advokatorischen Kenntnisse und Fähigkeiten" des neuen Direktors, „seinen Einfluß auf die Entwürfe der sozialen Gesetzgebung der letzten Jahre, besonders der Haftpflichtgesetze", weist auf die „immer dringlicher werdenden Probleme des sozialen Versicherungswesens" hin und endet mit „daß förmliche die menschliche Seite seines wissenschaftlichen und sozialen Wirkens noch wichtiger" ist. Als Vizesekretär der „Anstalt" schrieb er einige wichtige Stücke, z.B. „Allgemeine Bemerkung zur Gebarung" mit dem Kapitel „Die Unfallverhütung in den Steinbruchbetrieben" (1914), „Unfallverhütung und erste Hilfe" (1915), „Kriegslage, Gefahrenklassen-Einreihung und Unfallverhütung" (1917). Außerdem gibt es noch Notizen für Reden mit dem Titel „Deutscher Verein zur Errichtung und Erhaltung einer Kriegs- und Volksnervenheilanstalt in Deutsch-Böhmen in Prag", die er mit der Anrede „Volksgenossen" beginnt.

Aus dem Vorhergehenden kann man 2 Schlüsse ziehen:

1. Die von *Kafka* bearbeiteten traumatischen Probleme können nicht als individuell-biographische Schicksale interpretiert werden, eher als ein Unterteil eines wichtigen sozialen Problems, das einer sozialen Gesetzgebung bedarf.
2. Die Erfahrung und das Erlebnis eines Traumas, im vorliegenden Kontext im Rahmen eines Betriebsunfalles, ist gebunden und abhängig von soziologischen Faktoren wie Unfallgesetzgebung, Risikoeinschätzung und Entschädigung. In dieser Hinsicht ist die Geschichte der „traumatischen Neurose" von jeher verknüpft gewesen mit der Frage, inwiefern „soziale Umwelt" haftet und haftbar gemacht werden kann. Daß die Umwelt in der ersten Dezennia des 20. Jahrhunderts die „Begehrungsvorstellungen" der sozialen Neurose assoziativ verknüpfte mit zweckbedingten, tendentiösen, rentenneurotischen Reaktionen, mit auf sekundären Krankheitsgewinn erpichten, selbstsüchtigen Ich-Motiven, ist a fortiori kein psychiatrisches, sondern ein soziogenetisches Problem. Es sagt nicht so sehr etwas über die Psychogenese der traumatischen Neurose aus, als über das Selbstverständnis der sozialen Umwelt, die in ihrer Negation psycho -und soziogenetischer Zusammenhänge zugleich die soziokulturelle Bedingtheit auch wissenschaftlich-psychiatrischer Formulierungen entlarvt.

Zum Schluß soll noch eine Untersuchung erwähnt werden, die meine Handschrift trägt. In ihr wird die massiv-kumulative Traumatisierung von Kindern bei einer repräsentativen Gruppe von 204 jüdischen Kriegswaisen in den Niederlanden – 10% der gesamten Population – vermittels zweier von einander getrennten Methoden, deskriptiv-klinisch und quantifizierend-statistisch, unter dem Aspekt der „traumatischen Sequenzen“ in einer Langzeit-Studie systematisch untersucht. In dieser Studie wird die Hypothese der altersspezifischen Traumatisierung von Kindern untersucht, d.h. ob Zusammenhänge zwischen einigermaßen gleichartigen Belastungssituationen und überdauernden Persönlichkeitsveränderungen in sechs nach Alter abgegrenzten Gruppen bestehen. Im Gegensatz zu Untersuchungen von erwachsenen Verfolgten (*Bastiaans, Eitinger, Matussek* u.a.) in denen die Verfolgung unter dem Aspekt des Einbruches in die reife Persönlichkeit betrachtet wurde, habe ich die extreme Belastungssituation als integralen Teil der Entwicklung des Kindes beschaut. Die Studie ist in ihrer Anlage ein Beitrag zur Untersuchung der massiven kumulativen Traumatisierung von Kindern durch man-made-disaster und ein Versuch, einen Teil der psychoanalytischen Theorie zu überprüfen. Zudem wird auch die Hypothese betreffend, der Intensität der Traumatisierung gestellt.

Die Untersuchung wurde in Zusammenarbeit mit dem Psychologen und Psychoanalytiker *Herman R. Sarphatie* und in ihrer letzten Phase mit dem Mathematiker *Arnold Goedhart* verrichtet. Das traumatische Konzept war die Verflechtung von Verfolgung und Waisenschaft. Die Population bestand aus Kindern und Jugendlichen, die aus den Lagern – 10% der Gesamtpopulation – und aus ihren Verstecken wieder aufgetaucht waren. Analog den in die die Kinderpsychiatrie eingeführten Begriffen von „basic needs“ für die jüngste Altersgruppe habe ich diesen Begriff erweitert und die traumatischen Modalitäten, für jede Altersgruppe gesondert, von den für eine normale Entwicklung notwendigen socio-kulturellen Prämissen formuliert.

Meine Untersuchung von Kindern, die zu Man-made-disaster-Waisen geworden sind, zeigt in der Langzeitstudie – ungefähr 25 Jahre später – daß nicht nur die Periode der direkten Katastrophe (zweite traumatische Sequenz), sondern auch die darauf folgende Nachkriegs-Periode (dritte traumatische Sequenz) wichtig ist zur adaequaten Erfassung und Einschätzung traumatisierter Entwicklungsgänge. Wenn man sich zäh festklammert an isolierte Fakten, wie z.B. den Aufenthalt in Konzentrations- oder Vernichtungslagern, Ghettos und Verstecken, und hiermit die Schwere der traumatischen Erfahrungen zu beweisen trachtet, verzeichnet man das totale Verfolgungsgeschehen in seiner grausamen Totalität. Diese Totalität wird erst durch die Sequenzen gebildet, die zeitlich gut von einander abgegrenzt werden können und aus einer Vielfalt von traumatisierenden und einander verstärkenden Elementen bestehen. Diese waren auch noch nach 1945, nach dem Ende des Krieges, wirksam. Die Folgen der Verfolgung, die Zurückkehr der Opfer in eine durch Krieg, Verfolgung und Hunger heimgesuchte Gesellschaft, die auch psychisch nicht fähig war, adäquate Hilfe und Versorgung zu bieten – dies gilt nicht nur für die niederländische Nachkriegsgesellschaft – dies alles gehört zu der Totalität des Verfolgungsgeschehens und muß bei einer psychiatrischen Untersuchung und Rapportage mit berücksichtigt werden. Demzufolge wurde die traumatische Situation, die in der Formulierung Man-made-disaster ein massives kumulatives Geschehen in sich trägt, mit dem Terminus „traumatische Sequenz“ erweitert. Die große Bedeutung der dritten traumatischen Sequenz, der Nachkriegsperiode, wurde bei der Langzeitstudie evident.

Es ist dann auch eine logische Folge, daß die traumatische Neurose sich heute als eine „Sozioneurose großen Stiles“, wie *von Baeyer* cum suis es formuliert haben, profiliert hat.

Es ist das erkannte und natürliche Recht von Menschen, von Survivors, die ohne Schuld wehrlos an lebensbedrohende Traumatisierungen und Grausamkeiten bloßgestellt wurden, Entschädigung zu fordern und zu empfangen. Die Psychogenese und Soziogenese traumatischer Erfahrungen durch Man-made-disaster, sei es als Kind oder Erwachsener, als unmittelbares Faktum für das Entstehen psycho-neurotischer Deviationen und Krankheitsprozessen auch ohne bewiesenenes organisches Substrat hat somit die Entwicklung des Traumakonzeptes gesteuert.

## Literatur

Baeyer W Ritter v, Häfner H, Kisker KP (1964) Psychiatrie der Verfolgten. Springer, Berlin Göttingen Heidelberg

Bastiaans J (1957) Psychosomatische gevolgen van onderdrukking en verzet. Zuidhollandse uitgeversmy, Den Haag

Bleuler E (1923) Lehrbuch der Psychiatrie, 3. Aufl. Springer, Berlin
Eitinger L (1961) Pathology of the concentration camp syndrome. Preliminary report. Arch Gen Psychiat 5: 371ff
Kafka F (1984) Amtliche Schriften. Mit einem Essay von Klaus Hermdorf. Akademie Verlag, Berlin
Keilson H, Sarphatie HR (1979) Sequentielle Traumatisierung bei Kindern. Forum der Psychiatrie. Enke, Stuttgart
Kretschmer E (1926) Medizinische Psychologie. Thieme, Leipzig
Matussek P (1947) Die Konzentrationslagerhaft und ihre Folgen. Springer, Berlin Heidelberg New York
Straus E (1930) Geschehnis und Erlebnis. Springer, Berlin

# Die Unterbringung psychisch Kranker

*Rainer Lapornik*

## Allgemeines

In allen zivilisierten Staaten herrscht die Auffassung, daß die *Persönlichkeitsrechte* psychisch Kranker zu schützen sowie deren *Menschenwürde* unter allen Umständen zu achten und zu wahren sind.

Beschränkungen von Persönlichkeitsrechten wie die Unterbringung psychisch Kranker in psychiatrischen Abteilungen sind nur zulässig, soweit dies in gesetzlichen Vorschriften ausdrücklich vorgesehen ist.

## Gesetzliche Bestimmungen

In der **Bundesrepublik Deutschland** können psychisch kranke Menschen gegen ihren Willen aufgrund einer durch psychische Erkrankung bestehenden *erhebliche Selbst- oder Fremdgefahr*, die nicht auf andere Art und Weise abgewendet werden kann, in einem psychiatrischen Krankenhaus untergebracht werden (Zwangseinweisung).

Die Rechtsgrundlagen für freiheitsentziehende Unterbringungen finden sich in den *Unterbringungsgesetzen der Bundesländer* (Psychisch-Kranken-Gesetze, PsychKG). Erforderlich ist zudem ein *ärztliches Gutachten*, aus dem die Art der Erkrankung und die sich daraus ergebenden konkreten Gefahren hervorgehen müssen.

Das Unterbringungsverfahren ist bundeseinheitlich in § 70 ff FGG geregelt. Die Unterbringung wird auf Antrag einer Verwaltungsbehörde durch gerichtliche Entscheidung angeordnet. Die Behörde stellt ihren Antrag beim örtlich zuständigen Amtsgericht. Dieses entscheidet aufgrund eines Sachverständigengutachtens.

Die betroffene Person muß persönlich angehört werden und hat das Recht auf Anwesenheit einer Vertrauensperson. Soweit es für die Wahrnehmung ihrer Interessen erforderlich ist, wird ihr zudem von Amts wegen ein Verfahrenspfleger beigeordnet. In manchen Ländergesetzen ist zudem die Beiordnung eines Rechtsanwalts vorgesehen. Eine *sofortige Unterbringung* ohne vorherige gerichtliche Anordnung ist nur dann zulässig, wenn Gefahr im Verzug ist. Die Verwaltungsbehörde ist verpflichtet, unverzüglich beim Amtsgericht einen Antrag auf Unterbringung zu stellen. Die Entlassung erfolgt ebenfalls durch gerichtliche Anordnung, wenn die Voraussetzungen für eine Unterbringung nicht mehr vorliegen.

In der **Schweiz** kann nach Art. 397a ZGB eine mündige oder entmündigte Person wegen Geisteskrankheit, Geistesschwäche, Trunksucht oder anderen Suchterkrankungen oder schwerer Verwahrlosung in einer geeigneten Anstalt untergebracht oder zurückgehalten werden, wenn ihr die nötige persönliche Fürsorge nicht anders erwiesen werden kann (*fürsorgerische Freiheitsentziehung*). Dabei ist auch die Belastung zu berücksichtigen, welche die Person für die Umgebung bedeutet. Die betroffene Person muß entlassen werden, sobald ihr Zustand es erlaubt. Sie oder eine ihr nahestehende Person kann gegen den Entscheid zur fürsorgerischen Freiheitsentziehung innerhalb von 10 Tagen nach Mitteilung schriftlich einen Richter anrufen.

Das *Verfahren* wird im Detail durch *kantonales Recht* geregelt, es gibt also zahlreiche unterschiedliche Ausführungsbestimmungen. Auch ist das Recht zur *Einweisung kantonal* unterschiedlich *delegiert*, zum Teil an gerichtsärztliche Dienste, zum Teil an Gesundheitsämter oder Kantonsärzte, teilweise auch an die Stadthalteämter, in manchen Kantonen ist auch jeder Arzt berechtigt, eine Einweisung gegen den Willen des betreffenden Patienten zu veranlassen. *Bundeseinheitlich* geregelt ist jedoch, daß die betroffene Person über die Gründe der Einweisung unterrichtet und schriftlich auf ihr *Rekursrecht* aufmerksam gemacht werden muß. Ein Rekurs muß von der Klinik unverzüglich an die zuständige Instanz (Zivilgericht oder kantonale Rekurskommission) weitergeleitet werden. Bei psychisch Kranken darf nur unter Beizug eines *Sachverständigen* entschieden werden.

Seit dem 1. Jänner 1991 ist in **Österreich** das Bundesgesetz über die Unterbringung psychisch Kranker in Krankenanstalten (Unterbringungsgesetz – UbG) in Kraft.

Gemäß § 3 UbG darf in einer Anstalt nur untergebracht werden, wer

1. an einer psychischen Krankheit leidet,
2. im Zusammenhang damit sein Leben oder seine Gesundheit oder das Leben oder die Gesundheit anderer Menschen ernstlich und erheblich gefährdet und
3. nicht in einer anderen Weise – insbesondere außerhalb einer Anstalt – ausreichend ärztlich behandelt oder betreut werden kann.

Die Unterbringung aufgrund einer bloßen Behandlungsbedürftigkeit oder als Maßnahme der Fürsorge ist nicht zulässig. Wird eine Person gegen oder ohne ihren Willen in die Anstalt gebracht, so muß sie unverzüglich vom Abteilungsleiter bzw. dessen jeweiligen Vertreter sowie von einem weiteren Facharzt gemeinsam oder nacheinander untersucht werden. Die Aufnahme darf nur erfolgen, wenn nach übereinstimmenden unabhängig voneinander erstellten ärztlichen Zeugnissen der untersuchenden Ärzte die Voraussetzungen der Unterbringung vorliegen. Das zuständige Gericht ist von der Aufnahme unverzüglich zu verständigen, ebenso ein Patientenanwalt. Binnen 4 Tagen – ab Kenntnis von der Unterbringung – hat sich das Gericht einen persönlichen Eindruck vom Kranken in der Anstalt zu verschaffen (*Anhörung*). Sieht es die Unterbringungsvoraussetzungen als nicht gegeben an, kann es sie unverzüglich aufheben. Gegen diesen Beschluß hat der Abteilungsleiter ein Rekursrecht. Innerhalb von 14 Tagen nach der Anhörung hat das Gericht eine *mündliche Verhandlung* über die Zulässigkeit der Unterbringung durchzuführen.

Erklärt das Gericht die Unterbringung für zulässig, so ist eine Frist für die Unterbringung festzusetzen, die 3 Monate ab Beginn der Unterbringung nicht übersteigen darf. Kommt das Gericht zum Ergebnis, daß die Voraussetzungen der Unterbringung nicht vorliegen, so ist die Unterbringung sogleich aufzuheben. Gegen diese Entscheidung kann der Leiter der Abteilung in der mündlichen Verhandlung das Rechtsmittel des Rekurses anmelden. Einsichts- und willensfähige Untergebrachte dürfen nicht gegen ihren Willen behandelt werden. Besondere Heilbehandlungen wie operative Eingriffe bedürfen schriftlicher Zustimmung des Patienten. Bei fehlender Einsichts- oder Willensfähigkeits muß das Gericht entscheiden. In Notfällen darf jedoch ein Eingriff auch ohne entsprechende Zustimmung erfolgen, wenn der mit der Einholung verbundene Aufschub das Leben des Patienten gefährden würde oder mit der Gefahr einer schweren Gesundheitsschädigung verbunden wäre.

## Kommentar

Der weitgehend akademische und letztlich unfruchtbare Streit zwischen Psychiatern und Juristen, wie krank oder gefährlich jemand sein mußte, um in eine geschlossene psychiatrische Abteilung zwangseingewiesen werden zu können, ist ganz der praktischen Frage gewichen, ob die einzelnen Länder gewillt waren, sich die Verbesserung der psychiatrischen Versorgung in diesem Bereich etwas kosten zu lassen.

Wurden in Zeiten der Hochkonjunktur proklamierte Umgestaltungsideen ebenso konsequent wie zielstrebig durchgesetzt?! Etwa:

- die Verbesserung des Personal-Patienten-Schlüssels,
- die Verkleinerung psychiatrischer Krankenhäuser und
- die Verringerung der Krankenhausbetten im allgemeinen,
- die Einrichtung von psychiatrischen Abteilungen an Allgemeinspitälern,
- die Verbreiterung der Palette an therapeutischen Interventionen,
- die Schaffung einer Vielzahl unterschiedlicher extramuraler Einrichtungen.

Denn in unseren Tagen geht es nicht mehr um eine Ausdehnung der sozialen Leistungen für psychisch Kranke, sondern vielmehr um ihre Einschränkung, nicht mehr um die Zurverfügungstellung von Mitteln, sondern vielmehr um ihre Einsparung.

Es ist schwer vorauszusagen, wie sich die Psychiatrie in den nächsten Jahren weiterentwickeln wird. Auf gesellschaftlicher Ebene wird man mit zunehmenden ökonomischen und sozialen Krisen zu rechnen haben, die aufgrund von immer präziser werdenden Budgetierungsvorschriften auf alle Anteile der psychiatrischen Behandlung durchschlagen dürften.

## Literatur

Bauer M, Berger H (1986) Rechtsprobleme bei der Einweisung und Behandlung von akut Kranken mit einem Anhang zu Pflegschaft und Entmündigung. In: Kisker KP, Lauter H (Hrsg) Psychiatrie der Gegenwart 2. Springer, Berlin Heidelberg New York

Freyberger HJ, Stieglitz RD (1996) Kompendium der Psychiatrie und Psychotherapie. Karger, Basel Freiburg Paris London New York

Unterbringungsgesetz (UbG), BGBl 1990/155

# Weiterführende Literatur zur Begegnung Arzt – Patient


Baeyer W (1955) Der Begriff der Begegnung in der Psychiatrie. Nervenarzt 26/9: 369–376

Bahrs O, Köhle M, Wüstenfeld GB (1990) Der Erstkontakt in der Allgemeinmedizin. Die Beziehung zwischen Hausarzt und Patient als psychosoziale Interaktion. In: Neubig H (Hrsg) Die Balint-Gruppe in Klinik und Praxis, Bd 5. Springer, Berlin Heidelberg New York Tokyo, S 181–202

Battegey R (Hrsg) (1981) Herausforderung und Begegnung in der Psychiatrie. Huber, Bern Stuttgart Wien

Benedetti G (1976) Der Geisteskranke als Mitmensch. Vandenhöck & Ruprecht, Göttingen

Binder U, Binder J (1992) Überlegungen zum störungsspezifischen Umgang im Bereich der psychosozialen Versorgung am Beispiel von Schizophrenie, neurotischer Depression und passiv-aggressivem Verhalten. In: Straumann U (Hrsg) Beratung und Krisenintervention. GwG, Köln, S 115–131

Bliesener T (1982) Die Visite – ein verhinderter Dialog. Narr, Tübingen

Bliesener T, Köhle K (1986) Die ärztliche Visite. Chance zum Gespräch. Westdeutscher Verlag, Opladen

Broda M, Muthny FA (1990) Der Umgang mit chronisch Kranken. Ein Lehr- und Handbuch der psychosozialen Fortbildung. Thieme, Stuttgart

Czogalik D, Hettinger R, Wraba-Schnekenburger (1987) Prozeßaspekte des therapeutischen Dialogs, Bd 2. Forschungsberichte aus der Forschungsstelle für Psychotherapie, Stuttgart

Dörner K (Hrsg) (1984) Die Unheilbaren. Psychiatrie-Verlag, Rehburg-Loccum

Dörner K, Plog U (1987) Irren ist menschlich. 6. Aufl. Psychiatrie-Verlag, Rehburg-Loccum

Dürholtz D (1993) Zur Kommunikation zwischen Arzt und Patient: Unterschiede in Klassifikation und Kognition von Krankheitsbegriffen als Ursache von Verständnisschwierigkeiten zwischen Arzt und Laien. Lang, Frankfurt am Main

Elder A, Samuel O (Hrsg) (1991) Was ich noch sagen wollte … Bedeutung und Veränderung der Arzt-Patient-Beziehung. Springer, Berlin Heidelberg New York Tokyo

Fehlenberg D (1987) Kommunikation zwischen Arzt und Patient. Brockmeyer, Bochum

Fiedler P, Rogge KE (1990) Veränderung durch Beziehung? Studien über Empathie und Lenkung in der kognitiven Psychotherapie. In: Tutschke V, Czogalik D (Hrsg) Psychotherapie – welche Effekte verändern? Zur Frage der Wirkmechanismen therapeutischer Prozesse. Springer, Berlin Heidelberg New York Tokyo, S 134–154

Fischer W (1993) Psychologie in der Sprechstunde. Fischer, Jena

Fisher S, Todd AD (eds) (1983) The social organisation of doctor-patient communication. The Center for Applied Linguistics, Washington DC

Geisler L (1993) Arzt und Patient – Begegnung im Gespräch. 3. Aufl. Wirklichkeit und Wege. Pharma, Frankfurt am Main

Geue Bernhard (1993) Individuelle Patientenführung: erfolgsorientierte Kommunikationsstrategien für die tägliche Praxis. Enke, Stuttgart

Hartmann F (1984) Patient, Arzt und Medizin. Vandenhoeck & Ruprecht, Göttingen

Helmich P et al. (1991) Psychosoziale Kompetenz in der ärztlichen Primärversorgung. Springer, Berlin Heidelberg New York Tokyo

Hofmann-Richter U (1985) Der Knoten im roten Faden. Eine Untersuchung zur Verständigung von Arzt und Patient in der Visite. Lang, Bern

Janicek R (1990) Mit Patienten richtig reden. Gesprächsführung im Krankenhaus. Bibliomed, Melsungen

Kächele H, Novak P, Traue HC (Hrsg) (1990) Krankheit und psychotherapeutische Prozesse – interdisziplinäre Analysen. VCH Verlag, Weinheim

Kirchhoff U, Scherf W, Worthmann W (1987) Die Arzt-Patienten-Beziehung im Krankenhaus. Fischer, Stuttgart

Köhle K, Raspe HH (Hrsg) (1982) Das Gespräch während der ärztlichen Visite. Empirische Untersuchungen. Urban & Schwarzenberg, München

Lalouschek J, Menz F, Wodak R (1990) Alltag in der Ambulanz. Gespräche zwischen Ärzten, Schwestern und Patienten. Narr, Tübingen

Löning P, Rehbein J (Hrsg) (1993) Arzt-Patienten-Kommunikation. Analysen zu intersiziplinären Problemen des medizinischen Dekurses. De Gruyter, Berlin New York

Petzold H (Hrsg) (1984, 1986) Wege zum Menschen. Methoden und Persönlichkeiten moderner Psychotherapie. Ein Handbuch. 2 Bde. Junfermann, Paderborn

Redder A, Wiese I (Hrsg) (1994) Medizinische Kommunikation. Diskurspraxis, Diskursethik, Diskursanalyse. Westdeutscher Verlag, Opladen

Reimer CH (Hrsg) (1994) Ärztliche Gesprächsführung. Springer, Berlin Heidelberg New York Tokyo

Reinelt T, Datler W (Hrsg) (1989) Beziehung und Deutung im psychotherapeutischen Prozeß. Aus der Sicht verschiedener therapeutischer Schulen. Springer, Berlin Heidelberg New York Tokyo

Schulz von Thun F (1994) Miteinander reden. 2 Bde. Rowohlt, Reinbek

Seiderer-Hartig M (1980) Beziehung und Interaktion in der Verhaltenstherapie. Pfeiffer, München

Siegrist J, Hendel-Kramer A (Hrsg) (1979) Wege zum Arzt. Urban & Schwarzenberg, München

Stefenelli Norbert (1988) Arzt und Kranker – eine Begegnung: Umgang und Gespräch. ÖÄK-Verlag, Wien

Tscheulin D (1992) Wirkfaktoren psychotherapeutischer Interventionen. Hogrefe, Göttingen

Watzlawick P, Beavin JH, Jackson DD (1990) Menschliche Kommunikation. Formen, Störungen, Paradoxien. 8. Aufl. Huber, Bern Stuttgart

Winkler P (Hrsg) (1981) Methoden der Analyse von Face to Face Situationen. Metzler, Stuttgart

Zapotoczky HG, Nutzinger DO (Hrsg) (1986) Psychologie am Krankenbett. Die seelische Not von Kranken und Betreuern. Psychologie Verlags Union, Beltz, Weinheim München

Zimmer D (Hrsg) Die therapeutische Beziehung. Konzepte, empirische Befunde und Prinzipien ihrer Gestaltung. Edition Psychologie, Weinheim (1988 DGVT-Verlag, Tübingen)

# Sachverzeichnis

SpringerPsychiatrie

Hans Georg Zapotoczky,

Peter Kurt Fischhof (Hrsg.)

## Handbuch der Gerontopsychiatrie

1996. 58 z. T. farbige Abbildungen. XVIII, 537 Seiten.
Gebunden DM 148.–, öS 1036.–
ISBN 3-211-82833-8

Die ständige Zunahme der Lebenserwartung und des Anteils älterer Menschen an der Gesamtbevölkerung sowie die sprunghafte Entwicklung auf dem Gebiet der Alterspsychiatrie haben die Herausgeber veranlaßt, die neuesten Ergebnisse dieser Wissenschaft in einem Handbuch zusammenzufassen. Angesichts der Tatsache, daß die Alterspsychiatrie eine interdisziplinäre Wissenschaft ist, wird das Fachgebiet durch eine größere Zahl von Beiträgen kompetenter Autoren dargestellt. In den einzelnen Beiträgen werden physiologische und psychopathologische Veränderungen, die sich aufgrund des Alterns ergeben, ebenso ausführlich behandelt wie Diagnostik, Therapie und Rehabilitation gerontopsychiatrischer Erkrankungen. Dieses Handbuch stellt eine umfassende Informationsquelle auf dem Fachgebiet der Alterspsychiatrie dar. Es richtet sich daher an alle mit gerontopsychiatrischen Problemen beschäftigten Menschen und damit an Fachärzte, Ärzte für Allgemeinmedizin, in Ausbildung stehende Ärzte, Psychologen sowie an Studenten der Medizin und Psychologie.

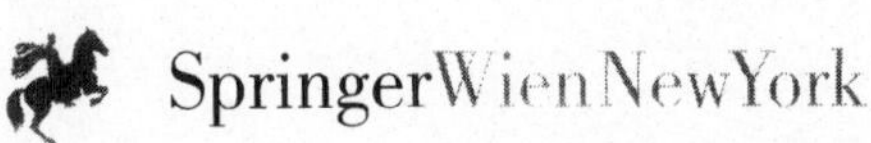


P.O.Box 89, A-1201 Wien • New York, NY 10010, 175 Fifth Avenue
Heidelberger Platz 3, D-14197 Berlin • Tokyo 113, 3-13, Hongo 3-chome, Bunkyo-ku

*Springer-Verlag*
*und Umwelt*

ALS INTERNATIONALER WISSENSCHAFTLICHER VERLAG sind wir uns unserer besonderen Verpflichtung der Umwelt gegenüber bewußt und beziehen umweltorientierte Grundsätze in Unternehmensentscheidungen mit ein.

VON UNSEREN GESCHÄFTSPARTNERN (DRUCKEREIEN, Papierfabriken, Verpackungsherstellern usw.) verlangen wir, daß sie sowohl beim Herstellungsprozeß selbst als auch beim Einsatz der zur Verwendung kommenden Materialien ökologische Gesichtspunkte berücksichtigen.

DAS FÜR DIESES BUCH VERWENDETE PAPIER IST AUS chlorfrei hergestelltem Zellstoff gefertigt und im pH-Wert neutral.